医院药师日记

名誉主编 袁锁中（首都医科大学附属北京世纪坛医院）

主　　编 赵志刚（首都医科大学附属北京天坛医院）

副 主 编（以姓氏笔画为序）

　　　　　王长连（福建医科大学附属第一医院）

　　　　　付秀娟（吉林大学第二医院）

　　　　　刘松青（重庆西南医院）

　　　　　刘玲玲（北京市房山区良乡医院）

　　　　　苏乐群（山东省千佛山医院）

　　　　　杨　勇（四川省医学科学院·四川省人民医院）

　　　　　吴玉波（哈尔滨医科大学附属第四医院）

　　　　　张　峻（昆明医科大学第一附属医院）

　　　　　秦　侃（安徽医科大学第三附属医院）

　　　　　郭玉金（济宁市第一人民医院）

　　　　　郭代红（中国人民解放军总医院）

　　　　　蒋玉凤（新疆自治区人民医院）

　　　　　韩　容（首都医科大学附属北京天坛医院）

人民卫生出版社

图书在版编目（CIP）数据

医院药师日记 / 赵志刚主编 . —北京：人民卫生出版社，2014

ISBN 978-7-117-18867-8

Ⅰ. ①医… Ⅱ. ①赵… Ⅲ. ①药物学 – 基本知识 Ⅳ. ①R9

中国版本图书馆 CIP 数据核字（2014）第 075270 号

| 人卫社官网 | www.pmph.com | 出版物查询，在线购书 |
| 人卫医学网 | www.ipmph.com | 医学考试辅导，医学数据库服务，医学教育资源，大众健康资讯 |

医院药师日记

主　　编：赵志刚
出版发行：人民卫生出版社（中继线 010-59780011）
地　　址：北京市朝阳区潘家园南里 19 号
邮　　编：100021
E - mail： pmph @ pmph.com
购书热线：010-59787592　010-59787584　010-65264830
印　　刷：北京汇林印务有限公司
经　　销：新华书店
开　　本：710 × 1000　1/16　印张：24
字　　数：444 千字
版　　次：2014 年 5 月第 1 版　2015 年 7 月第 1 版第 2 次印刷
标准书号：ISBN 978-7-117-18867-8/R·18868
定　　价：39.00元

打击盗版举报电话：010-59787491　**E-mail：WQ @ pmph.com**
（凡属印装质量问题请与本社市场营销中心联系退换）

编委名录

（以姓氏笔画为序）

马云琪	马佳慧	马 萍	王 一	王秀云	王 茜	王莉梅	王 梓
王晶晶	王 静	王 璇	王露婕	方 伟	邓冬梅	龙晓东	卢来春
卢珊珊	叶晓春	田婷婷	付文婷	白 雪	冯朴琼	吕世臣	朱裕林
任丹阳	刘天娇	刘 文	刘文辉	刘丛海	刘冬敏	刘 佳	刘 洋
刘宣彤	刘 爽	闫佳佳	许可珍	阮 一	孙向菊	孙 园	孙建明
孙显亮	苏 丹	李天姿	李文华	李 冬	李朵璐	李 佳	李 荣
李洁璇	李 骞	李燕菊	李 馨	杨小英	杨木英	杨 宁	杨秀珍
杨 琳	杨 琼	肖轶雯	吴 迪	吴 越	吴超君	吴肇春	何 瑶
何 瑾	何霜霜	佟 岩	邹清梅	辛 丽	宋 磊	张大伟	张传洲
张 兴	张宏岳	张珍珍	张晓荧	张晓裕	张盛敏	张 敏	张 琳
张 喆	张惠玲	张 蓉	张 颖	张 静	张 鑫	陈小红	陈开杰
陈明红	陈瑞玲	林明琼	畅晓光	罗小丽	罗吉敏	罗 军	罗梦林
金 彦	金蜀蓉	周海霞	周 琼	周 瑜	周燕萍	郑巧玲	郑重践
郑晓嫒	赵志超	赵 洁	赵继红	赵惊奇	赵 婷	胡月琴	胡玉红
柳汝明	侯继秋	郄 恒	祝敏芳	姚 莉	姚 勤	姚 瑶	敖 丽
耿 晶	聂 飞	贾亮亮	贾 楠	贾 颖	顾 平	顾琼仙	钱懿轶
钱 鑫	徐军华	徐 雨	徐 娜	高云玲	郭 品	唐帷微	唐 婧
黄 佳	黄金柱	黄 桦	曹喜红	曹锦绣	龚 贺	梁 莹	梁 晶
隋洪飞	彭红艳	彭贵琴	韩慧韵	程顺峰	舒文琳	普 明	曾敬怀
蒲 文	赖 艳	赖翔宇	谭 谖	熊代琴	樊登峰	潘 兴	

序

作为一名从业多年的临床医师和和医院管理者,我亲历了过去的三十年中,我国卫生服务模式由"以疾病为中心"不断向"以患者为中心"的转变历程,也目睹了医院药学的服务模式由"以药品保障供应为中心"不断向"以患者为中心"的演变,特别是在新一轮公立医院医改启动之后,医院药学服务在重视服务患者的同时,更深度介入了医疗过程,既体现出了医院药学研究的价值,也提升了医院药师的地位。

记得我刚从医时,接触到的医院药师多以药品供应和管理为主业,从业范围局限于窗口发药、药品调剂、制剂室和药库供应。而现如今在我服务的首都医科大学附属北京天坛医院中,医院药师除了继续履行传统的职责外,随着越来越多的高学历人才加入,药师已作为医疗服务团队中的重要成员,直接在患者治疗过程中体现着药学服务的价值。在刚过去的 2013 年,我院成为了北京市公立医院医药分开改革的试点单位,当面临着提高医疗质量和降低次均医疗费用的双重压力时,我们的临床药师队伍以合理用药为原则,通过处方和医嘱的审核与点评、临床药师查房、利用信息化设备向患者提供用药指导、窗口咨询与优化服务流程等措施,丰富和完善了医院药师服务的内涵,回归了医院药师的执业价值。

正因看到医院药师的努力和成果,当我收到这本由中国药学会医院药学专业委员会副主任委员、首都医科大学临床药学系主任赵志刚教授主编的《医院药师日记》书稿时,饶有兴趣的阅读了全部征文。从二百余篇来自全国各地、各级各类医院的药师的征文中,我看到了一幅生动的医院药师工作组图:他们中有已经在临床摸爬滚打了多年的资深药师,也有初出茅庐憧憬美好前景的年轻药师;有在综合医院忙碌于临床和科研教学工作的多面手,也有在基层医院积极拓展的坚守者;有的已经闯出了自己的一片天空,获得了来自临床和患者的认可,有的还在克服转型带来的种种困惑,执着追寻着自己的梦想。从他们的记录中,我感受到了他们对"以患者为中心"的服务理念的执着,感受到了他们为了实现自己的职业价值而不懈努力的正能量。无论

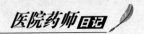

是作为医生还是患者,我都要发自内心的感谢他们!

　　医院药学是一门实践性很强的科学,我赞同这样的观点:药师应是临床治疗团队中不可缺少的一员,是医生的助手,患者的朋友,是医疗团队中药学技术的支撑者,是患者药物咨询服务的提供者,是公众合理用药知识的宣传者。如果药师能够逐渐做到让医生、护士、患者都需要,就是一个成功的药师。衷心希望本书的征文作者和各位医院药师们都能够成功,书写下自己无悔的职业篇章。

首都医科大学附属北京天坛医院院长　王晨

2014 年 3 月 28 日

主编寄语

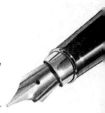

　　在医药科技飞速发展的今天,团队协作在医疗领域的重要性日益凸显,面对越来越多的新理论、新产品和新技术,我们不可能期望任何一个人完全掌握所有的医药知识,只能寄期望于由医师、护师和药师等多学科的专业人士组成互学、互补、良性合作的医疗团队,让他们共同参与临床治疗,共同承担患者治疗的责任和保护患者的权益。而由于药物治疗在临床治疗中具有的重要地位,药师在医疗团队中也就成为了不可或缺的一员。在药师参与医疗团队程度较好的美国,由于药师的参与,患者的医疗费用大大下降,由于不合理用药导致的用药错误大大下降,既减轻了国家和患者的医疗负担,也增加了患者的医疗满意度。正因如此,在盖洛普公司每年都要进行的职业诚信度和职业道德民众调查中,药师一直都和医师、护士一样,属于民众认为最具诚信和职业道德的职业。

　　在我们国家,医院药师占了药师队伍中的绝大部分,我们虽然还没有享有美国同行那样崇高的职业地位,但我们一直在努力追赶。在这个追赶的过程中,必定有艰辛、有困惑、有收获、有成长。为了记录下医院药师的丰富经验和体会,既给我们的后辈留下借鉴,又让普通读者了解我们的工作内容,由《药品评价》杂志社、紫禁城国际药师论坛、中国健康促进基金会医药知识管理专家委员会共同策划并组织了本书的编写。本书的征文通知发出后,得到了全国各地药师的积极响应,在短短3个月的征文期内就收到了大量应征稿件。来稿以日记的形式、生活化的语言,记录了医院药师工作实践中发生的典型案例,分享了心得体会。

　　在编排上,本书分为四篇,临床工作实录篇收录药师作为医疗团队的成员参与临床药物治疗的经历;药师工作杂录篇收录医院药师参与药事管理、处方点评等工作的经历;患者用药教育篇收录药师直接面向患者提供药学服务的经历,药师心路感悟篇主要收录药师对于职业定位和价值实现的思考。

　　本书的全部征稿承蒙袁锁中、刘松青、郭代红等医院药学界的资深专家进行了审读和点评,指出每篇日记中的闪光点和不足之处,以期为读者提供更多信息。希望这些来源于真实工作中、在教科书中难以找到的事例能给各位读者带来更多启示和收获。

感谢全国各地的医院药师对本书编写的大力支持,感谢药学工具网(www.rxgj.net)和临床药师网(www.clinphar.cn)为本书征稿提供的大力宣传,编者将探索更好的形式来记录医院药师的工作经验和感悟,为全国医院药师的成长贡献力量!

首都医科大学临床药学系主任 赵志刚

2014 年 4 月

目　录

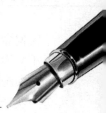

临床工作实录篇：我是医疗团队中的一员

药师工作杂录篇：了不起的 superpharmacist

患者用药教育篇:关注用药的细节

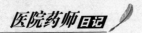
药师心路感悟篇:我骄傲,我是一名药师

如果把我们所从事的医学事业比喻成和疾病展开的激烈战争，那么每一个医务工作者就是征战于其中的勇士。如果说医生诊断病情制定治疗方案，是战争中的指挥员；护士执行医嘱照料患者，是战争中冲锋在前的战士；那么我们药师就如同一名参谋，在整个战斗过程中，给医生出谋划策，完善作战方案；与护士密切沟通，帮助他们更好地理解和执行作战计划。我们药师和医护人员一道，组成医疗战线上的兄弟连，共同维护着每一位患者的健康和医疗安全。

临床工作实录篇：

我是医疗团队中的一员

2013 年 11 月 19 日　星期二，晴

"不怕麻烦"才是服务的根基

◎ 龙晓东　云南省第二人民医院

在综合医院的患者中，儿童这类"小皇帝"患者大概是医生比较犯怵的，病史阐述能力差、问诊困难等等"特点"不一而足，最要命的是家长的紧张度极高，医生们表示"压力山大"。

早上 10 点左右，眼科杨主任来电要求去门诊会诊，一位 6 岁的眼外伤后眼内炎患儿前房积脓，玻璃体腔液培养结果是耐甲氧西林凝固酶阴性葡萄球菌（MRSCN），药敏显示就 4 个药敏感——左氧氟沙星、利奈唑胺、万古霉素、替加环素。当时想也没想先与杨主任讨论："左氧小儿不能用，理论上替加环素不能有效分布于眼内，利奈唑胺说明书没有提及可用于眼内炎，看来只有万古霉素可以用了。"

杨主任这下犯难了，门诊万古霉素静脉给药，一天数次麻烦不说，关键是安全性堪忧，如需要安放留置针、家庭护理、不良反应监测等等。小孩没有医保，自费住院经济负担明显增大。

这时我有些迟疑，但还是鼓起勇气和杨主任商量："利奈唑胺有片剂，理论上在玻璃体液中有较好分布，按照小孩 19kg 的体重，一次给 200mg 口服，一天三次，也就是 600mg 一片的药掰三瓣，家里倒也好操作，并且对儿童患者来说避免了万古霉素的耳毒性也是很可取的"。

"好呀，就这个了。"

"但是利奈唑胺片说明书允许的适应证有耐万古霉素的屎肠球菌引起的感染、社区及院内获得性肺炎、皮肤和皮肤软组织感染，并不包括眼内炎这一部分，成人还好，但对儿童，这种超说明书用药，如果治疗效果不好家长追究起来怎么办？"我说。

"没关系，做好知情同意，跟患儿家长说清楚这是试验性治疗，同意了就上，不同意再说。"杨主任很有经验。

我想了一下："好吧，还有开完药您得让家长到我那一趟，得做详细的用药

教育和调剂指导。"

患儿家长取药后来找我问："这个药片不好掰呀？"这是一个长椭圆形的药片，我帮他做了一个画有该药片尺寸的卡片，让其可以照着卡片上的刻度切药片，并交代了需要观察的不良反应表现。看着家长感激的面容，我忽然意识到常常有同事抱怨不明白患者需要什么样的药学服务，其实很多情况下是因为嫌麻烦，为了防止一个服务引出下一阶段服务而不主动服务，所以说"全程化药学服务"首先不是技术问题，更重要的是服务意识问题。如何在工作中对服务意识加强考核与培训是临床药学工作面临的一个重要而紧迫的问题。

后记：经过 7 天的治疗，患儿复诊，感染控制。

点 评

> 这个案例涉及了特殊人群、抗菌药物的合理选择及使用、药物经济学、超说明书用药的处置、临时调剂服务等，正如作者所说，"全程化的药学服务"首先要树立服务意识，这样临床药师才会觉得大有可为。 （张　峻）

2013年4月1日　星期一，阴

补药变毒药

◎ 谭 谡　武警重庆总队医院

　　今天是我作为临床药师进入肝胆外科的第60天，在肝胆外科的2个月里，有一个病例给我留下了深刻的印象。

　　2013年3月2日，科室收治了一名58岁的女性患者，因乏力、纳差，伴身黄、眼黄、尿黄（呈浓茶色）入院，查肝功能示：总胆红素（Tbil）：108.4μmol/L，直接胆红素（Dbil）：85.2μmol/L，间接胆红素（Ibil）：23.2μmol/L，丙氨酸转氨酶（ALT）：594U/L，天门冬氨酸转氨酶（AST）：983U/L，γ-谷氨酰转肽酶（γ-GT）：250U/L；磁共振胰胆管造影术（MRCP）提示：肝内胆管未见明显扩张，胆总管稍增宽，最大直径约为0.9cm，其内未见明确异常信号影，主胰管无扩张，考虑内科性黄疸，无外科手术治疗指征。初步诊断为"肝功能损害、黄疸"。患者平素体健，不吸烟、不饮酒，也没有高血压、糖尿病、高血脂病史，更没有结核、肝炎等传染病史，那到底是什么原因造成患者的肝功能损害呢？经过主管医生和我的仔细询问（主要是让患者想一想最近有没有吃过什么与平常不一样的食物或是药物），患者说出了在患病40天前，每天都服用10g左右的自购制何首乌，我意识到何首乌很可能就是导致患者肝功能损害的罪魁祸首，遂嘱患者立即停用何首乌，然后查了下相关文献报道，果不其然，何首乌所致的肝损害在临床上已有多起报道，于是我把这情况也告知了主管医生，主管医生对患者的最后诊断为"何首乌致药物性肝损害"。

　　弄清了患者肝损的原因，接下来就对患者进行了对症、保肝、退黄等综合治疗，医生为患者使用的保肝药物有注射用复方甘草酸苷、注射用丁二磺酸腺苷蛋氨酸、注射用还原性谷胱甘肽、注射用甲硫氨酸维生素B_1四种。经过一个星期的治疗，患者症状和肝功能没什么好转。医生感到很困惑，让我为患者调整保肝药物。经过我的思考和查阅相关资料，建议使用注射用复方甘草酸苷、注射用丁二磺酸腺苷蛋氨酸和乙酰半胱氨酸注射液3种保肝药，同时辅以前列地尔注射液改善肝微循环。经过28天的治疗，患者肝功能恢复正常出院。

　　这个病例之所以让我印象深刻，是因为它给了我两点启示。

　　一是临床药师要具备扎实的药学专业知识和很强的查阅文献的能力。对于这个病例，首先我考虑的是保肝药是否过多，现在保护肝脏的药物种类很多，但尚无特效药。肝脏在药物代谢中起重要作用，大多数保肝药物在肝内经生物转化而排出体外。如果应用过多的保肝药物，就会增加肝脏的负担，使肝功能损害进一步加重。所以保肝药物不可滥用，选用 2 ~ 3 种即可。另外，通过查阅大量文献得知，虽然还原性谷胱甘肽（GSH）能有效地改善肝功能指标，但乙酰半胱氨酸（NAC）作为 GSH 的前体，是一种小分子物质，更容易进入细胞体内脱去乙酰基成为 GSH 的前体，可以促进 GSH 的合成，提高组织细胞内的 GSH 水平，从而增强机体抗自由基及抗药物、毒物损伤的能力，同时可以阻断各种氧化应激导致的细胞凋亡。并且，与 GSH 比较，NAC 在减低患者血清胆红素水平和改善凝血酶原活动度方面更具有优势，其降低总胆红素和直接胆红素的速度快、时间早。因此，在患者胆红素这么高的情况下，使用乙酰半胱氨酸注射液来代替注射用还原型谷胱甘肽，来增强肝细胞的解毒能力，促进损伤的肝细胞修复、再生，促进黄疸消退及肝功能的恢复。

　　二是绝大部分人，包括一部分医务工作者对中药引起的药物性肝损伤并没有足够的了解和重视，正如上面这位患者问我："我吃的何首乌是补肝肾的，为什么反而会引起肝损伤呢？"其实，近年来中草药和中成药引起的药物性肝损害呈逐年上升的趋势，比如柴胡，以前是用来治疗肝炎、对肝有好处的一味中药，但是在《柴胡毒性作用的研究进展》这篇文章中明确了它对肝脏是有毒性的，它的主要毒性靶器官就是肝脏。还有川楝子，过去认为有疏肝理气的作用，实际上它的肝损害的副作用也是很确切的。那么，如何避免中药导致的肝损害呢？首先，医生和临床药师要充分了解患者的基本情况，患者是不是有一些基础肝病，或者是不是一些其他的基础疾病能影响药物安全性的，根据患者的情况选择正确的药物；其次，临床药师也要提高警惕，对可能伤肝的药物，要告知患者，让患者尽可能规律地去复查监测肝功能，尽早发现，尽早处理，减少药物对肝的损害。

　　我相信在临床药师和医师的共同努力下，一定会让患者的用药更加安全、有效。

📖 点　评

　　本文药师能找出患者肝损害的病因，并在临床同时使用多种药物效果不佳时，参与调整方案，该方案实施后患者痊愈出院，实在不简单！临床过多使用药物的现象确实存在,除本文所谈到的这种以外,还有一种情形:即便有疗效,从经济学角度考虑仍然存在其不合理性,这也是相当多的临床药师困惑的地方。但药师要做好准备,如果要药师调整给药方案,药师应该给出更合理的方案——安全、有效、经济、适当。关注中药的毒性,如肝肾损害,以此为切入点,在此方面开展工作也应该是药师的职责之一。

(付秀娟)

患者是药师最好的老师

◎ 马云琪　第三军医大学大坪医院

2012年7月，我成为了第三军医大学大坪医院的一名心血管专业临床药师，如果从2010年参加华西医院的临床药师毕业后规范化培训开始算，到今天也差不多有三年了。2013年10月，我又来到上海交通大学附属第六人民医院，参加卫生部临床药师规范化培训，开启一轮新生活、心中有了新感悟。

2013年11月9日　星期六，阴

平静起波澜，临床药师有作用

来上海已有月余，一切按部就班中，在心内科上临床也已有一周的时间了。虽然各地医疗水平有些差异，但工作总的来说也是大同小异，对一个工作过一段时间的临床药师而言，的确"还是熟悉的配方，还是熟悉的味道"。但生活就像装在盒子里的巧克力，你永远都不知道下一颗是什么味道，考验往往就在平静的日子里悄悄酝酿……

今天刚一上班，带教老师就描述了这样一个患者：女，74岁，高血压，入院两天，全身多处皮肤红疹，尤以胸背部最多，同时还有眼结膜充血、口唇肿胀、口腔黏膜充血和咽部充血疼痛。请皮肤科会诊，考虑荨麻疹，不排除感染。请感染科会诊，似乎也没什么证据，两个科室也没什么特殊处理。听着老师的描述，我的脑海中却渐渐浮现出某医学网站上血管神经性水肿的照片——皮疹、黏膜充血、舌部肿大甚至喉头水肿，真是越听越像啊，我当即就表达了想法。"查完房后去看一看吧，主治医生也希望我们去看看病人，帮他们识别一下是否是药物引起的过敏。"老师说。来了一个多星期还没什么机会能够直接解决临床的需求呢，再加上是第一次见到怀疑是血管神经性水肿的患者，内心不由得感到了一丝欣喜。

可实际看过患者之后却感到了压力，患者的症状并没有那么典型，服用血管紧张素酶抑制剂（ACEI）/血管紧张素Ⅱ受体阻滞剂（ARB）的过程也比较曲折，其中更换过多次药物，服用也不是很规律。并且患者是院外发病，即使经过我们的反复询问也难以确定起病的时间，也就不能明确因果关系。其实细细想来，ACEI/ARB引起的血管神经性水肿作为一种极为罕见的严重不良反应,大家的经验都很有限,当遇到实际病例的时候还是不够用的。而这种发病率很低的疾病,文献资料的帮助也有限。一边是亟待诊治的患者,一边是期待你解决问题的医生,如何解决这个难题? 我陷入了思索中……

2013 年 11 月 13 日　星期三,晴

治疗生纠结,方案在心口"难"开

今天是个既高兴又惋惜的日子,此话怎讲呢? 还是得从那位拟诊血管神经性水肿的患者说起。

经过几天对各种文献资料的查询,不断完善的检查结果对其他疾病的排除,再加上几天的停药和对症治疗后,症状确实得到了控制。经过和临床医生的沟通,双方都认可药物不良反应所致血管神经性水肿的可能性最大,目前主要也是针对此病进行治疗。但接踵而来的问题是,患者仅仅也只是控制症状而已,并未缓解,甚至局部仍有缓慢进展,是什么原因造成治疗效果不理想呢?

从医嘱上看,应该停的药物已经停药一段时间了,该用的各种抗组胺药物也已经用上了,糖皮质激素使用的是注射用氢化可的松 100mg,静脉滴注,一天 3 次,用法用量也符合常规。但面对这样的患者,这样的常规剂量能否起到作用呢? 目前认为血管神经性水肿的本质仍是过敏,通常急性过敏症状的患者,通过大剂量糖皮质激素阻断炎症反应,打破患者炎症促使炎症因子释放、炎症因子再促进炎症的恶性循环,因此糖皮质激素的强度是否足以打断这样的恶性循环则是治疗成败的关键。而该患者使用的氢化可的松作为一种短效的糖皮质激素,半衰期短,抗炎效力较差,目前主要用于补充生理性的糖皮质激素分泌不足,在强力抗炎方面恰恰并非其强项。

那既然如此,是否能建议临床更换更强效的糖皮质激素,例如甲泼尼龙啊? 当实实在在要提出这样的建议时,我却又犹豫了。以上也仅仅是我个人从生理、药理角度出发的想法而已,其实并没有临床证据的支持,面对临床当然会底气不足。可就在今天,医生调整治疗方案,真的就把氢化可的松改为甲强龙了,一方面我高兴的是我的想法得到了印证,另一方面又惋惜的是我对自己的想法不够有信心,没能一早表达临床药师的声音。其实归根结底,还是自身的实力、底蕴不够,才会自信不足啊!

2013 年 11 月 26 日　星期二,晴

临床重积累,纸上得来终觉浅

那名拟诊血管神经性水肿的患者总算是出院了,因为使用激素的时间比

较长，需要缓慢停药，出院时患者还需口服泼尼松，并在一段时间内缓慢地减量至停药，以防止反跳现象。遗憾的是作为排除性诊断，虽然有很多支持的证据，可直到最后也没能确诊血管神经性水肿。

患者的治疗告一段落，但回想近20天的治疗过程，有疑惑、有压力、有忙碌、有纠结，也有兴奋、有肯定、有感谢、有收获。老话讲"患者是最好的老师"，通过这个患者我更是对此有切身的体会。一例罕见严重不良反应的患者，能够遇上确是极大的幸运。在这个过程中不光是对疾病理解的加深——让我更加深入地了解过敏的本质，对药物理解的加深——更加细致地去区分不同种类的糖皮质激素，更是对整个临床过程的困难之处——排除诊断有了进一步的认识，虽然不准确，面对亟待治疗的患者也是不得不为之举。甚至，对自我而言，今后在对面对患者的心态上，以及对自我不足的认识上也是一次加深。

临床工作是一个长期积累的过程，并不能一蹴而就，临床药师工作同样也是，面对这样的罕见病例，长期的积累更是作用重大。亲身的经历，活生生的患者，是任何指南文献都不能替代的。所以年轻的我们啊，也并不急于一时，今后的路还长呢。

点 评

这位临床药师同许多医生一样切身体会到："患者是最好的老师。"通过经历对患者所患疾病的确诊过程，加深了对疾病本质的认识；通过使用同属一类的药中不同药物先后治疗患者疾病，更加细致地了解药物对疾病的作用；在到最后也没有确定为血管神经性水肿诊断的情况下，治疗一直在进行，患者的症状得以缓解后出院。临床上这样的例子更让人难忘，更能引发医务人员的思考，医生、药师从中会学到更多。为此，在临床药师的职业生涯中，应该感谢患者，因为他或她是我们最好的老师！　　　　（付秀娟）

2013 年 11 月 8 日　星期五，晴

镜子中的自己

◎ 张　敏　昆明医科大学第一附属医院

　　永远无法忘记，2013 年 10 月 30 日，宝贝四岁生日的那天，我收到了一张"病毒性脑炎"的病危通知单，作为临床药师的我，第一次站在患者家属的角度，体会着心酸、煎熬的等待，然而，也在这几天，一个人，深深地打动了我，像一面镜子，让我思考了太多太多，她就是市儿童医院的一名临床药师——刘药师。

　　住院第一天医生查房结束后，一名医务人员来到我们的病房，面带微笑，和蔼可亲，自我介绍是我们的临床药师。姓刘，由于宝贝是刚入院，她给我解释了一些症状发生的原因，分析了心电监护的结果，告诉我马上要做的一些检查。听完她的话，我心里有了底，赶紧带着宝贝去做了各种检查，期待结果的回报。第二天，刘药师依然在查房结束后，来到我们的病房，告诉我回报的检查结果以及医生的判断，针对性地增加了一些治疗药物。虽然是同行，她没有敷衍了事，而是认真地告诉我，主要的治疗药物有哪些，在输注这些药物时，需要关注一些孩子可能会出现的变化，比如输注甘露醇时，即使很慢的速度，孩子还是很有可能会出现恶心，甚至呕吐，当孩子出现不舒服时，家长需要怎样去转移和分散孩子的注意力。旁边病床的小孩子只有一岁，还不会自己做雾化吸入，刘药师耐心地给大家演示了雾化机的使用，告诉家长如何有效地教孩子吸进去雾化药物。第四天，在去做磁共振的路上宝宝发生了呕吐，医生考虑孩子的病情可能出现了反复，我再度陷入焦虑中，刘药师得知后，来到病房，为孩子做了相关的查体，详细询问了发生呕吐时的情形、呕吐物的性状、几天来的饮食内容和大便的情况，她和医生讨论后，最终判定呕吐是由于消化不良引起的。她认真地告知我，住院期间需要注意的饮食问题，并为我提供了参考的食谱单，在这份食谱下，孩子再没有发生过呕吐。第五天、第六天……刘药师每天都会在查完房后再次来到病房，询问孩子今天的病情，告诉我们治疗上有哪些变化，依然要注意哪些问题等等。今天，隔壁床的宝贝可以出院了，刘

药师带了一个喜羊羊的气球送给他，鼓励他回家后要像喜羊羊一样，做一个讲卫生、勇敢吃药的小英雄，还为家长详细讲解了出院带药的服用方法和注意事项，还留了自己的联系电话，方便家长咨询。几天下来，刘药师就像一个朋友，每天我们都期待她的身影出现。听到她的声音，我们每个家长都像吃了定心丸，小孩子见到她，也会露出开心的笑容。

　　看到刘药师的工作态度和方法，我感到惭愧，同样作为临床药师，我曾经感到迷茫，不知道未来的方向，工作没有动力，可刘药师就像镜子中的自己，为我拨开了迷雾。这份工作最大的魅力，就是能为患者做些什么，临床药师不仅要有扎实的知识体系，更要有一颗仁爱的心，全心全意为患者服务，才能得到患者的认可，才能体现临床药师的社会价值，我相信，只要坚持做好为患者服务，必然会创造一片属于我们的天空！

点　评

　　人们说同行相轻，但是文中的"刘药师"却用自己的责任心和爱心感动了同行，让作者感悟颇多，变成了同行相亲，"刘药师"的工作态度值得我们所有人学习。

（张　峻）

2013 年 11 月 22 日 星期五，晴

究竟是什么病原菌在作怪？

◎ 苏 丹 安徽省立医院

上午从普外科病区查房回来，便给微生物室的鲁主任打了个电话，询问血液科小病友懿懿的微生物培养结果，鲁主任说考虑为放线菌，我心里悬了几天的心这才放了下来。

一周前去血液科参加了一个会诊，这个小病友名叫懿懿，虽然才 20 个月大，却已有 17 个月的求医经历，长沙、重庆、杭州、合肥……都留下了这对母女求医的脚印。当我第一眼看到这个和自己孩子同龄的宝宝时，心里还是颤动了一下，懿懿因为长期吃激素而变成了满月脸，汗毛很重，全身散在多处软组织包块，有的表面已经破溃，甚至有脓性液体流出。正躲在妈妈怀里喝奶的懿懿一看见我们，奶也不喝了，就开始撕心裂肺地哭，眼里充满了恐惧，懿懿的妈妈则在一旁偷偷地抹眼泪……

和床位医生沟通交流之后，我开始翻看懿懿的病历，懿懿因噬血细胞综合征于 2013 年 7 月在我院进行了非血缘脐血造血干细胞移植术，移植后 +6 天患者出现发热，体温最高达 39.6℃，多次调整抗菌药物，予亚胺培南西司他汀联合替考拉宁抗感染治疗，+8 天停用替考拉宁改用万古霉素，+9 天停用亚胺培南西司他汀改用头孢哌酮舒巴坦继续抗感染，+10 天体温恢复正常，+13 天患者再度出现发热，考虑真菌不能排除，加用卡泊芬净抗真菌治疗……之后出现了全身散在软组织包块。耳毒性、肾毒性、神经毒性……在拯救孩子的生命面前，懿懿的妈妈只能选择承受这些药物可能带来的风险，医生已经使尽浑身解数，可还是控制不住感染问题，究竟是什么病原菌在作怪？

我和其他几位主任进行了讨论，懿懿皮肤包块考虑为皮下软组织感染，取的明显是脓液标本，为何多次穿刺液培养鉴定报告为无菌生长？这时候就要考虑到以下几种原因：①我们做的是有氧培养，有些病原菌只在厌氧环境中生长；②可能病原菌被大量的中性粒细胞吞噬；③需考虑少见的、慢性生长的病原菌，如放线菌、奴卡菌、孢子菌等感染可能。一般的病原菌培养 3 ~ 5 天就能

出结果,而有的病原菌在培养基上生长速度很慢,至少需要一周以上才能出结果,如果微生物室5天内出报告的话就可能使某些病原菌成为漏网之鱼。最终我们决定建议对懿懿身上的包块进行活切,进行进一步的组织细胞学和特殊染色检查。

我想,作为抗感染药物专业的临床药师,微生物检验报告是我们协助临床进行抗菌药物合理应用的重要参考指标,在对患者使用多种抗菌药物无效的情况下就应该分析查找原因,并及时与微生物室沟通患者的病情和用药情况,协助临床合理使用抗菌药物。如果懿懿是放线菌感染的话,那么使用大剂量的青霉素G治疗就应该是有效的,而且既安全又经济,希望懿懿能够早日康复。

点 评

　　病原生物学是抗感染药物专业的临床药师应该学习和掌握的基础知识,微生物检验报告的临床正确解读对于感染性疾病的诊疗的重要性不言而喻。本文作者通过对患者的临床表现结合抗菌药物治疗的临床应答进行深入思考,分析了多次穿刺液培养鉴定报告为阴性的原因,即与不常见细菌及苛养菌感染有关的可能,通过和临床及微生物实验室的及时沟通,为患者下一步的治疗明确了方向,展示出了我们药师的专业功底;需要指出的是进行组织学检查时还可以留取感染创面与新鲜组织交界处的标本进行细菌培养,其培养结果结合组织学报告的临床意义更为明确。(郭玉金)

2013年12月24日　星期五，晴

美好的一天从查房开始

◎ 龚 贺　哈尔滨市儿童医院

入职以来还未满一个月，我就来到了新生儿内科病房的前线，充满了好奇与忐忑的心情开始了临床药师的首日工作。作为一名初入职场的临床药师，我深感自己的使命和责任。护佑童心，帮助患儿，我要履行自身的责任，这是一项艰巨的挑战，我真心希望我能为同行和患者们提供力量，哪怕很微薄，都会给自己带来积极的鼓励和小小的成就感。

新生儿病房很忙碌，走廊里面满是小患儿们的啼哭声，这种哭声真心能唤起发自内心的怜爱之情。我的工作首先从跟随医生查房开始。第一个患儿是出生14天的男孩，已经诊断为新生儿肺炎、新生儿坏死性小肠结肠炎合并低钠血症和新生儿败血症，现已经住院第10天了，孩子很虚弱，偶尔会有咳喘并且呼吸很不平稳。该患儿神志清楚，眼神也没有呆滞表现，四肢张力正常。随即家属拿回了大便常规检查，大便隐血为阳性，家长很担忧。医师建议患儿禁食，给予静脉营养补液和脂肪乳加量提高能量摄入。患儿入院以来一直腹胀，肠鸣音一直较为活跃，又得出阳性的大便隐血，医生建议待隐血转为阴性后再给予开奶喂养。了解以上患儿的病情后，我查阅病例找出患儿今日的用药有：小儿复方氨基酸注射液、中\长链脂肪乳注射液、浓氯化钠注射液、水溶性维生素注射剂、脂溶性维生素注射剂、维生素 K_1 注射液。随后我做了一下用药分析，患儿用药方向主要为营养药物以及抗感染治疗。该患儿病情复杂。其中新生儿肺炎是多发疾病，分为产前和产后感染，在药物选择方面，应该针对病原学结果使用抗菌药。对于致病细菌不明的感染性肺炎，应选择广谱抗生素、联合用药。此患儿今日静滴的抗生素为哌拉西林钠他唑巴坦钠，查体时需要关注患儿是否会有皮疹的不良反应。

作为一名临床药师，在了解药物的基本使用的同时，应该注意患者用药之后的反馈及药学方面的监护。在协助医生查房时，我会注意在查体方面皮疹的有无。当排除新生儿有时会由于换洗衣物导致的接触性过敏和食物等方面

过敏后，再考虑抗生素导致皮疹的发生。一旦发生皮疹，患儿家长会心急如焚，此时，需要安抚家长，然后协助医生给予抗敏药物对症治疗以及对致过敏抗菌药物的调整，在这个过程中，从发现问题到解决问题，理论知识可以和实际有效地结合起来，这也是我成长的过程和锻炼。

在整整一上午的查房过程中，我学习了很多在新生儿查体方面的事项，由浅入深，由患儿表征再掌握实验室检查项目，以及临床医生的鉴别诊断分析后，最终落实到给予患儿合理用药方案，既有对因治疗也有对症治疗，这其中我们临床药师的工作着实是任重而道远的。对于一名初入行的临床药师而言，我只有把所学理论知识与实践临床有效结合，才能真正地帮助患儿、协助医生。

感慨良多的一天！我们都是在父母的护佑下健康成长的，患儿家长的担忧使我想起了自己的父母。天下哪位父母不希望自己的孩子健康快乐？我要努力提高自己，让自己的父母安心，更要让患儿的父母也能感受到我的帮助！

点 评

这是一名刚入职的临床药师，以他跟随医生查房来体会临床药师的工作，尝试着了解药物使用过程中作为药师应该关注的问题有哪些。临床药师要向临床医生学习，同时做好患儿的药学监护。　　　　　（吴玉波）

2013 年 12 月 20 日　星期五，晴

痛从何而来？

◎ 佚 名

　　近几日，我每次早上从 ICU 病房的门口路过都会看见一位母亲坐在墙角的地板上。这是一张熟悉的面孔，她是一位八岁男孩的母亲，她的孩子就是前几天在我们的病房八号床住的小廷廷。每每从她身边路过，我都不禁心中荡起一阵感伤。

　　那是一个周二的早晨，医生们一如既往地在查房，在查到第三个房间之前，就远远地听到八号床的廷廷在号叫。医生走到他面前，他在不停地喊着"疼……疼……"，被疼痛折磨的孩子也已法回答医生们的问题，在旁边站着焦虑的母亲也无法准确地描述疼痛的类型。到底是什么原因会造成如此强烈的疼痛，这是一直纠缠在医生脑海中的问题。

　　廷廷是一个脑脓肿的患儿，八岁的年龄应该是和小孩子们一起玩乐的时光，但是由于不幸患有脑脓肿进入了医院，经过外科手术之后，他的脓肿部位已经基本解除，但是仍有持续的脑水肿和头痛，所以来到了我们的病房。在这里的半个月的时间，他一直因持续颅压高进行甘露醇降颅压的治疗。经过主管医生一遍一遍的查房和询问，考虑可能是因为长时间使用甘露醇降颅压引起的脑部脱水程度过大或者药物引起的头部疼痛。

　　听到医生们对药物的怀疑，立刻吸引了我的注意。在医生们不停地怀疑是脱水过多还是脱水不足引起的头痛的时候，我走到了 8 号床旁边，再次看到了在病床上挣扎的廷廷和旁边站着的母亲。我问母亲："孩子的头疼是搏动性的还是眩晕性的？是有时间规律的还是持续性的？"母亲的回答总是含糊不清，她虽然时刻看着孩子，但是也无法真正了解他是什么类型的疼痛，只能告诉我："孩子的疼痛好像跟入院前的不太一样，但程度越来越强烈，好像早晨和晚上输完液三四个小时的时候疼得更厉害，但是白天有时候也会疼。"面对这样的回答，我仍然难以判断是到底是什么原因引起的疼痛，只能怀疑可能与药物有关，于是我回去反复地查阅相关资料，得知甘露醇确实可能会引起头疼，

临床上也发生过该种疼痛无法与颅高压的头疼鉴别而导致的错误诊断，因为孩子无法准确描述自己的症状，所以这最终仍是一个难题。

后来，主任查房问诊，并仔细查阅了廷廷近几次的头部 CT 和核磁共振，判断廷廷的头痛是因为降颅压治疗不足引起的，于是加大了甘露醇的剂量和使用频次，希望之后的治疗能缓解廷廷的疼痛。但是第二日我便听到了噩耗，就在昨天晚上，廷廷出现了呼吸心跳停止，生命危在旦夕，经过抢救，廷廷恢复了心跳，但是呼吸只能靠重症监护室里的呼吸机来维持，之后就能一直看见这位母亲默默地坐在监护室对面墙角里，每天如此。每当看见她绝望的面容，我都扪心自问：是不是当时真的是药物使用剂量过大引起的，是不是真的由于我的能力和经验不足而无法避免这次灾难，是不是真的因为我的胆怯而使一个孩子面临着生命的危机。

这件事深深地敲打着我的内心，时刻告诉我临床上的一举一动时刻关系着一个人的生命，告诉我要学习的东西还有很多很多，更重要的是告诉我不能轻信他人的结论和判断，用自己的理性和知识来完善对生命的尊重。

点 评

　　临床药师在临床处置中，经常会遇到疾病原因或用药原因造成患者疾病加重而无法甄别的情况，这需要很深的专业功底和临床积累磨炼而成。每一个有责任心的药师都会因为这样的情况自责和愧疚，但是这就是成长的过程。

（杨　勇）

2013 年 11 月 28 日　星期四，晴

我的价值在哪里?

◎ 张　敏　昆明医科大学第一附属医院

　　近几年,越来越多的临床药师参与到特殊使用级抗菌药物的会诊中,面对的都是重症感染的患者,充满了挑战,每参与制定一个方案后,心就开始悬着,牵挂着患者,期待着结果。在会诊中,我常常反问自己,我的价值在哪里? 今天的一个电话,让我找到了答案。

　　事情还要从几天前的会诊说起。11 月 21 日,我接到移植科的一个电话,说病人病情危重,是一个 29 岁的男性患者,肾移植术后一年多,3 天前无明显诱因出现心慌伴气促,休息后可缓解,有盗汗,当地医院的 X 片提示结核可能。为了更好地全面治疗,转到了我们医院。入院后马上给患者进行了肺部 CT 的检查,结果提示肺部感染,根据以往收治的肾移植术后肺部感染患者的病原学特点,医生申请使用万古霉素、美罗培南和伏立康唑,请临床药师会诊。放下电话,我迅速来到病房,患者用期盼的眼神望着我,他怀孕的妻子充满了焦虑和不安,一年前的肾移植几乎花空了家里全部的积蓄,一个上有老下有小的年轻人,如何战胜这场病魔? 和他的简短交谈中,我发现患者精神尚好,体温 38℃左右,双肺听诊湿啰音。回到医生办公室,仔细看了他的病历和检查结果,有一个奇怪的现象,患者的 CT 提示双肺渗出明显,考虑感染,但白细胞和中性粒细胞都在正常范围,没有明显的高热,C 反应蛋白略高于正常,降钙素原正常,不太符合细菌感染的临床表现。按照这个思路,大胆地向医生提出了我的想法:考虑以真菌感染为主,暂不采用广谱大覆盖的方案,先给予伏立康唑抗真菌治疗,减低免疫抑制剂的剂量,同时,完善 G 试验[(1,3)-β-D- 葡聚糖试验]和 GM 试验(半乳甘露聚糖试验),明确是否存在真菌感染,48 小时后进行评估,如果检测结果是阴性,患者的症状有加重,再加用抗细菌的药物。医生有点惊讶,表示单用伏立康唑风险很大,但考虑我分析得有道理,同时,患者经济拮据,确实无法承受很高的治疗费用,暂时采纳了我的意见。第二日,医生打电话给我,患者的 G 试验回报阳性,我们更加坚定了单纯治疗真菌感染的治

疗方案，由于患者略微肥胖，通过计算，我给出了伏立康唑 0.3g、每 12 小时一次的维持治疗方案，监测伏立康唑和他克莫司的血药浓度，等感染控制后，再调整免疫抑制剂的剂量。今天，医生打电话告诉我，患者的肺部明显好转，没有再出现发热，复查的 CT 提示渗出明显好转，我们的治疗是有效的，还为患者节省了大笔费用。医生的语气充满了肯定和赞扬，我悬着的心放下了，内心充满了喜悦，这种信任让我为临床药师的职业感到骄傲。

这个电话让我更加明白，临床药师参与危重病例会诊没有现成的经验，必须通过实践来积累。想要得到医生的认可，药师制定的给药方案需要取得明显的疗效，而坚持实践，虚心求教，善于观察，勤于思考，及时归纳和总结，提炼心得，一定能提供更加优质的临床药学服务。

点 评

参与会诊对临床药师来说是一个很大的考验，没有知识和实践的积累就不会有底气。当患者把身家性命交到自己手上时，我想每个人都不敢轻视，为患者选择安全、有效、经济、适宜的药物就是我们应该交出的答卷，也是一个临床药师的价值所在。

（张　峻）

2013年4月24日 星期三,晴

心与"心"的对话

◎ 王莉梅 一汽总医院(吉林大学第四医院)

喘息,痛苦,无奈,匆匆的步伐,呼吸机的报警声……填满了我的视野和听觉! 2013年初,进修后作为一名ICU临床药师的我,开始了在ICU病房的工作和学习。

"很多时候,我觉得这个病房里的脚步太匆忙了,我似乎只是默默地坐在一边,看着他们在忙……"

"怎么说呢? 你常常觉得你在这里有点多余?"

"是的,除了审核医嘱,给点建议,我似乎觉得自己离他们很远……"

"你可以尝试从'心'做起,就像我这样,用'心'和你交流……"

"重新做起!"

这是我刚走进ICU病房那个阶段的内心独白,我甚至开始考虑要不要去其他科室开展我的工作,或者"全副武装"到牙齿再开始工作……

后来,我开始尝试接触患者,接触他们的细节,用"心"与他们交流和沟通。那天来了一位腹痛患者,自述持续性绞痛,医生检查后初步诊断为"急性胰腺炎",当天经过消炎、抑酸、补液治疗后,患者突然出现意识不清,肾功能异常而转入ICU治疗。入院后,这位患者一直处于昏迷状态,而其检查结果却显示,患者极有可能是出现了糖尿病酮症酸中毒。因为血糖偏高,医嘱给予胰岛素泵推控制血糖、同时给予抗感染、化痰、抗炎、抑制腺体分泌、护肾、促醒、保肝、纠正酸中毒、升压、扩血容、纠正离子紊乱、改善循环、肠外营养等对症支持治疗。时间就这样延续着,夜幕降临时,几个车祸外伤后的患者被送进了ICU病房,一阵忙碌过后,一丝丝疲倦笼罩着患者,也缠绕着百忙中的医生。

第二天一上班,我早早地来到了ICU病房,看了看昨天那位怀疑是糖尿病酮症酸中毒的患者。她没有醒来,面容除了憔悴和倦意,也多少带着几许无奈和无辜。"昨天听说她自己来看病的,连个家属也没有,一会不知道会不会有人来探视……"旁边的护士嘀咕着。我看了看患者的用药记录,发现患者的输液过程中,在泵推胰岛素的同时,其他输液的溶媒中,但凡应用了5%葡萄糖注射液的同时也都应用了一定量胰岛素。"这样会不会使血糖降得太低?"我问值班医生。他还没有交班,昨晚的忙碌似乎使他看起来很疲惫。"哦,给她测个血糖看看!"护士测了血糖。"4.9。""给点糖,500ml,5%的静滴。"

……

她终于醒了,我轻声问了一句:"以前得过糖尿病吗? 这次这个病,跟血糖有很大关系。"我开始跟她的交流。

"7年前医生说我得了糖尿病,我一直服用一些药物来调节血糖。"

"降糖药?"

"不是,就是一些保健品。"

"哦,那能降血糖吗?"

"我平时啥都不敢吃,血糖控制得还行。"

"自己测血糖吗?"

"在诊所,有时候在药店,不是免费给测吗?"

"然后他们推荐你吃保健品? 什么保健品?"

"清糖×。"

"最近没去查过血糖?"

"查过,在医院查是30多。"

"那么高?"

"医生让我打胰岛素,我觉得没有那么严重吧!"

"这次这个病,是糖尿病非常严重的一个并发症,可能导致很多脏器损伤。您昨天的状况非常紧急,到了泵注胰岛素的地步。以后要好好控制血糖。"

她开始说自己的无助、家人的不解和离去,很伤心难过。后来,我进一步讲了很多关于控制血糖的饮食、药物和生活习惯的内容给她,她很欣然地接受着,当然也默默地承受着肆意的病痛。

说起来,清晨血糖监测,这件事很小,但是很重要,这次血糖监测提示血糖达到了4.9mmol/L,此时若低血糖状态不能得到及时纠正,患者可能会发生神志不清乃至昏迷,因为血糖偏低或过低是引起中枢神经系统功能障碍的根本原因,且老年患者或伴随肾功能不全的患者发生低血糖的风险更高,因此对于此类患者应严密监测血糖(每小时测一次血糖)的同时适时补充葡萄糖,依据查阅的资料,患者低血糖的状况可以通过采用25%~50%葡萄糖注射液60~100ml静脉注射或5%~10%葡萄糖注射液静脉滴注加以纠正,必要时可依据血糖的测定结果,考虑使用胰高血糖素0.5~1mg肌内注射。同时若引起低血糖昏迷而血糖升高后仍未见患者意识状态恢复,可考虑脑水肿或脑血管意外的可能。

我继续记录着我的心得,仅仅是很小的一个低血糖,可能致患者处于生命危险的风口浪尖。作为药师,对医嘱的考察,用药记录的动态观察,非常地重要和必要。那些被医疗手段烘托着的忙忙碌碌中,总有药师可以作为的地方,需要更多的耐心、细心、信心、责任心,更多地用心观察、静心思考、虚心请教,当然还有更多的爱心和人文关怀。很多点滴,铸就了药师职业的精彩,很多成果,需要药师为之践行和努力……

点 评

人是社会的,社会是复杂的。药师走出药房,开始直面患者,是一大进步。但我们光知道药品是复杂的可能还不够。还要学习人文,了解社会,学会沟通。充分理解患者的能力和意愿,不要强行干预,不要过度给予。心,要静静地交流;爱,要轻轻地述说。我们要注意这些心理常识,尊重并理解当事人。

(袁锁中)

2013 年 7 月 1 日　　星期一，晴

寻找回来的激情

◎　赵　洁　武警重庆总队医院

　　参与到呼吸内科临床工作中，已经有四个月了，在这期间，本人主要的工作是参与早交班、查房、监控患者用药的安全合理性，同时解答医生、护士及患者关于药物方面的问题。前段时间我感觉自己的工作有点偏于边缘化，使得自己缺少了工作激情，而今天发生的一件事情，让我重新找到了身为临床药师的价值。

　　这位患者 58 岁，诊断为左肺鳞癌伴胸膜腔转移 T2N1M1 Ⅳ期。于 6 月底入院，准备行第四次化疗。7 月 1 日早晨八点半，实施化疗前准备，并且例行查房。患者配合度高。紫杉醇注射液已配制好（在低温 20℃左右的避光环境中）。拟定九点开始实施化疗。临化疗前十分钟，患者突然出现恶心、头昏等突发不适症状，鉴于此情况，医生建议化疗应该择期再行。但患者以化疗药物价格高昂，不舍得丢弃已配制好的药品为由，要求还是按照原计划当日实施化疗。但医生提出，化疗药物一般都是现配现用，放置到下午是否安全有效。我针对这一情况迅速查找了相关资料，根据文献《紫杉醇静脉配制与输注方法对疗效的影响》以及中国药房 2006 年 17 卷 12 期中《紫杉醇静脉输注的注意事项》，明确答复医生及紫杉醇注射液在配制后 24 小时内，若是避光且在 20 ~ 25℃下保存，仍然是可以用的，安全有效。回答医生的疑问后，我查看患者的检查结果，患者除总蛋白稍偏低之外，其余结果均正常。结合患者早晨有散步的习惯并且早餐多食用鸡蛋和豆浆，碳水化合物摄入较少，同时因马上行化疗情绪易紧张，再加上天气炎热流汗较多，造成钾流失过多，分析患者出现呕吐症状应该是突发性的低钾低糖。我将想法告知医生后，医生听取了我的建议，并立即给与患者服用 50% 葡萄糖两支以及氯化钾口服液 15ml。大约半小时后，患者自述头昏恶心症状基本消失。定于下午两点半开始实施化疗，并嘱咐患者午餐应该补充足量的碳水化合物。此外，考虑患者身体素质较差，容易紧张，在化疗后发生呕吐的可能性偏大，一旦发生呕吐，患者大量失水丢钾，呕吐症状将

会加剧，所以我建议将预防呕吐的西咪替丁注射液改为止吐效果强的盐酸格拉司琼。医生及患者在权衡利弊以后，接受了我的意见。当天下午患者顺利地完成化疗，化疗后也没有出现严重的不良反应。患者能够顺利完成治疗，其中也有我的一份贡献，这让我在工作中找到价值感，仿佛找回了曾经失去的工作激情。

临床药师的工作是为了提高医疗质量，以后我会以药学知识为切入点，更好地和医护人员交流，更好地指导患者用药，用自己的耐心和真诚推动药物治疗的最优化。

点 评

本文作者作为临床药师在感觉到边缘化之后没有放弃，尝试去融入临床治疗团队中，积极参与药物治疗，通过细心观察患者的生活习惯，并结合临床加以分析，发挥自己在药学知识方面的长处，提供了一例负责任的药学服务，进而感到自己不是旁观者、边缘人，找到点做临床药师的感觉。希望作者尽早确定在临床应该从事的日常工作，并始终保持工作的激情，来完成临床药师平凡的工作。值得商榷的是，作者文中没有提到作者单位用的是哪个厂家的紫杉醇，据本人了解，国内有些厂家的紫杉醇说明书中明确规定紫杉醇给药前要以西咪替丁或者雷尼替丁预处理。给予西咪替丁是否单纯是为了抑制呕吐？将西咪替丁换成高选择性的 5-HT3 受体拮抗剂格拉司琼是否合理？建议作者的思路可以更宽些，文献检索工作可以更深入些。

（付秀娟）

2013 年 12 月 5 日　星期四,晴

亚胺培南西司他丁钠用于滴眼?

◎ 张珍珍　南京市高淳人民医院

今天查房中突然收到主任来电,说是眼科有一个特殊使用级抗菌药物会诊,心想眼科的严重感染病例不多,且多数是择期手术患者,难道是术中感染?

这是一位 83 岁的老年女性,主诊医生申请亚胺培南西司他丁钠(泰能)抗感染,再一细看:"泪道分泌物细菌培养提示大肠埃希菌,药敏示:亚胺培南敏感,结合临床,给予 1% 亚胺培南冲洗泪道,滴眼,一日 3 次。治疗中,泪道红肿较前明显减轻,拟行右眼下睑倒睫手术。"(这位医生太牛了! 居然把泰能配成滴眼液?! 抵触,抗议!)根据住院号,通过病历系统查询,发现该患者已于 2013-12-01 出院(唉! 又是先斩后奏,还延迟这么多天,严重超过 24 小时)。再看医嘱,已给予左氧氟沙星滴眼液、妥布霉素滴眼液局部滴眼治疗,长期医嘱和临时医嘱中均无亚胺培南西司他丁钠(泰能)的处方记录。(奇怪! 难道用药没记录?)查询细菌药敏监测系统,该患者分泌物真菌培养阴性,细菌培养提示大肠埃希菌,为敏感菌,仅对氨苄西林、复方新诺明耐药,呋喃妥因中介,余对常用抗菌药物敏感(包括 2 到 4 代头孢、氨曲南、氨基苷类、喹诺酮类、碳青霉烯类、青霉素类 / 酶抑制剂复方),ESBL(超广谱 β 内酰胺酶)(-)。(根据药敏,选用亚胺培南西司他丁钠完全没必要啊,杀鸡焉用宰牛刀?!)

细看病历,患者自诉 3 年前始右眼异物感,伴有流泪,视物模糊,逐渐加重,时有脓性分泌物溢出。既往无基础疾病,否认青霉素等药物及食物过敏史。入院时生命体征平稳,住院期间无其他系统感染,无发热,血象正常,C 反应蛋白(CRP)不高,肝肾功能无异常,凝血功能正常,胃口、睡眠尚可,二便正常。

经与主诊医师沟通,该患者入院后使用庆大霉素冲洗泪道、左氧氟沙星眼水、妥布霉素滴眼液抗感染治疗 6 日,症状缓解不明显,结合药敏,予选用 1% 亚胺培南冲洗泪道,患者眼部症状明显好转。于两日后行"右眼睑内翻矫正术"手术,手术时程 30 分钟,术程顺利,术后术眼恢复良好,患者 3 日后出院。伤

口愈合Ⅰ/甲。

药师认为选用泰能局部外用不合理,原因如下:

1. 药物刺激性　泰能静脉给药较多见皮疹、皮肤瘙痒、发热等过敏反应症状,此外可见注射部位局部疼痛、红斑、硬结等。滴眼液为局部黏膜给药,同样存在刺激性,可能导致失明。

2. 诱导耐药　亚胺培南西司他丁钠本身为强诱导剂,局部给药存在很大的诱导细菌耐药的潜在风险。2013年上半年,本院细菌耐药监测数据显示,大肠埃希菌对喹诺酮类耐药率呈上升趋势,一季度35%左右,二季度超过40%,对头孢曲松耐药率达50%。

3. 风险-效益　亚胺培南西司他丁钠说明书中记载了静脉滴注及肌内注射给药方法,经查阅相关资料,未检索到其局部用法,对于该病例为超说明书用药,应取得患者知情同意及医院伦理委员会同意,并备案。

鉴于亚胺培南西司他丁钠的强诱导耐药性及大肠埃希菌不断增长的耐药趋势,药师强烈建议:杜绝广谱强效抗菌药物局部外用。合理使用抗菌药物,舒缓细菌耐药筛选压力,是保护药品,也是为了更好地保护患者(但愿医生能谅解)。

点评

眼用制剂因为直接用于眼部,因此对药物的 PH、渗透压以及辅料选择等均有严格的要求。《抗菌药物临床应用指导原则》明确提到抗菌药物的局部应用宜尽量避免。临床药师能从药剂、药理以及药物经济学各个角度分析医生医嘱的不尽合理之处,是临床药师在药学专业方面的优势体现,也使药师的建议更具说服力。但愿今后临床药师的工作能做得更细致,将现在的事后干预转变为事前干预,才能真正履行保障患者用药安全的职责。

（郭代红）

2014 年 01 月 16 日　星期四，晴

阳光一直在身边

◎ 杨 琼　云南省第二人民医院

　　清晨，一缕阳光直射进房间里，像一束亮闪闪的金线，不仅照亮了房间，也照亮了我的心田。冬日的阳光总是暖得让人很窝心，带着这份好心情，我开始了新的一天。

　　细数一下时光，走上临床药师这份工作岗位 4 个多月了，面对这份工作的心情仍然是复杂与快乐的。我带着满腔的热情投入到了上午查房工作中，随着消化科的医师查看了一位 62 岁的老奶奶，她在我院 CT 检查提示：肺气肿；双肺间质性改变并感染；左侧胸腔少量积液。考虑到肺部感染，予行痰培养加药敏、PCT(降钙素原)等相关检查，临床医师建议给予头孢呋辛钠抗感染治疗，开具医嘱为 3.0g，静滴，每日 1 次。但我考虑到头孢呋辛钠属于时间依赖性抗菌药，体内血药浓度超过最低抑菌浓度(MIC)的时间越长，疗效越佳，因此一日剂量分为 2～4 次给药可充分发挥疗效。我把自己的想法告诉了医师，医师接受了我的建议改为 1.5g，静滴，每 8 小时 1 次，并在查房结束后详细地向我询问了抗菌药物用药频次的问题。也许在很多人看来这只是一件小事，但对于我这样刚工作的临床药师却是很值得高兴的，因为医师开始信任并接纳了自己的意见，也更加因为自己敢于说出对临床用药的建议，与医师建立了一次良好的沟通。我想这将是一个很好的开端。

　　回想这几个月，刚从事临床药师工作的我，心里充满的是迷茫，是困惑，但同时也布满了希望和信心。至今我仍清晰地记得大学老师对我们讲的一句话："你们的前途是非常光明的，但这条路却是充满荆棘的。"的确如此，这条路不是平坦的，要做好临床药学工作，要求的不仅仅是娴熟的专业技能，还有良好的沟通能力和正确的工作态度。

　　所以自己也时刻提醒自己，要不断学习积累药学知识，掌握应有的临床知识，做一个真正专业的临床药师；培养自己的沟通能力，掌握沟通技巧，做一个敢说会说的临床药师；提高自身道德素养，做一个为患者着想的临床药师；

还有最重要的一点,要保持一种平和的心态,怀有一颗甘于寂寞的心。我想这不是一个总能得到掌声、立竿见影的工作,这项工作的基本功训练需要很长时间,临床路径思维的训练也绝不是一朝一夕的事,要有一份积极的心态,别怀疑自己的工作价值,也别抱怨自己在工作中没得到认可,只要在临床上发挥出合理用药的指导作用,这就是对自己临床药师工作最好的回报。这条路再不平坦,也要相信阳光一直在自己身边。

点 评

借几句现成的话共勉:你是一个小萝卜,没有你的坑,你就得努力去寻找你的坑;找不到,你就会变成萝卜干。 (袁锁中)

2013 年 5 月 16 日　星期四，晴

一次抢救后的反思

◎　隋洪飞　天津市中医药大学第二附属医院

　　依然是我们临床忙碌的一天，大夫交班完正准备查房，突然感染科一床的患者大量鼻血流出，我跟随主治大夫去查看患者。一床的患者是位青年男性，年仅 21 岁，因肺炎住进医院。但是他是一个有着特殊病史的患者，他仅有一个心房、一个心室，是一个先天性心脏病患者，这样的患者随时随地可能突发心脏疾病而失去生命。主治大夫发现患者气短，嘴唇发紫，赶紧让我去叫主任，我不敢一丝耽误急忙叫主任过来。感染科刘主任过来后，患者紧紧抓住主任的手不松开，嘴中不停呼喊："救救我，救救我，我难受，我难受。"在场的我此时此刻束手无策，内心渴望帮助他的心情与自己能力的无奈发生了巨大的矛盾。刘主任查看患者心电图后得知患者突发窦性心动过速，最高心率 180 次 / 分，血压不足 80mmHg。患者的情况十分危险，患者的求生欲望更是让站在一旁的我，心情错综复杂。刘主任见状赶紧告诉护士上心电监护，注射地高辛 5mg，口服美托洛尔一片。我与护士一同去给患者拿抢救药美托洛尔，护士首先找到一个缓释片，问这个行不行。我肯定地回答："不可以，必须要速释片，患者情况危急，必须要起效快的，而且要舌下含服。"在给予患者正确的对症治疗后，患者慢慢缓了上来，心率逐渐回复到正常指标。类似这样的患者对心脏病不是很精通的感染科大夫来说是考验，对没有急救经验的临床药师来说是次冲击。事后是值得我们反思的，我们临床药师在急救过程中应该承担什么样的角色呢？我们是不是应该扩展我们的知识面，在这样的突发情况下也一样可以挽救患者的生命呢？

　　临床药师是临床医疗治疗团队成员之一，应与临床医师一样，坚持通过临床实践，发挥药学专业技术人员在药物治疗过程中的作用，在临床用药实践中发现、解决、预防潜在的或实际存在的用药问题，促进药物合理使用。我们不仅要掌握与临床用药有关的药物信息，为医务人员和患者提供及时、准确、完整的用药信息及咨询服务，开展合理用药教育，宣传用药知识，指导患者安全

用药,更应该深入临床了解药物应用情况,直接参与临床药物治疗工作,并且要有应对紧急突发情况的能力,这样才不辜负自己是一名医务工作者的职责,这样才能真正体现临床药师的价值。我们不能仅局限在写药历,审核医嘱,做这些幕后的工作,我们在一线也是必须要全面地发挥我们作为一名医务工作者的职责!

临床药师不仅仅要有过硬的知识体系,更重要的要有一颗仁爱的心,才能全心全意为患者服务,才能得到患者的认可,才能体现临床药师的社会价值。作为我们年轻的临床药师来说任重而道远。不过我们有信心坚信我们会把临床药师这条为患者服务的路一直走下去,创出一片属于我们的天空!

点 评

该临床药师通过参与临床急救案例的临床实践,发现临床药师作为治疗团队的一员,在抢救患者过程中其着眼点在于应用药学专业知识选择正确药物,什么情况下选择何种剂型的药物。药物在体内释放、吸收、分布直至发挥作用以及代谢、排泄的知识是药师的特长,应在临床实践中加以应用,从而提高患者救治成功率,发挥药学专业人员的作用。 （吴玉波）

2013 年 12 月 18 日　星期三,晴

参加儿科病例讨论的心得体会

◎ 张宏岳　江西省萍乡市湘东区人民医院

今天下午早早地来到办公室,因为我的老师要带我参加一例儿科患者的多重耐药病例讨论。作为临床药师这是我第一次参加病例讨论会,心里不由得有些紧张和激动,会议前便翻阅了患者的基本情况、用药情况、检查结果等。

讨论会中,大家都踊跃发言,提出疑问,解答疑问,提出建议。突然儿科护士长看着我们提出:"头孢曲松钠加在 5% 的葡萄糖作为溶媒会不会不稳定,对患者产生毒副作用?"作为一名临床药师,我们都知道抗生素的稳定性与溶液的 pH 值有关,其化学结构 β- 内酰胺环在酸性或碱性溶液中容易水解而降低效价,在 pH6 ~ 7 中较为稳定,应用时最好用注射用水或者生理盐水溶解,而溶解于葡萄糖中会有一定的分解。在儿科查房的时候,我也发现了这个问题,大多数都用葡萄糖作为溶媒。

正当我为这个问题"点赞"的时候,我的老师沉稳地发言:"β- 内酰胺类在葡萄糖中确实不稳定,但是两小时内,头孢曲松钠在葡萄糖或者氯化钠中的稳定性是相差不大的。儿童的身体构成成分和器官生理功能等方面都处在不断发育的时期,新生儿肾脏的有效血流量仅为成人的 20% 左右,所以儿童的肾脏对水盐的调节能力有限,不能耐受大量的盐,所以选用 5% 的葡萄糖注射液作为溶媒更好。"虽然只是几句简单的回答,背后却有着多年扎实的药学知识。

今天的收获很大,临床药师参加病例讨论,可以全面地了解患者的诊疗方案,加强临床知识学习,又可以了解临床对药物治疗的思路,还可以发挥药学人员的专业特长,适时发言评价和改进药物应用。一个好的治疗方案不仅要选择恰当的药物,更要注意药物的正确使用。相对医生,临床药师更多地了解药效学、药动学方面的知识,这些知识可以帮助患者更好地合理用药。医生进行明确的诊断,提出用哪类药物进行治疗后,临床药师可以根据自己所擅长的药效、药代等方面的知识,结合患者的具体情况制定个体化给药方案。医护人

员虽然有丰富的临床知识和临床实践,并且对专科用药知识较为熟悉,但是对其他科别的药品及抗生素的使用并不是很清楚,甚至一些药学的基础知识也存在混淆。

点 评

　　临床药师的工作特点决定了其在工作中需要解答各种各样的和用药相关的问题。如何正确地应对是每个临床药师都面临的工作挑战。一例看似简单的头孢曲松溶媒选择的背后,体现的是临床药师对用药细节的娴熟掌握和对患者个体差异的准确判断。而这样的技能运用,则需要临床药师在工作中的不断提高和积累。此外需指出的是按照医院常规,通常情况下儿科收容的患者为 14 岁以下,而不同年龄阶段的儿童其对水盐的调节能力是不同的,因此应予以区别对待。日记中如能明确交代本病例讨论涉及的儿科患者的具体年龄就更好了。　　　　　　　　　　（郭代红）

2013 年 10 月 31 日　星期四，晴

查缺补漏，临床药师要对
药物治疗负起责任来

◎ **钱　鑫** 贵州省人民医院

　　我是抗感染专业临床药师，现在儿内科病区从事临床药学工作。我的体会是：在繁忙工作中医师护士难免会有疏漏之处，医嘱可能存在遗漏甚至错误的用药，因此临床药师不仅仅是在参与会诊、病案讨论和用药咨询中体现专业价值，更重要的是要有敏锐的专业视角和嗅觉，及时发现用药中的低级错误和遗漏之处，发挥医嘱审核的作用。在儿科查房中我就曾遇到过两个印象深刻的例子。

　　PICU 收入一名疑似伴有先天性心脏病的重症肺炎患儿，患儿呼吸急促，伴有喘息，氧饱和度低，主任查房后强调该患儿需强心利尿扩血管治疗，在心脏彩超明确先心病诊断之前，在排除心房扑动、心房颤动后，建议暂不予洋地黄类药物，可先用磷酸二酯酶抑制剂米力农控制心室率，辅以呋塞米利尿和卡托普利治疗。管床医师开医嘱时将米力农和呋塞米开成一组，我发现后及时提醒该医师，若两药开成一组，建议附上备注将两药间隔开使用，不可混合滴注，否则护士在执行医嘱时很容易将两药混合，产生沉淀。一个小小的细节，其实就一句话，但住院医师觉得临床药师的确帮助了他，在一定程度上产生了好感，释放了亲和度，我作为临床药师也有了存在感。

　　儿内 3 病区收治了一名曲霉菌肺炎患儿，先后经伏立康唑、卡泊芬净、两性霉素 B 脂质体治疗后，由于患儿对两性霉素 B 不能耐受，主任查房后决定更换伊曲康唑治疗，根据患儿体重计算给药剂量为 0.125g，每 12 小时一次；住院医师为方便给药，计划将 25ml 伊曲康唑注射液用附带的 0.9% 氯化钠注射液 50ml 稀释成 75ml 液体后，再用生理盐水稀释到 100ml，按每次 50ml，每 12 小时一次，缓慢输注。我看医嘱时发现伊曲康唑说明书明确规定用附带的 50ml 0.9% 氯化钠注射液稀释，不得与其他药物或液体同时使用，便及时提醒住院医师,告知只需将溶媒轻轻混合,配制成75ml浓度为3.33mg/ml的注射液,控制好滴速(25滴/分)和滴注时间(>60分钟),就能保证血药浓度稳定,避免不良反应发生。另外,由于患儿每日需输注多组液体,为避免管内残余液体与其他液体混合出现结晶,我还提醒值班护士要注意静滴后对留置静脉导管进行一次完全的冲洗,以避免残留的伊曲康唑和以后可能用这根导管来输注的其他药物之间发生反应。这次对一线医护人员的用药提醒,避免了药源性事件的发生,管床医师和护士都对此表示感谢。

我认为临床药师的个人价值体现,不求得到临床主任的夸奖和认同,但求得到一线医护人员的需求和认可,至少让我觉得大多数的医师护士还是需要药师协助的,那么我的工作就显得有意义。希望今后更加努力,不断积累经验,丰富自己的学识,更好地服务好临床,为医师查缺补漏,依靠我们药师的专业素养去发现那些被遗漏的医嘱和用药错误,展现临床药师队伍的良好风貌。

点 评

合理用药是临床用药的永恒主题,而给药过程中出现的药物配置、使用不当导致的不良事件,常常误作为药品的不良反应。临床药师在这些细节上的关注提醒,既发挥了自身的专业特长,帮助临床医护人员对药疗中药物配伍问题、溶媒选择问题,能够知其然,又知其所以然,也有助于与临床医护形成密切合作关系,避免潜在的不良事件,提高了整个医疗团队药疗质量。

(郭代红)

2014 年 1 月 20 日   星期一，晴

超高的他克莫司血药浓度

◎ 姚　勤　昆明医科大学第一附属医院

下午，血药浓度监测实验室测出一名住院患者的他克莫司血药浓度 >30μg/ml，已经超出了设备的检测范围，令我们和仪器一样感受到压力"山大"。为了解血药浓度如此高的原因，我去查看了这名患者的病历。

患者是血液科一名 53 岁的男性，干细胞移植术后，一直服用他克莫司，近期因感染使用卡泊芬净，期间测过两次他克莫司血药浓度，分别为 11.3μg/ml 和 7.8μg/ml，这次复查是术后 53 天，抗真菌药已换成伏立康唑 4 天，测得他克莫司 >30μg/ml。

其实，从卡泊芬净换成伏立康唑的时候，医生已考虑到伏立康唑和他克莫司间的药物相互作用而把他克莫司的剂量从 10mg/d 减到 9.5mg/d，但患者他克莫司血药浓度仍偏高，这可能与卡泊芬净和伏立康唑都有关。卡泊芬净能使他克莫司的 12 小时血浓度下降 26%；伏立康唑是肝脏细胞色素 P450 酶系抑制剂，而他克莫司需要通过 P450 酶系代谢，可抑制他克莫司的代谢，增加其血药浓度。因此医生对剂量的稍微调整并没有抵挡住卡泊芬净停用及换用伏立康唑的双重"压力"，使得他克莫司出现了超高血药浓度。参照伏立康唑说明书，我们赶紧建议医生把他克莫司的剂量减至原剂量的 1/3，并密切监测血药浓度。

值得注意的是，使用免疫抑制剂他克莫司的患者经常会联用抗真菌药，唑类抗真菌药对肝脏细胞色素 P450 酶系有抑制效应，其中伏立康唑的作用最为明显；棘白菌素类抗真菌药物中，卡泊芬净能使他克莫司的血浓度下降，而米卡芬净和阿尼芬净与他克莫司合用不会影响其血药浓度。所以，使用他克莫司的患者，如果合用伏立康唑或卡泊芬净，一定要监测他克莫司的血药浓度并调整剂量，防范因浓度变化导致的不良反应。停用伏立康唑后为了防止他克莫司浓度突然过低，也要监测他克莫司血药浓度。

点 评

　　临床上使用免疫抑制剂要进行血药浓度监测已经成为医疗常规,监测结果是临床调整剂量的依据之一,如何调整呢? 需要考虑的因素非常多,其中药物相互作用也是我们重点关注的问题之一,正如文中所述,当存在多个药物相互作用时,剂量的调整更应慎重。　　　　　　　　(张　峻)

2013 年 6 月 22 日　星期六，晴

成功当了一次医患沟通的桥梁

◎　白　雪　贵州省人民医院

一声急促的电话声："白雪药师，儿内二病区，6 床的杨某，痰培养结果出来了，又是阴沟肠杆菌，快过来看看吧！"一听这熟悉的名字，一周内会诊过两次，几天前的情形立即闪现在脑海：

8 天前（6 月 14 日），送会诊通知单的医生强调："家属非常难缠，小孩妈妈是一个口腔科医生，什么都要问个明白，又什么都一知半解，情绪抵触。早上查房时不让任何医生碰小孩，已换了两个主管医生，都无法与家属沟通。"接到会诊通知后，我查阅了电子病历得知：10$^+$ 个月男婴，重症肺炎、脓毒血症，入我院 PICU 予相应治疗好转后转入儿内普通病区。因临床症状未完全改善，血标本 GM 试验（半乳甘露聚糖）（+），目前予伏立康唑治疗。此时（6 月 14 日）的病情变化是：孩子又出现发烧。

遇到这种难以沟通的患者，会诊时脑子得多绑一根弦。到病区查看患者前先去找管床医生了解情况，医生一副苦脸：家属对治疗效果不满意。之前小孩抗菌药物已用过三代头孢＋酶抑制剂，现病情反复是不是又得上高级抗生素了？

到了床旁——

我："小家伙长得很可爱，挺精神的嘛！"

家属无反应。

我：靠近小孩："宝贝，你好呀！我们握个手吧。"孩子笑了。"小孩带得不错，大方不怕生。"

家属："好好的小孩从 PICU 出来瘦了很多，喂小孩吃母乳花尽心思，现在小孩母乳也不会吃了，头发剃得乱七八糟。"

我："孩子生病了父母着急，心情我们理解……"打开了话匣子后，我坐在床边和家属交谈了近 45 分钟。

从交谈中得知，家属并非对治疗不满意，而是认为医护态度差，且小孩入

· 37 ·

院至今医药费已达 2 万多。孩子生病的烦躁心情＋医药费,造成了患者家属的抵触。我从孩子入住 PICU 的必要性、医护人员给予的得当治疗及医护繁忙的工作现状,多方面向家属进行了解释。且从家属的交谈中获取了至关重要的病情相关细节:小孩前一天股静脉抽血复查,挣扎出一身汗后家属带小孩有着凉史。现小孩除发烧还有轻度的流鼻涕症状,可能为上感(上呼吸道感染),但也不能排除原病灶复发。向家属解释了患儿情况后,家属同意先按上感治疗,并叮嘱配合医护人员对患儿的感染情况(体温、痰培养、呼吸情况、肺部听诊、血象等)进行监护。

临床采用了我的会诊意见,予阿莫西林克拉维酸钾静滴＋利巴韦林雾化,家属配合度较以前高。4 天后(6 月 18 日)痰培养结果:阴沟肠杆菌(仅对碳青霉烯类敏感),患儿已无发烧、流鼻涕症状。我再次会诊维持原治疗方案,继续复查痰培养。会诊时管床医生讲:"以后跟这家属沟通都叫上你哦!"

现在(6 月 22 日)痰培养又是仅对碳青霉烯类敏感的阴沟肠杆菌,管床医生表示:已经两次培养同一细菌,担心患者认为我们不按医疗证据制定方案,怕发生医疗纠纷啊! 查阅病历及床旁问诊后得知:目前患儿无感染加重症状。与家属和管床医生沟通后,分析可能为定植菌,阿莫西林克拉维酸钾＋利巴韦林方案疗程已足,建议停用。该患儿之后予静脉用伏立康唑两周后出院,带口服剂型予序贯治疗。

该小患儿的后期治疗如果没有作为医患沟通桥梁的临床药师,进行了床旁设身处地的亲切问诊,抓住了小孩至关重要的病情相关细节,出于沟通的困难和职业风险予高级抗生素治疗,这个小孩还不知道何时能出院呢,高级抗生素上时容易下时难啊。

点 评

良好的沟通与协调能力是临床药师必备的基本素质,我们年轻的药师在成长中已经迈出了坚实的一步。从本文中可以看出作者在感染性疾病诊疗中发挥出的作用,比如上呼吸道感染提出了有循证依据的利巴韦林雾化给药、呼吸道分泌物标本检测定植菌的区分等。需要注意的是判定治疗的终点是对患者病情的评估而不是依据用药的时间,抗菌药物没有高级和低级之分,区别只是抗菌谱和目标菌群的不同。 (郭玉金)

2013 年 10 月 25 日　星期五, 晴

从细节做起——关注老年人的用药安全

◎ 谭 谡　武警重庆总队医院

今天刚给一位出院的婆婆交代完了出院带药的用法和注意事项, 暂时无事, 看着刚才那位婆婆的背影, 突然有点感悟, 写下来跟大家分享一下。

10 天前, 我所在的心内科收了一名患有冠心病、高血压的婆婆, 年龄 66 岁。和大部分心内科的患者一样, 这位婆婆的病情没有特别的变化, 治疗也有条不紊地进行着, 所以我并没有重点关注这位婆婆。直到 5 天前, 我跟着医生查完房后, 那位婆婆找到医生, 要求开几盒仙灵骨葆胶囊, 原来这位婆婆一直有骨质疏松, 几个月前听人说仙灵骨葆胶囊治疗骨质疏松效果很好, 就一直在吃, 正好吃完了, 就想找医生开几盒。医生听完后就答应了给婆婆开两盒仙灵骨葆胶囊。等婆婆走后, 我跟医生说先不要开仙灵骨葆胶囊, 因为今年年初我们才收到了中国人民解放军药品不良反应监测中心发布的关于重点监测仙灵骨葆胶囊相关性肝损害报道的通知, 通知中提到仙灵骨葆胶囊致肝损害的患者均为中老年女性, 自服药居多, 一般在服药 1 ~ 7 个月后出现肝损伤, 造成了1 例肝衰竭患者病情持续, 1 例肝衰竭患者死亡。并且, 仙灵骨葆治疗老年性骨质疏松的临床研究质量较低、多为小样本, 尚待进一步评估, 我建议给这位婆婆换用其他药物治疗骨质疏松。我和医生一起去详细了解了婆婆治疗骨质疏松的情况, 跟她解释了服用仙灵骨葆胶囊的潜在的危害。其实这位婆婆除了在服用仙灵骨葆胶囊外, 并没有使用其他的治疗骨质疏松的药物。结合我们医院现有的药物, 加上患者的肝肾功能正常, 我给出了醋酸钙胶囊 + 阿法骨化醇胶囊 + 阿仑膦酸钠的用药方案。醋酸钙胶囊用于老年人钙的补充; 阿法骨化醇胶囊口服经小肠吸收后在肝内经 25 羟化酶作用转化为 $1,25\text{-}(OH)_2D_3$, 这也是骨化三醇胶丸的成分, 如果是肝损伤者, 就只能选择价格较高的骨化三醇胶丸; 阿仑膦酸钠能起到抑制骨吸收的作用。三药联合应用会产生协同作用, 对老年人来说, 能降低甚至逆转骨丢失, 增加骨密度, 降低骨折的危险性。

并且,醋酸钙胶囊和阿法骨化醇胶囊每天服一次,阿仑膦酸钠每周服一次,对老年人来说依从性也很好,只是在服用阿仑膦酸钠的时候需要注意服药前 30 分钟不宜饮用牛奶、奶制品以及含钙较高的饮料,以免减少阿仑膦酸钠的吸收;服药后 30 分钟内应保持坐位或立位,不得躺卧,避免药物刺激食道。在服用阿法骨化醇胶囊期间,至少每隔 3 个月要定期进行一次血浆和尿中钙水平的检验,如果在服用期间出现高血钙或高尿钙,应迅速停药直至血钙水平恢复正常(大约一周),然后再按末次剂量减半给药。最后,医生和患者都接受了这个给药方案。

通过这个病例,还让我联想到了老年人用药安全性的问题。老年人由于各器官功能及身体内环境稳定性随年龄增加而衰退,以致会患多种疾病,因而也会多药合用。甚至有一些老年人长期遭受病痛的折磨,出现乱投医、乱用药的现象。我们临床药师在面对老年患者的时候,一定要从细节做起,首先要全面了解他们的用药情况,包括既往和现在的用药记录、药物过敏史等,还要了解他们各脏器的功能情况和老年人的文化程度、饮食习惯,这样才能个体化给药,制定最合理的用药方案;然后还要叮嘱老年人不要随意购买及服用药物,要在医生或药师的指导下用药;最后对于出院带药的老年患者,临床药师还要通过书面的形式把药名、用法、剂量、时间、副作用等内容写成用药说明,便于老年人记忆,此外,还要定期通过电话督促老年人服药,了解服药后的疗效。我相信,通过临床药师的努力,一定会让老年人的用药更加安全、合理、有效。

点 评

关注老年患者的用药安全及优化治疗方案是临床药师工作内容的一部分。本文作者平素关注药物安全性信息,在患者自备"仙灵骨葆"用完后提出开药继续使用时发现,可能存在用药安全隐患,提出并制定新的治疗骨质疏松的方案,并成功实施。很好! 有一点值得注意:住院患者自带药品的使用应符合医院的相关规定,药师应在患者一住院就知道其是否有自带药品的使用,使用情况如何,并应向关注医嘱药品一样关注其自带药品的用药安全,自带药品的使用应在病历中有记录。另有一点值得探讨:患者使用仙灵骨葆胶囊尚未出现肝功能损害的情况下,采取停药并换药,那么仙灵骨葆胶囊在什么情况下使用呢? 为避免肝损害能不用尽量不用?

(付秀娟)

2013 年 10 月 22 日　星期二，晴

峰回路转，转危为安

◎ 林明琼　福建中医药大学附属厦门第三医院

这位患者终于出院了，这是我会诊的一位脑脓肿病人。患者为男性，69 岁，消瘦外观，脸色苍白，意识不清，左侧肢体无力，家庭经济困难，想放弃治疗，临床医生请临床药师会诊，看能否为患者调整合适的抗感染方案，减少该患者的经济负担。我认真地查阅了病历，该患者是以"行伽马刀治疗术后 11 天，意识不清 3 天"为代诉就诊我院神经外科，头颅 CT 示：右侧基底区、右侧丘脑、右侧脑室旁及右侧颞顶叶大片状低密度影，结合病史考虑颅内占位术后改变。头颅 MRI 示：右侧脑室旁、右侧颞顶叶占位性病变，考虑脑脓肿。患者于 10 月 25 日在全麻下行"右侧脑脓肿穿刺引流术"，术后给予营养神经、抑酸、降颅内压、预防癫痫、补液支持等处理外，并先后用了万古霉素、美罗培南、头孢曲松、甲硝唑抗感染治疗，一个月后患者意识仍不清，左侧肢体仍乏力，出现头痛，反复发热，头颅 CT 示脑脓肿病灶较之前无改变，查血常规：WBC12.3 × 10⁹/L，N 70.5%，C 反应蛋白 105.5mg/L。脑脊液常规：无色透明，白细胞总数 90 × 10⁹/L。脑脊液培养结果为无细菌生长。肝肾功能正常。临床血常规及脑脊液检查提示颅内感染仍存在，且无明显好转。我查阅了相关文献和综合患者的经济状况、病情特点，给予氯霉素 + 氟康唑抗感染治疗，治疗期间定期监测肝肾功能。患者在抗感染治疗同时再次行"右侧脑脓肿穿刺引流术"，一个月后头颅 CT 平扫 + 增强示病灶较前变小，脑脊液检查正常。血及脑脊液培养：无细菌生长。患者经抗感染治疗后无再发热。患者目前神志清楚，无头痛，左侧肢体乏力较之前好转，办理出院。

脑脓肿为化脓性细菌病原体（细菌、真菌及原虫如活组织阿米巴原虫）侵入脑组织内形成单个或多个脓肿。选择针对性强且易透过血脑屏障的抗菌药物是脑脓肿治疗的关键。在病原菌检查未出结果或检查结果阴性时，可根据脑脓肿的发病原因、发病机制、病变部位、病原菌出现概率推测可能的致病菌，并予以经验性用药。抗菌药目标治疗提倡早期、足量、足疗程、联合用药原则。

目前临床常用的抗菌药物有青霉素类、头孢类、碳青霉烯类（美罗培南）、多肽类（万古霉素、去甲万古霉素）、磺胺类、氯霉素类和硝基咪唑类（如甲硝唑、替硝唑）等。氯霉素为脂溶性抗菌药，易透过血-脑脊液屏障，并且对需氧和厌氧的革兰阴性菌均有杀菌作用，因此对脑脓肿疗效较好。

本例患者治疗期间肝肾功能正常，脑脊液细菌培养一直无阳性结果，且经特殊级抗菌药物治疗效果不佳，有长期大量广谱抗菌药物使用史，根据患者病情变化可经验性采取抗真菌治疗。作为一名临床药师，应根据相关文献资料查阅及药物的药理作用、结合患者经济困难特殊情况协助临床医生合理选择治疗药物（氯霉素＋氟康唑抗菌治疗）并提醒临床医师注意监测肝肾功能，避免不良反应的发生，保障抗菌药物使用合理、安全、有效、经济。

点 评

案例有点复杂，药师在后期治疗中发挥了较好的作用。由此也可以说明药师不仅应该在较早阶段就介入临床治疗，而且也完全可以配合临床，制定更合理的治疗方案，让患者获得更积极、有效的治疗，达到缩短住院时间和减轻经济负担的目标。　　　　　　　　　　（袁锁中）

2014 年 2 月 18 日　星期二，阴

感受肾病科

◎ 李文华　北京市房山区中医医院

感受第一幕：忙忙碌碌的清晨

作为一名初次下临床的药师，来到肾病科的那个清晨，虽然孔令新主任非常热情友好，但依然感觉陌生而茫然，从早晨七点四十五分开始，我机械地跟着医生们交接班、汇报病例、查房。听着那些似懂非懂的医学术语，看着他们粘化验单、下医嘱、互相讨论病例，总之，初到的清晨只感到了忙碌。

感受第二幕：小小楼道是我学习的摇篮

每周二、周四孔主任都要带领大家大查房，过程中要详细了解每个住院患者的情况，及时地向主管大夫交待下一步治疗方案。每当遇到典型病例或症状，她会把大家召集到楼道里，针对致病因素、治疗方法、药物选择等方面向大家提问，每个大夫必须发言，这样来鼓励年轻人多方位思考，把学校里的知识运用到实际工作中。在这小小的楼道里我学习了高血压病、IgA 肾病、肾小球肾炎、肾衰竭、甲状旁腺功能亢进……

感受第三幕：患者满意不是唯一的目标

又是一次大查房，孔主任推开病房门，走到病床前，用她那爽朗的声音问："老李，今天感觉怎么样？ 对我们的治疗满意吗？""满意，满意。"床上的妇人连声回答，脸上堆满了笑容。可孔主任却正色道："可我们不满意，以你的身体条件，完全可以恢复得更好，所以你一定要配合我们……"听到此处我不禁深有感触，是啊，平时工作中总想：一定要让患者满意。可患者对自己的病情又了解多少呢？ 我们的治疗让患者满意的同时是否真的让我们自己满意呢？

感受第四幕：丰富的业余生活

十渡风景区的某训练营，一群人正分别为自己的团队编队歌、写队训，接下来是一系列的活动项目：信任被摔、穿越障碍、集体跳绳等等，大家玩得不亦乐乎，最终完成了一个个最初认为不可能完成的任务。这就是肾病科进行的团队拓展训练。活动中，我真的体会到了互相协作的重要，学会了多站在别人的角度思考问题，工作、生活中应多一些理解和包容。

感受一幕幕：这些可爱的人

这里有说话极有条理的王艳云大夫，她宣教患者时总是掰着手指：第一点……第二点……第三点……，时常谦虚地问我：您看这份病历用药还有什么问题吗？

有"中医专家"白东海大夫，方歌属他背得熟。还有刚进修回来，总爱给大家讲点什么的李莉大夫。这里的陈主任是温柔的，孔主任是热情的……

在这里我感受着干净整洁的病房，挂满锦旗的墙壁，护士们口罩外露出的笑眼，感受着一个严谨的肾病科，团结的肾病科，不断进取的肾病科，享受着她的和谐，并慢慢融入其中。

📖 点 评

临床药师融入临床是一个缓慢的过程，是一个自我提高和肯定的过程，期间充满辛酸和喜悦。希望临床药师能尽快完成自己角色的互换，积极融入到临床的氛围当中去，不久你就会发现临床药师在临床的价值所在。

（蒋玉凤）

2013 年 11 月 5 日　星期二，晴

给急性胰腺炎患者的补液建议

◎ 张晓裕　浙江大学医学院附属第二医院滨江院区

今天消化科病房收入了一位 35 岁的重症急性胰腺炎男患者，剧烈腹痛，伴腰背部放射痛，腹胀。腹部 CT 示胰腺结构模糊。由于患者病情危重，随时有生命危险，他的药物治疗引起了我的关注。其中，补液扩容、纠正电解质紊乱是患者最重要的初始治疗。

首先，对于重症急性胰腺炎患者，不充分的液体治疗可导致休克、微循环低灌注、急性肾衰竭等发生。临床药师要根据患者新增的不适表现如口渴、尿少等，综合分析病情，及时提高补液量。跟踪该患者，11 月 10 日开始发烧（38.5℃），诉口渴难耐，想喝水。当日测入量 5110ml，尿量 + 胃肠减压量 3750ml，血常规示 红细胞压积（HCT）42.9%，尿素氮（BUN）11.1mmol/L，乳酸值 5.5mmol/L。分析原因，口干舌燥为患者发热导致额外体液丢失量增加所致；HCT 值低，BUN、血乳酸高，考虑患者血容量不足引起组织缺氧、肾小球滤过降低。再结合患者年龄较轻，目前血压稳定，心肺功能尚可，药师建议临床可适当提高补液量。根据患者体温每升高 1℃发热应补加日需要量（2500ml）的 10%，即 250ml，临床于 11 月 11 日起增加 5% 葡萄糖氯化钠注射液 500ml，维持呋塞米 2mg/d 利尿。11 月 13 日血生化示 BUN（4.41mmol/L）降低，患者口渴好转。

11 月 14 日，药师观察到患者的血钠值为 128mmol/L，临床医生咨询我如何补钠？首先，血钠的降低主要考虑为长期胃肠减压、大量补液和利尿剂使用导致低渗性脱水。对于该病例，不建议输注高渗盐水（3%），因为患者病程中使用呋塞米，高渗盐水快速纠正利尿剂所导致的低钠血症会增加患者的病死率。与医生沟通后最终给予该患者静脉滴注 1.25% 的生理盐水，计算补钠量（mmol）=（135 − 测定血钠值）× 体重（kg）× 0.6（1g NaCl=17mmol Na⁺）。补钠速度宜慢，以免血钠浓度增加过快可能导致脑神经细胞脱髓鞘改变。目前推

荐的纠正血钠速度约为 8mmol/(L·d),当症状严重时,最初补钠速度可调整至 1～2mmol/(L·h),当持续性低渗透压的危害大于渗透性脱髓鞘病变危险时,这些界限还可以谨慎超越。一般第一天补充 1/2 补钠量,然后在 24～48 小时内使血钠浓度达正常水平。后医生根据该方法补钠,患者未诉特殊不适,11 月 20 日复查血钠值示 135mmol/L 正常。

患者病情危重,合理补液是治疗关键。作为药师,我坚持每日查房,跟踪患者病情,综合判断患者对液体治疗的敏感性和耐受性,及时跟医生沟通调整补液量,并通过生化指标和临床表现综合判断患者电解质丢失的种类和程度,对电解质补充的选择和应用方法进行监护。药学监护过程中我的建议得到了医生的认可,而且实施后患者反应良好。我想这是对临床药师工作的认可,我会继续努力,协助临床医生为患者提供个体化补液方案,为患者的后续治疗提供坚实的基础。

点 评

急性胰腺炎患者合理补液、纠正电解质紊乱是治疗关键。本文作者通过坚持每天查房、跟踪患者病情变化、综合判断,协助医生制定个体化的纠正电解质紊乱、补液等方案,为读者展示了临床药师为患者提供良好药学监护服务的实例。值得借鉴!

(付秀娟)

2014 年 01 月 30 日　星期四，晴

沟通，临床药师的利器

◎ 钱　鑫　贵州省人民医院

　　PICU 收治了一名结核性胸膜炎的患儿，主任查房后指示需抗痨治疗。由于乙胺丁醇主要不良反应为视神经炎，考虑患儿年幼不能自行判别，故采取三联疗法（利福平 + 异烟肼 + 吡嗪酰胺）。查完房后管床医师想和我讨论一下用药剂量，因为与药师关注的角度有所不同。医师为其制定的药物治疗方案为利福平 15mg/（kg·d），异烟肼 15mg/（kg·d），吡嗪酰胺 20mg/（kg·d），均为清晨顿服。我看了一下医嘱，没有加用维生素 B_6，就直接告诉他："异烟肼是维生素 B_6 的拮抗剂，会增加其经肾排出量。异烟肼是抗痨主要药物，不加用维生素 B_6 的话患儿很可能发生周围神经炎。"参考说明书儿童用量，利福平 10 ~ 20mg/kg，异烟肼 10 ~ 20mg/kg，吡嗪酰胺 15 ~ 30mg/kg；患儿不足两岁，用药剂量应考虑选用推荐剂量范围的低值给药；吡嗪酰胺具较大毒性，儿童若剂量过大很可能因高尿酸致关节疼痛，可考虑分 3 次服用，还可避免一次服药过多增加肝脏毒性。服用利福平可出现大小便、唾液、痰液、泪液橘红色，不必过度紧张。建议动态复查血常规、血生化，便于及时调整药物用量。我从药物不良反应角度向管床医师阐述了自己的观点，该医师很认同，随即调整了用药医嘱。在这次用药讨论中，我深刻体会到与临床沟通，重点在于能把观点说清楚，能让医师听明白，医师才愿意采纳你的意见。由此可见，沟通是我们药师必备的一件利器。

📖 点 评

　　同样是面对说明书上的儿童推荐剂量，临床药师与医师关注的角度有所不同，对可能出现的药品不良反应更加警惕；但本着为患儿着想的共同目的，互相协商后很快达成了一致的治疗方案。所以与临床医师沟通的顺

利,出自对患儿人性关怀的共同态度。然而,抗结核药物起始用药推荐采用儿童推荐剂量低限,是否符合抗结核治疗的给药剂量适量原则有待商榷,还需要随后追踪观察治疗效果,必要时应再行调整。　　（郭代红）

2013 年 12 月 6 日　星期五, 雾霾

红色尿液所引起的一场虚惊

◎ 徐　雨　北京市东城区第一人民医院

　　早上去内科病房参加早交班, 还没走进医生办公室就听到一患者大叫: "我尿血了, 救命啊!!"但当护士闻声冲进洗手间后, 发现尿液已被红外自动冲水装置冲走。此时患者神情惶恐、精神极度紧张、不能配合问诊。医生马上为患者进行了心、肺、腹部检查, 但检查结果均未出现异常。患者病例记载其既往无血尿史、无肾炎史、全身也无水肿, 并且患者没有服用非甾体抗炎药, 也没有服用头孢拉定、庆大霉素与喹诺酮类抗菌药物这些偶发血尿的药物。正当大家对患者血尿的原因一筹莫展时, 护士报告患者情绪已逐渐稳定, 并已经再次排尿, 但所排尿液为浅黄色。而检验报告单更让大家感到困惑, 尿常规中红细胞是阴性——尿液中没有发现红细胞!!! 患者的血尿到底是什么原因? 难道患者早上是看花眼了?

　　最后我在翻阅患者病历时发现, 患者服用了甲硝唑片。而甲硝唑会引起患者尿液变为深红色。因此患者口中所说的血尿, 应该就是甲硝唑所引起的深红色尿液。最后通过我对患者的详细讲解, 患者终于消除了自己血尿的担心。

　　从这件事中我想到: 虽然甲硝唑引起深红色尿液的概率很低, 但是如果我们能在患者服用甲硝唑之前, 就告知患者服药后可能导致尿液颜色改变, 就不会使患者如此紧张惶恐了。

👓 点　评

　　就药品而言, 随着药品市场的不断规范, 伴随药品的知识更重要。药品最终的传递者是药师, 药师和医师一样都有机会接触患者, 在指导合理用药中发挥积极作用。药师在开展用药咨询中, 对知识及相关信息的获取与掌握, 一定会变得越来越重要。药师只有做到终身学习, 才能不断满足患者的需要。

（袁锁中）

2013年4月2日　星期二,晴

令人"纠结"的说明书

◎ 李洁璇　吉林省长春市第六医院

记得那是我在参加心内科临床药师培训时遇到的一件事。一天查房时,住院医师跟我提到一名心衰患者的家属拿着枸橼酸钾颗粒的说明书找到了她。家属说,说明书上说"心衰患者禁用"为什么还给我们用这个药呢?

提到心衰,大家最熟悉的一句话就是"强心利尿扩血管"。我们都知道,给予利尿剂减少容量负荷是心衰治疗中的重要一环。当使用排钾利尿剂时,为了维持电解质平衡一般会同时采取补钾或保钾的措施,根据指南这也是合理的操作。口服枸橼酸钾颗粒顺应性较好,应用比较常见。我们认为正常合理的应用,细心的患者家属却向我们指出了其中的问题。

重新阅读枸橼酸钾颗粒说明书,通用名下方显著位置标示"心力衰竭或严重心肌损害患者禁用";而适应证中描述"用于治疗各种原因引起的低钾血症",包括"应用排钾利尿药"。为了比较,我又仔细查阅院内使用的氯化钾注射液说明书却未见心衰禁忌的内容。通过与带教老师的讨论,我们猜测生产厂家做出如此标示可能是出于避免发生高血钾。高血钾症主要临床表现为对心肌的抑制作用,多见严重心律失常;心衰合并高血钾的表现仍以心衰原有症状体征为主,高血钾的症状不典型甚至无症状,不易早期发现,更需防止致命性高血钾的发生。但是,是否仅凭此就足以将心衰及严重心肌损害直接划入禁忌范围呢?其他钾剂如过度补充也可能造成高血钾,为何没有因此一概而论?使用排钾利尿剂、并发低血钾的心衰是否也在此列?我们带着这样的疑问拨打了生产厂家的技术支持电话,然而对方并未给予明确的回答。

分析以上的疑点,查阅文献,未发现枸橼酸钾颗粒较其他钾剂对心力衰竭及严重心肌损害患者有另外明确的危险因素,不应单纯因高血钾将其列为禁忌。明确适应证,采取适当给药剂量及频次,对血钾、心电等方面进行监护应可避免高血钾的发生。当然,针对本药而言,应用于心衰患者却是实实在在地超说明书了。

我将讨论的结果反馈给医师。医师与患者及家属沟通，因家属仍有顾虑，遂改用氯化钾注射液。

这件事情给了我以下几方面的启示：第一，随着全民文化水平的提高，患者越来越主动地关心治疗药物的相关情况，尤其是适应证、副作用、禁忌证等无需专业知识也能大致看懂的方面，有时对说明书的研读极为细致。这就要求作为药师的我们对说明书的掌握更全面更深入，能先于患者发现问题、解决问题。第二，药品说明书内容简明扼要，短短一句话背后可能是复杂的机制、庞大的实验数据、多方面条件的影响，当患者提出问题，我们应以专业知识和通俗易懂的语言为其解开疑虑。第三，生产厂家应对说明书内容仔细斟酌，结论明确、适当、严谨，对未能详述于说明书的部分亦应能够提供足够的技术支持。

点 评

在我国，药品说明书是处理医疗纠纷的主要法律文件，属于法律规定的临床用药常规，具有明确的法律效力，临床医师应按说明书用药，否则将可能被定为违规。但是，由于医药科技是一门实践性科学，在实际应用中，药品的说明书与实际工作经常会有矛盾，给临床用药带来了困惑。临床药师的职责就是帮助医生权衡利弊，既治病救人，又规避执业风险，当然，也需要从国家层面出台相应的规章制度，让临床在处理这类矛盾时有章可循。

（赵志刚）

2013 年 8 月 6 日　星期二，阴

容易被忽略的药物热

◎ 曹喜红　四川省科学城医院

今天是每周固定要到呼吸内科的时间，作为基层医院唯一一名临床药师，这是在继不良反应上报、处方点评等基础工作外，与临床药学最相关的工作，所以每周的今天对我尤其重要。阅读病例，选择典型、危重或疑难病例，查阅相关资料，进行分析、总结，是必需的准备工作。

8 点到呼吸内科，值班医师、护士在交班中均提到了 32 床，体温依然波动在 38.5℃，给予物理降温、口服退烧药体温无明显下降。听着交班，脑海中浮现了 32 床的基本情况：老年女性患者，8 月 1 日入院，主要表现为反复的咳嗽、咳痰 10 年多，加重 7 天入院，无畏寒发热，既往曾经多次在我院住院治疗，查体右下肺可闻及明显的细湿啰音，入院诊断为慢性支气管炎、右下肺炎。入院后给予了头孢噻肟钠针抗感染治疗。8 月 2 日至 8 月 3 日，患者出现体温增高，波动在 38.2～38.5℃。8 月 4 日更换为哌拉西林他唑巴坦抗感染，8 月 4 日至今，体温依然波动在 38～38.5℃。看完病例，药物热瞬间闪现于脑海，我分析的支持点包括：①物理降温、口服退烧药体温无明显下降，患者精神、食欲好。② β-内酰胺类抗生素本身或其代谢产物等作为半抗原与体内蛋白质结合成抗原，促使人体产生特异性抗体或致敏淋巴细胞。人体致敏后，当再次与同种或同类药物接触后，即可产生过敏反应。患者既往有慢性支气管炎的病史，多次在我院治疗，不能排除之前曾经使用过 β-内酰胺类药物。本次入院后使用头孢噻肟钠，再次接触 β-内酰胺类药物，产生过敏反应，可能出现药物热。③ β-内酰胺类抗菌药的致敏原存在于特定化学结构，青霉素类的致敏原为 β-内酰胺环，头孢菌素类的抗原决定簇除了 β-内酰胺环外，还与其形成的以 R1 侧链为主的高分子致敏性聚合物有关，两者均可引起过敏反应。研究表明，青霉素类与头孢菌素类有交叉过敏现象，青霉素过敏者应用头孢菌素时临床发生交叉过敏反应者为 5%～10%，而对头孢菌素类过敏者绝大多数对青霉素过敏。本

病例患者在使用头孢噻肟钠治疗后出现体温增高，根据药敏试验结果更换为哌拉西林钠他唑巴坦钠治疗两天后，体温仍无明显下降，因此青霉素与头孢菌类交叉过敏后所致的药物热的可能性不能排除。不支持点包括：患者的体温仅持续波动于 38～38.5℃，而药物热通常是持续高热，常 39℃，甚至 40℃ 以上。

8 点半，查房开始，一如往常跟随着主任走进每一个病床。32 床边，在听取管床医生汇报后，趁主任翻阅病例时机，我询问了患者既往是否曾使用过头孢类药物，回复是曾经多次静脉或者口服使用过。听到我对患者询问，主任破天荒地让我发表意见。呵呵，昨天的作业没有白做哦，窃喜中我将自己的想法及所查资料一一汇报，鉴于药物热不能排除，建议停用 β- 内酰胺类抗菌药。在数秒的深思后，主任医嘱停用了哌拉西林他唑巴坦，根据病原学检查和药敏试验结果，选取了左氧氟沙星抗感染。

下午五点，患者体温 37.5℃，阴沉的天气露出了些许的阳光。

点 评

哌拉西林复合制剂是抗菌药物所致的药物热中最为常见的品种，临床药师全面了解哌拉西林复合制剂致药物热的作用机制以及临床表现特点，可以协助医生正确诊断药物热，对于临床患者抗菌药物的合理安全应用非常有意义。基层医院的临床药师，兼顾面广、内容多，做好工作不容易，本例的后续结果若能多追踪记录 1～2 天，对药物热判断的支持会有更充分证据。

（郭代红）

2013年4月2日　星期二,晴

她怎么吐黑水了?

◎ 赵惊奇　宁夏银川市第一人民医院

今天,因为主任看门诊,所以我和肾内科的住院医生们一起查房。走到47床时,我看到了那个患有过敏性紫癜的7岁小女孩儿坐在床上,精神似乎不太好。这个小女孩的紫癜挺严重的,腿上的皮疹都呈水疱状,而且部分水疱已经破溃,为防止感染,创口上都涂了聚维酮碘溶液。此刻看起来,女孩的腿上全是紫色药水。医生问起女孩儿今天情况,女孩的妈妈说:"这孩子昨晚上自己偷偷地一连吃了4个苹果,之后就一直说肚子不舒服,还吐了呢。今天早上肚子还是痛,不想吃东西。这不,才刚喝了点米汤。"然后又对女孩说:"先坐起来让医生给看看。"我们大家都感慨于这孩子竟然能一口气吃4个苹果。正说着,女孩往起坐时突然就吐了。这一吐不要紧,让大家意外的是她的腿霎时变成了黑色。小女孩吐黑水了?人人脑子里仿佛都出现了一个大大的问号。女孩妈妈惊呼:"宝贝,你怎么了?你没事吧?!"就在大家都慌乱地准备给主任打电话时,我突然想到了一个可能性,随即对女孩妈妈说:"您刚才说孩子早上吃的是米汤?"妈妈说:"是啊!"我想了一下,说:"那应该是孩子腿上涂的药水里的碘遇到米汤里的淀粉发生化学反应,变成蓝色,因为颜色较深,所以看起来像黑色的。您不用太担心。"随即医生也告诉女孩妈妈将女孩的呕吐物及时清理干净,并让护士重新给女孩涂上了聚维酮碘溶液。

"碘遇淀粉变蓝色"这么一个简单的化学常识在这样一个突发情况下竟然把我们都打蒙了。Josh Tenenbaum曾说过:"巧合似乎是我们最大错误的根源。"在这样的巧合面前,我们如雾里看花般不知道什么是真实,什么是虚像。虽然我庆幸于自己当时的灵光一现,很快找到了问题的根源,但是这件事对我的触动还是很大。我想,在与患者的接触中,在患者疾病的诊断与治疗中,总会发生这样或那样的巧合,如何能够抽丝剥茧找到问题的根源是我在临床中面临的一个大挑战。若想正确合理地分析问题,这不仅需要有全面、扎实的知识基础,有时候还需要有开阔、敏捷的思维。

点 评

在工作和生活中的确存在这种看似简单的当局者迷的问题，正确合理地分析问题，需要全面、扎实的知识基础，更多的时候还需要是细致的观察和开阔、敏捷的思维。

（郭玉金）

2013 年 8 月 15 日 星期四,晴

为何会有出血点？

◎ 吴超君　吉林省人民医院

今天我向往常一样在肿瘤内科下临床工作,跟随医生一同查房。查到一位患有肺癌的老年患者时,医生发现患者四肢有小出血点,但患者并无感觉。但医生不敢怠慢,及时检查凝血因子,结果比正常值稍有偏差,并无太大的临床意义。医生叮嘱患者有情况及时反映。

我忽然想起曾经看过的几张医学类报纸,其中,有一则介绍一位儿科医生的报道,其中有说到,患儿病程中出现颅内出血,该医生提出患儿长期使用头孢类药物抗感染,应该使用维生素 K。因为维生素 K 为肠道菌群分泌,而长期的抗生素使用造成肠道菌群失衡,维生素 K 分泌减少,造成出血。

同时,我记起曾经我抽查的病历中也有位患者为 1 型糖尿病,糖尿病酮症酸中毒,急诊入院,由于同时有肺内感染,长期使用抗生素(使用头孢哌酮舒巴坦后换为美罗培南,后期加用氟康唑)。其中病程中写到,某日突然出现鼻孔出血,急检凝血酶正常,耳鼻喉科会诊正常。给予巴曲酶肌内注射,后缓解。

这位肿瘤科肺癌患者长期使用抗生素抗感染,可能也是因为维生素 K 减少,造成小出血点。我告诉了医生我的想法,得到了赞同。

虽然没有像医生一样救死扶伤,但是我作为一名临床药师,很高兴能为临床医生提供一点想法,帮助其治疗工作。

点 评

药师的职业敏感性是必需的。但在是什么、为什么、怎么办等三个问题上必须坚持科学、严谨。"病人的事比天大"。规范、循证加积累都不仅是挂在嘴上,而要落实在行动中。　　　　　　　　　　(袁锁中)

2013 年 11 月 11 日　星期四，晴

小会诊，大思考

◎ **张　鑫**　哈尔滨医科大学附属第四医院

在经历了一年多的临床药师实践工作之后，我发现身为一名临床药师，有时一个小小的会诊，都可以引发一个大大的思考，让我有所收获。

那是一个平常的上午，我接到了一个来自普外科的会诊通知。到了普外科之后，主治医生向我简单地介绍了一下患者的情况：男性，48 岁，因外伤住院接受治疗，现已 7 天。手术后 3 天患者出现发热现象，肺部 CT 显示有炎症。医生采集了痰标本送检，并按照微生物送检结果对患者进行了抗感染的治疗。但是没有明显疗效，故请临床药师来会诊，协助制定药物治疗方案。在简单了解了患者情况之后，我翻阅了患者的体温记录和一些常规检查报告。发现患者虽然出现高热，但是血常规检查中仅有单核细胞百分数高于正常值，其他指标均在正常范围之内。我又仔细地询问了医生患者的发热状态，了解到患者每天下午四点多开始发热，最高可高达 39℃，给予解热药物肌注后便可降温，直到第二天下午四点再次发热。每天都会如此反复。之后，我又到病房看了患者的情况。患者的状态很好，饮食二便均可。交谈过程中患者神清语明，并没有我印象中那种发热患者的倦态和不思饮食的状态。

像这样的反复的而且是在下午出现的发热，首先让我想到的便是肺结核。我和医生提出了我的想法，患者的主治医生也想到了这种可能性，但是由于症状和肺部 CT 并不是完全符合，所以排除了这一可能。的确，患者的状态确实没有结核患者的咳嗽、消瘦等表现。就在讨论的过程中，我想起了前几天在呼吸病房遇见的一例病例。那名患者的表现和这个患者很相近，同样是每天定时发热，同样是只有单核细胞数增高，而且同样是患者状态良好。那名患者是一例 EB 病毒感染的患者，难道这名患者也是同样的情况？基于这样的考量，我给医生提出了如下意见：①复查肺部 C。②进行 EB 病毒检测，确定是否病毒感染。③暂时继续目前治疗方案，等待检查结果回来进行更改。

会诊的第二天，我电话跟踪了解到，患者的确是 EB 病毒感染，并且确定不

是结核。之后在主治医生和呼吸内科医生以及我们临床药师共同参与下，重新制定了抗病毒的治疗方案，患者发热情况改善，一周后痊愈出院。

在这次会诊之后，我查询了很多有关EB病毒的资料，包括感染后的临床表现和治疗方案等等，并且将这些资料整理后交给了普外科的临床医生，让他们有更多的了解。后来通过一些咨询我了解到，其实EB病毒感染在呼吸内科虽然不常见但并不罕见，但是在别的科室就见得很少了，医生难免会想不到。作为一名临床药师，我们应该注意积累并整理那些平时遇到的有意义的临床实例，并将整理后的这些资料及时的反馈给临床医生和护士，方便他们及早地做出正确的诊断和治疗。

我认为，作为一名临床药师不仅仅要懂得相应的知识，在医生需要帮助的时候给予药物治疗方案上的补充，更重要的是我们要及时分享这些知识，让我们工作在第一线的医护工作者知道。医疗是以患者为中心的，对于患者而言再好的治疗都比不上事先的预防。医生越早明确诊断，患者就会越早接受治疗，早日康复。及时的分享，便是帮助医护工作者及早开始正确的治疗。

临床药学是临床诊断与药物治疗的桥梁，作为临床药师，我们任重而道远。加油吧，可爱的临床药师！

点 评

　　此日记通过1例会诊病例展示了临床药师的价值，也看到了近些年推动临床药师制建设的可喜成果，我们的临床药师在临床实践中逐渐成长起来并开始发挥作用了。

（吴玉波）

2014 年 1 月 21 日　星期二，阴

一次难忘的查房

◎ 王秀云　北京市房山区第一医院

今天是主任大查房的日子，像往常一样，一行六七人跟随主任查房，我也一起听汇报、讲解、分析、调整用药等，同时记下重点内容。

14 床已查完，患者因咳嗽、咳痰、喘憋 4 天，入院治疗，诊断为肺炎、呼衰、心衰等。查咽部是否红肿、肺部是否有湿啰音，患者都配合得很好。因患者咽部炎症、有小泡，可能合并病毒感染，加用抗病毒药物，停用甲泼尼龙，加用可愈糖浆等，继续抗感染、抗心衰治疗……

我们到下一个房间继续查房，此患者胸腔积液，积液生长迅速，建议请胸外科会诊。刚说了几句话，突然，听得外面大喊声："大夫，抢救！"所有人立即跑出来："几床？""14 床！"刚刚查完，没觉得异常，也没觉得病重，怎么回事？

原来患者突发明显喘憋，牙关紧闭，呈昏迷状，呼之无反应。立即一场紧张的抢救开始了。侧头，撬开嘴巴，吸痰。心电图示室颤，于是胸外按压，3 人轮流。电除颤，一次、两次、三次。同时连接心电监护，心率 195，206，159，138，152。看着监护仪上蹦出的心率，我的心跳也在加速，看着大夫、护士们在紧张忙碌地抢救，我却束手无策。

3 次电除颤后，转为室速，177 次 / 分，立即予胺碘酮 150mg 静推，然后持续静脉泵入。血钾 2.7mmol/L，迅速补钾治疗。予门冬氨酸钾镁 4g，+ 氯化钾 1.05g+ 生理盐水 250ml，静脉滴注。9:55 转为窦性心动过速，心率逐渐下降，120 次 / 分。10:15 转为窦律，70 次 / 分。抢救共持续了 27 分钟，患者终于神志转清，窦性心律。

此次抢救，我虽然没能助医生和护士们一臂之力，却也领悟到临床工作中低血钾的严重性和正确补钾的重要性。

此次患者是低钾血症导致室颤，回顾患者用药，能导致低血钾的药物只有呋塞米和甲泼尼龙。呋塞米为排钾利尿药，甲泼尼龙也有保钠排钾的作用。患者住院第一天，2 月 21 日查电解质，血 K^+4.2mmol/L，正常。2 月 21 日至 23

日,因心衰(BNP:13415pg/L)使用单硝酸异山梨酯(40mg,每日1次)扩冠脉,使用呋塞米20mg,每日1次,利尿治疗。24日增加使用氯化钾1.05g(15%KCl注射液7ml),每日1次,入液。同时,因患者喘憋,使用甲泼尼龙治疗。2月21日至23日,甲泼尼龙40mg,每12小时1次,静脉滴注;2月23日至25日,甲泼尼龙改为40mg,每日1次,静脉滴注。25日便出现了上述因低血钾致室颤而抢救的情况。分析原因患者23日未查电解质,经验性补钾1.05g,首先补钾为时过晚,并且用量偏小。2月21日至23日,连续3日使用强利尿剂呋塞米,却未补钾。第4日也未根据缺钾的程度补钾,25日急救时血钾2.7mmol/L,推断24日血钾可能3.0～3.5mmol/L,属于轻度缺钾,那么每天应补3g氯化钾,显然患者每日补氯化钾1.05g,是远远不够的。

通过这次抢救事件,使我更加深刻地意识到我们在医嘱点评时,不能只局限于抗菌药物的使用是否合理,药物的溶媒是否选用正确,有没有配伍禁忌等。我们还应密切关注到医嘱的其他方方面面,为医生可能的疏忽起到及时提醒的作用,防止酿成大错,这是我今天的收获。

点 评

临床药学服务的一个重要内容是临床药师参与并协助临床医师合理用药,提高疑难疾病的药物治疗水平。静脉补钾,如何补钾以及影响体内血钾浓度的药物是临床药师在药学实践中经常遇到的问题,也是临床药师要掌握的基本功,临床药师在提高自身素质的同时,应深入临床实践,加强临床知识的积累,掌握相关疾病的诊断学基础,建立临床思维。在本例患者诊疗过程中,临床药师了解到了患者这次救助的要点,分析了患者的用药与血钾的关系,通过实践不仅自己掌握了一些患者救助中的关键的药学知识,也为自己逐步建立临床药学思维,打下了基础。

(蒋玉凤)

2014年1月3号 星期五，多云

一次亲情用药咨询

◎ 吴肇春　福建医科大学附属南平第一医院

今天和往常一样，我顶着寒冷的风，骑着我的小电驴来到医院，穿上白大褂直奔肿瘤内科，开早会，跟主任查房，接着药学查房，时间和往常一样流逝着。

前天早晨我外婆便血，家里自测血压85/50mmHg，外婆90岁了，老慢支、冠心病/高血压、痛风等基础疾病较多，我赶忙和一个熟悉的消化内科医师联系住院。入院后完善相关检查，给予埃索美拉唑、奥曲肽、白眉蛇毒凝血酶、紧急申请输血等治疗后，病情有所好转。

在我药学查房时消化科医师打电话给我说外婆今日查房说胸闷，查心肌酶谱示：肌钙蛋白升高。心内科会诊后考虑：急性冠脉综合征，需给予抗凝治疗；抗凝治疗药物：阿司匹林、硫酸氢氯吡格雷、低分子肝素等。而我外婆消化道出血原因不明，现在仍需止血治疗，病情特殊，存在治疗矛盾，要我一起制定治疗方案。

虽已从事临床药师三年多，也参与多次临床科室病例讨论、会诊，此刻电话这头的我心情却异常地紧张，一个亲人的生命摆在我面前，我内心没有了以往的冷静，感觉一块大石头压在心头，大脑瞬间空白，无法言语，我仓促地回答说："我待会儿就过去。"

回到临床药学室，我平静了一下心情，开始查看我外婆的病历，我查找消化道出血与急性冠脉综合征的相关资料后，给予消化科的意见：较为常用的方案是在消化道出血停止后1~2天内恢复使用硫酸氢氯吡格雷，然后根据消化道损伤的程度在1~2周内恢复使用阿司匹林。对于高龄消化道出血患者在治疗时应避免静脉滴注强效止血药，因其容易导致血小板凝集，冠状动脉内血栓形成，从而发生急性心肌梗死。

时间飞快，下班时间快到了，外面的天气依然寒冷，可我内心却是一团火热，我仍在回想当时沉重的心情，当自己亲人患病时，往往会影响正常的大脑

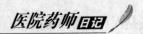

思维,影响判断力,希望在以后临床药师工作中我能时刻保持沉着冷静的心态,为每个患者提供最好的用药方案。

最后我顺路探望了外婆,祝福她老人家早日康复。

点 评

　　　用药咨询是临床药师常规工作中的重要内容之一,只有通过日积月累的积淀,临床药师的知识技能水平才能日渐纯熟。这例面对亲情提供的用药咨询记录提示,临床药师面对着迥然不同的患者个体,除了注重知识技能的培训和提高外,还要因人而异,面对亲情要保持头脑冷静的工作状态,面对患者则要当家人一样的换位仔细思考,沉着应对一次次的用药咨询,真正成为一名技术过硬、作风严谨的临床药师。　　　　　　　(郭代红)

2014 年 2 月 14 日　　星期五,小雪转晴

一次与临床医生有效的沟通

◎ 蒲　文　新疆医科大学第一附属医院

今天是元宵节,也是西方的情人节,也是本周最后一天工作日。像往常上班一样,按时来到办公室,打开电脑,浏览关注的几个患者,突然发现 RICU 的一位老患者,复查的血常规中血小板由 3 天前的 108×10^9/L 降到 66×10^9/L,是什么状况? 检测有误? 还是病史加重? 揣好查房记录本到患者所在的科室。

主管这位患者的是年轻的李医生。到 RICU 后,李医生早就到科室了。与李医生谈起了该患者病情。李医生说他也看到了血常规检查结果,准备找我商量用药的事。

这是一位 89 岁的老爷子,因肺部感染入住 RICU,患者对青霉素、克林霉素、头孢曲松、头孢哌酮舒巴坦钠等药物过敏,给予美罗培南抗感染治疗后,疗效不好,痰细菌培养结果为耐甲氧西林的金黄色葡萄球菌后,改用利奈唑胺注射液治疗 6 天 + 口服利奈唑胺片 7 天,今天是用药第 13 天了,由于老爷子家属不同意气管切开,给予的是无创呼吸机辅助呼吸,抗感染治疗近一个月,气道中吸出的痰仍为黄色。

李医生说老爷子目前病情基本稳定,发热较前无明显变化,各项感染检查与前面比较无明显变化,昨晚血压有点波动,给予多巴胺静脉滴注后好转,挺担心感染较重导致的血压不稳,血小板较少,准备加强抗感染力度。我挺赞同李医生的分析。因这几日没有检查血常规,我让李医生复查一下血常规,排除实验室导致的结果异常。另外,利奈唑胺这个药物最常见的不良反应之一就是血小板的下降。这位老爷子已经使用了 13 天,且年龄偏大,需把药物因素也得考虑进去。另外应加强抗杆菌的治疗,同时停用利奈唑胺,观察血小板的变化。李医生欣然接受了我的建议,并说准备上午再去找患者家属谈谈气管切开的问题,要不然痰不易及时清理,感染也不好控制。下午复查血常规血小板 68×10^9/L,与前一致。

作为一名临床药师可能无法像临床医师那样对患者的病情有全面深入分

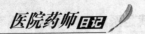

析,但若有药物治疗的问题,还是应该主动与医师沟通。通过沟通才有进步,通过沟通才会增加医药间的互信。

点评

　　临床药师获得治疗团队的认可,在日常工作中寻找到合适的切入点非常重要。本文作者通过深入细致的工作,及时发现了应用利奈唑胺治疗的患者出现的血小板下降,主动与临床沟通,解决了患者药物治疗中的安全隐患,获得了医生的信任。在今后的工作中还应该拓宽自己的知识面,比如从治疗药物的临床应答分析感染的可能致病菌、有效的体位引流对控制感染的重要性等方面多做些工作,和医生成为伙伴关系,真正融入到治疗团队中。

(郭玉金)

2013年8月3日　星期五，多云

一位"准妈妈"的担心

◎ 王　梓　云南省第二人民医院

　　国内的"准妈妈"们是矛盾的，一方面，怀宝宝以后食量大增，一人吃两人份，另一方面，又得担心吃多了代谢异常，还得担心吃坏肚子。那天下午消化内科门诊就来了这么一位，步履蹒跚，由丈夫扶着来的。询问了病史之后，医生第一时间判断可能是感染性腹泻，于是查了血常规，果然血白细胞数升高，中性粒细胞数和比例升高。医生拿不准，于是打电话向我求证对孕妇比较安全的抗菌药物。我一听说是孕妇，就自己跑到门诊去了，两条命在那，可不能出什么岔子。

　　去到门诊，我立刻就觉得没白跑这趟。孕妇坐在椅子上，看起来既虚弱又焦急的样子，而她丈夫站在旁边，一边四处张望来会诊的医生，一边不时用关切的眼光看看妻子。与患者交流前，我先默背了妊娠期药物的分级，其中列为B级的β-内酰胺类药物中，一些广谱半合成青霉素、头孢菌素类药物是可以用于治疗感染性腹泻的，但对于孕妇最担心的安全性问题，我该怎么和人家说呢？左思右想，我终于有了主意。确认患者身份后，我直接切入主题："您可能是吃坏了肚子，细菌感染了，才会拉肚子。这种病一般喝点口服补液盐就能恢复，不过也有少数人需要抗菌药物治疗。口服补液盐对孕妇是比较安全的，而有些抗菌药物会影响到肚子里的宝宝。我们查阅了资料，找到了对孕妇相对安全的一种抗菌药物，就是阿莫西林。不过，这种药还是有可能对肚子里的宝宝有影响。""医生，可能有影响，有多大可能啊？""人类还没发现过有影响，不过也没有试验证明对孕妇绝对安全，我们这也有其他孕妇用过，没有发现有影响的病例，不过我必须得如实告知您可能出现的结果，您说对不？"孕妇和她丈夫在旁边点点头。"那你们商量一下吧，也可以先吃一点口服补液盐，如果病情没有好转的话，要及时过来看医生，那样的话我们可能还是得用抗菌药物才行。"我说。

　　最终，他们还是决定先不用阿莫西林，医生开了几袋口服补液盐给孕妇交代其服用,服药后孕妇病情好转。后来,医生问我,当时到底跟人家说了什么,怎么连阿莫西林都不敢用了。我说,在《热病》等指南中,轻中度腹泻首选止泻和补充液体治疗,不推荐首选抗菌药物。而且,患者的心理预期是决定其满意度的重要因素。如果对患者说这药物绝对安全,那万一真的有影响,患者会接受不了的。这些可能有影响的药,我们还是缓一缓吧。医生同意了我的说法。不过,就算是这么说,我们还是要动用我们的知识,查阅妊娠药物分级和药品说明书。为患者找到最安全的药物,并向其交代最合适的用法,这不都是我们的责任吗?

点 评

　　高风险人群用药安全性一直是人们关注的问题,其中妊娠期用药安全性随着"反应停事件"的发生更是引起了人们的高度重视,因为即使是我们常用的美国FDA关于药物对胎儿危害等级的分类中的B级药物也只是在动物的研究中表明对胎儿无害,并未在人类中得以证实。再加上70%的腹泻患者不需要用抗菌药物治疗,可采取多休息、补液、合理饮食、使用微生态调节剂等措施,因此该日记中提到的案例临床药师的建议是合理的。

(张　峻)

2013 年 12 月 10 日　星期二，阴

一位肝硬化合并糖尿病患者降糖药的调整

◎ 张晓裕　浙江大学医学院附属第二医院滨江院区

肝硬化是消化科常见的疾病，而糖尿病是内分泌科常见的疾病，当这两个疾病碰在一起，药物的选择有何讲究？

这是一位 76 岁的女性患者，主因"发现肝硬化 6 年，双下肢水肿 5 天"，于 2013 年 11 月 25 日入消化科病房。入院当日患者腹部膨隆，结合腹部 CT 提示腹腔积液，故患者肝硬化失代偿期诊断明确，临床给予呋塞米、螺内酯联合利尿。实验室指标示血糖 14.81mmol/L，这与患者既往糖尿病病史 12 年相符，给予患者胰岛素注射液治疗，早、中、晚、睡前剂量分别为 12IU、12IU、12IU、6IU。

11 月 26 日，患者复查血糖示 10.37mmol/L，临床见血糖控制不佳，加用阿卡波糖降糖治疗。但我找管床医师提出了不同的看法，建议停用阿卡波糖。医生纳闷，以前都没人"质疑"过他的医嘱，现怎可以凭"药师一词"修改处方？当然，处方修改必须有据可依，这是对患者负责，所以医生的顾虑可以理解。我把查阅的文献打印出来，并把相关研究、专家共识、药品说明书都拿到病房，向医生提交我的"证据"，并向他们解释道：一个对伴胰岛素依赖糖尿病的代偿期肝硬化患者的随机双盲研究显示，α- 糖苷酶抑制剂能明显改善餐后和空腹血糖，且耐受良好无不良作用。但说明书指出由于该药有肝酶升高甚至致死的报道，对于严重肝功能不全者慎用。对于该例患者属于肝硬化失代偿期，肝功能已经严重受损，故不建议使用阿卡波糖及其他经肝代谢的口服制剂。且阿卡波糖会加重患者腹胀情况，这不利于肝硬化腹水或肝性脑病的治疗。而胰岛素不经肝脏代谢，相对安全，指南中也明确指出在糖尿病患者确诊肝硬化后首选的是胰岛素注射剂。而肝硬化相关的糖尿病患者多由于胰岛素抵抗引起，需要的胰岛素剂量较大，目前患者胰岛素用量约 45U/d 偏低。故药师建议停阿卡波糖，在患者饮食控制基础上增加胰岛素剂量来控制血糖。但胰岛素加量速度宜慢，加量时也不宜超过 200U/d，因为有研究显示达该剂量时提示体

内产生胰岛素抗体,随着时间延长抗体逐渐上升,剂量越大越易产生抗体。后管床医生看着我的"证据",听着我的"解释",也信服了,笑着说:"你们考虑的确实比我们多,看来我们以前的经验用药要推翻了"。后转过头,修改了医嘱处方,停用阿卡波糖,胰岛素日剂量加量 5IU,并注明密切观察血糖值。后患者血糖控制稳定。

临床上多个疾病并存并不少见,尤其高龄、高危患者多半有多个基础疾病存在,为了权衡利弊,这使用药变得十分复杂。医生擅长诊断,而用药得失方面往往会被忽视,他们开立的医嘱往往基于"科室经验用药"或其他科室的临时会诊意见,这使用药信息普遍存在着陈旧或滞后的问题。这也给临床药师提供了机会,应用药学思维,结合每日查房患者病情的变化提出合理的及时的建议,并做到有据可依。当医生采纳时,那份喜悦就是药师的骄傲。

点 评

本文作者给出了一肝硬化合并糖尿病患者使用胰岛素血糖仍居高不降,为降糖如何选择药物、剂量大小的问题。因患者肝功能严重受损,已不能选择对其为使用禁忌证的药品如阿卡波糖。在药师的提醒下医生修改了医嘱,即刻停止了阿卡波糖的医嘱,增加了胰岛素的用量,结果血糖稳定,避免了一起不合理用药的发生,临床药师的价值得以体现。这正是临床药师审核医嘱的关键内容之一呀!

(付秀娟)

2014年1月7日 星期二，晴

一位患儿带来的深刻启示

◎ 耿 晶 哈尔滨市儿童医院

进入儿童血液内科的3个星期，真实的感受了临床工作的紧张忙碌却又丰富多彩，与"办公室的临床药学"相比，在实践中，有了更深刻的体会和感受。昨日收入一个误服"氟桂利嗪胶囊"的患儿，这已经是3个星期遇到的第二例因误服药物而住院的患儿。2014年1月1日晚，就曾收入院一个两岁11个月女患，因"误服麻黄碱糖浆一小时"入院。

该患儿入院前约1小时，误服约50ml复方桔梗麻黄碱糖浆，服用后曾呕吐胃内容物一次，非喷射状，无咖啡及胆汁色物质。入院时患儿神志尚清楚，精神萎靡，无发绀，未见其他阳性体征。入院后进行了积极的紧急抢救，用1000ml温盐水洗胃，直至胃液清亮。之后采用呋塞米注射液及含钾液利尿促进药物排出；西咪替丁注射液抑制胃酸分泌，保护胃黏膜；复合辅酶注射液保护脏器；磷酸肌酸钠注射液营养心肌；并进行相关的辅助检查以确定药物对脏器等的损伤，积极对症，巩固治疗后至入院第三日，患儿病情平稳，无不适，无中毒症状，临床治愈出院。

麻黄碱是中药麻黄的有效成分，麻黄碱中毒症状的发生主要由于中枢神经系统兴奋和周围的拟肾上腺素作用所引起，病儿可能出现头痛、眩晕、耳鸣、烦躁不安、谵妄、震颤、痉挛、寒战、发热、颜面潮红、出汗、瞳孔散大等表现。按说明书儿童禁用，本案例中就是一个小小的失误，只因为家属没有注意到将药物放到儿童不易触及到的地方，只因一时的忽略而没有看护好患儿，导致患儿误服药物，发生危险。而这种现象在临床中并不少见，这也是一个小小的提示：如果临床药师做用药教育时，每次都能提示患儿家属将药物放到儿童不易接触到的地方，或许能够减少"误服药物"事件的发生。这是一个大家都知道的问题，却是一个我们和患儿家长都容易忽略的问题。所以，我们应针对儿童不能自主服药的特点，对患儿家长进行一个"药品摆放注意"的用药教育，避免患儿误服药物。作为临床药师，我们多说两句，患儿家长注意到了，减少了误服药物的发生,也是临床药学的价值体现。

"态度决定命运,细节决定成败。"这也是忽略一个小小的细节,所引起的巨大问题,让人惋惜、心痛,甚至可能导致一个难以挽回的后果,也让我深刻意识到:作为一名儿童医院的临床药师,不仅仅要掌握药物方面专业的知识和技能,更要结合儿童固有的特点对药物的应用有更充分的认识。在与患者沟通做用药教育时,不仅要提示药物的注意事项、不良反应等相关内容,更要结合儿童的特点。这就需要我们在临床中不断学习,不断进步,从实践中积累经验,并将其运用到临床实践中去,不断地提高自己,将临床药师的作用发挥到最大。

期待着美好的明天,愿我们能在工作中不断进步,撑起属于我们临床药学一片美好的天空。

点 评

本文是临床药师通过接触临床工作,由"儿童误服药物"这一事件而引起的思考,作为儿童医院的临床药师应结合儿童的特点做好用药交待,指导家长重视药物的摆放地点,避免误服药物对儿童的伤害。 (吴玉波)

2014 年 2 月 10 日　　星期一，晴

一位血液透析患者的降压药调整

◎ 张晓荧　吉林大学第一医院

　　肾功能不全的患者往往伴有高血压，且肾性高血压联合多种降压药物也无法将患者血压控制在正常值，今天作为肾内科临床药师的我在和医生共同查房时发现一个血透患者已经联合血管紧张素转换酶抑制剂（ACEI）+ 钙通道阻滞剂（CCB）+α 受体阻滞剂 +β 受体阻滞剂后血压仍然无法达标，收缩压仍持续在 170 ~ 180mmHg，患者很担心。医生也表示能选择的降压药物已经都选择了，只好将药物剂量加大希望能够降低患者的血压。

　　查房后我询问了医生患者透析前血压控制的情况，医生表示患者透析前收缩压控制在 150 ~ 160mmHg，当时只是选择 ACEI 和 CCB 类药物。这次加了两种降压药还是不能达到之前的水平，很是困惑。回到办公室后我就想会不会是血液透析时将降压药物清除导致患者选择四种降压药后还不如两种降压药物好了呢？于是我查阅了工具书，书中表示大多数的 ACEI 类药物会被透析清除，而对肾功能起到同样保护作用的 ARB 类药物则往往不能通过透析清除；此外 CCB 类药物中，患者之前选用的硝苯地平控释片被透析清除得比较多，文献显示苯磺酸氨氯地平相对透析清除量较少，于是我和管床医生商量能不能将原来的培哚普利片换成缬沙坦胶囊，同时将硝苯地平控释片换成了苯磺酸氨氯地平片，考虑到透析后不能清除，原本选择的 α 受体阻滞剂 +β 受体阻滞剂两种药物换成了第三代的 β 受体阻滞剂阿尔马尔，既减少了药物服用的剂量同时也减少了数量。医生和患者商量后患者决定尝试。经过药物更改后，下午和晚上患者在监测血压时收缩压降至 145mmHg 左右，患者和医生都表示满意，当管床医生用短信告诉我患者血压降下来对我表示感谢时，我真正地体会到那种用自己的专业知识帮助了患者同时也能作为医生左膀右臂的快乐。

点 评

通过药物的药代动力学特点分析,进而追求临床合理用药的目标,是临床药师开展药学服务工作的有效切入点之一,而准确区分同类药物所具有的不同药代动力学特点,并加以有效发挥则是把握难点。这里临床药师通过分析血透手段对于三类降压药物代谢消除的不同影响,针对性地提出药疗方案更改建议,不仅达到了预期的提高药疗效果,更得到了临床医师和患者的认可,体现了临床药师在医药护技团队中的存在价值。(郭代红)

2014 年 2 月 18 日　　星期二,阴

用心才能成功

◎ **刘文辉**　中南大学湘雅二医院

3 个月前的一天上午,天气格外的明媚,阳光透过玻璃窗洒进来,让人心生融融的暖意。突然,办公室里的电话急促地响起来了:"请问是临床药学办公室吗? 我们这里有一个重症急性胰腺炎感染的患者急需请你们会诊。""好的,我马上就到。"放下电话,收拾一下心情,我立即投入了紧张的会诊工作中。

患者是个 14 岁的小男孩,因为体型较胖,大家都亲切地称他小胖。见到小胖的时候他已经奄奄一息地斜靠在病床上,两只无神的眼睛呆呆地盯着天花板,呼吸急促,面色潮红,腹部两侧插满了各种引流管尿管,床旁还挂了两个大大的液体袋。小胖因重症急性胰腺炎入院于 2013 年 11 月 8 日行剖腹探查 + 腹腔脓肿 + 坏死物引流术,发热已持续近一个月,体温波动在 39℃左右,两侧的引流袋内可见大量血性引流物,夹杂棉絮样坏死物。术后给予了万古霉素、氟康唑、美洛西林舒巴坦联合抗感染近半月,但是感染症状并没有明显的好转。对于重症急性胰腺炎的患者,因胰腺坏死后易继发感染,最常见的是由于肠道细菌移位引起,因此确诊后应立即选用广谱、强效且易透过血胰屏障的抗生素,指南推荐的为喹诺酮类、碳青霉烯类以及第三代头孢菌素类。另外,由于患者免疫功能低、长期应用抗生素及禁食后,肠道黏膜绒毛受损造成肠道内细菌移位感染,易并发真菌感染,因此,对真菌感染的预防也不容忽视。小胖最近的一次腹腔引流液培养为阴沟肠杆菌,对环丙沙星和亚胺培南西司他丁钠敏感。结合指南以及小胖的实际感染情况,我建议医生将治疗方案中的美洛西林舒巴坦改为亚胺培南西司他丁钠抗感染治疗。同时,查看小胖药物的给药剂量时,发现万古霉素的给药剂量为 0.5g,每 12 小时一次。在万古霉素的说明书中提到通常用盐酸万古霉素每天 2g,可分为每 6 小时 500mg 或每 12 小时 1g,可根据年龄、体重、症状适量增减。考虑到小男孩体重达到 80kg,这样的给药剂量可能达不到有效的治疗浓度反而容易导致耐药菌的产生,建议医生进行万古霉素血药浓度的检测。

　　检测结果出来了,跟预想的一样,万古霉素的谷浓度仅有 6.68μg/ml,远远没有达到治疗要求的 15 ~ 20μg/ml 的谷浓度,我建议医生将万古霉素的剂量调整为 0.5g,每 6 小时一次,并再次进行血药浓度的检测。之后又进行了几次用药方案的调整,最后一次会诊时,小胖的感染症状已经基本得到了控制,各项指标也都明显好转,终于,可以停用抗生素了。

　　作为参与会诊不久的临床药师,小胖的康复带给我们的是欣喜和激动,每一次的更改方案,都要经过文献的查阅和跟上级药师反复的讨论,在这个过程中,我学到了很多,也为以后的会诊工作积累了更多的经验。

点　评

　　治疗药物监测是医院药学工作的一项重要内容,其临床意义和监测方法及结果的临床解读是临床药师深入临床工作比较好的切入点。作者通过参加该案例的会诊工作,使患者获得了好的转归,让医生认识到临床药师参与治疗的重要性,体现出了自身的专业价值;需要注意的是我们的药师还应加强相关临床疾病治疗权威指南的学习和理解,主动和临床去沟通交流,初步建立起的临床思维,用心地去工作,才能获得临床的认可。

(郭玉金)

2013 年 7 月 18 日　星期四，晴

在工作中学习，在学习中工作

◎ 胡月琴　宜昌市中心人民医院

今天查房结束后在病房的走廊里遇到了 ICU 的张医生，张医生向我咨询道："ICU 病人在治疗过程中往往会出现血糖升高的情况，而应对血糖升高的方式就是持续泵入胰岛素进行对抗治疗，按照以往的经验是将一定单位的胰岛素溶于 50ml 生理盐水中利用微量泵经行 24 小时持续泵入，通过定时监测患者的血糖浓度及时调整胰岛素的泵入速度来达到控制患者血糖的目的。但是有些人提出胰岛素溶于生理盐水后长时间暴露在室温环境中会造成胰岛素的降解从而影响药效，请问持续泵入胰岛素的时间控制在什么样的范围才不会影响胰岛素的药效？"

我查阅了相关发现，早在 2006 年就有人探讨了时间、温度因素对持续微量泵注射胰岛素浓度的影响。在该研究中测定了室温 10、20、30℃不同时间点对持续泵入胰岛素浓度的影响，结果发现在同一温度、标准浓度下，随着泵入时间的延长，9 小时内胰岛素浓度无显著变化，而大于 9 小时后胰岛素浓度明显下降；在不同室温，相同的泵入时间、标准浓度下，随着温度升高，胰岛素浓度降低速度加快。该研究得出结论为：持续微量泵注射胰岛素时，9 小时为更换胰岛素注射液的最佳时间。

通过这次与临床医生的相互交流我认识到，作为临床药师的我们应该多下临床、多和临床医生沟通，因为只有在不断的沟通中我们才能发现我们自己的不足，促使我们不断地进步学习，再将我们学到的东西反馈回临床，赢得临床医生的尊重，从而使我们临床药学的工作更好地开展下去。

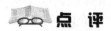 **点　评**

这个确实是临床常见的问题，作者通过文献查阅解决了这样的问题，这是药师解决临床问题的常见手段。如果能够补充在查阅文献后与医生交流的经过，并且查阅的文献能突出循证证据就更好了。　　（杨　勇）

2013年9月5日　星期四，多云

指南也要活学活用

◎ 郑重践　厦门中医院

　　今天会诊了骨伤科一个患者。女，89岁，外伤致左股骨粗隆间骨折。两年前做过右股骨粗隆间骨折切开复位内固定术，术后恢复尚可。有高血压、老年痴呆，长期服用氨氯地平（络活喜）、利培酮、多奈哌齐。入院后考虑患者高龄、高血压合并颈部动脉斑块形成（斑块较大，15mm×21mm），手术风险大，心内科会诊建议术前加大阿托伐他汀用量为60mg，术后改为每日40mg稳定斑块治疗。术前查白蛋白29g/dl，肌酸激酶（CK）正常。8月23日行"左股骨粗隆间骨折闭合复位内固定术"，术程顺利，术后阿托伐他汀40mg，每晚1次，以稳定斑块。当晚，患者CK急剧升高，CK 2341IU/L，肌酸激酶同工酶（CK-MB）54IU/L，血红蛋白（Hb）90g/L，血小板（PLT）72×10⁹/L，血气正常。予充分扩容后CK下降，但仍高，肌酐65µmol/L。术后第3天，CK 520IU/L，Hb 73g/L，PLT 181×10⁹/L。患者精神差，嗜睡，皮肤黏膜及眼睑处苍白，输了浓缩红细胞2U，双侧髋部疼痛明显。术后第4天，复查白蛋白20g/L，予白蛋白20g/d，共5天。术后第6天，白蛋白27g/L，左髋部及腰部仍有酸痛感，改阿托伐他汀20mg，每晚1次。9月3日体温升高，最高38.6℃，伴轻微咳嗽，左髋部偶有酸痛感，肺部CT平扫提示双肺下叶感染伴双侧胸腔积液。

　　糟糕，横纹肌溶解了！为什么用这么大量的他汀？还是心内科主任的会诊意见？有什么说法吗？一连串的问题涌上脑海。

　　经过网络检索，我发现2013年《他汀类药物防治缺血性卒中／短暂性脑缺血发作专家共识》有这样的表述："对于颈动脉狭窄超过50%或狭窄不足50%但危险分层已达高危的患者，应按高危分层积极强化他汀治疗至LDL-C目标值<2.6mmol/L，极高危LDL-C目标值建议<1.8mmol/L。无论入院前是否使用他汀，入院后应尽早启动他汀治疗，死亡风险越低，预后越好，且住院前、住院期间使用≥60mg/d他汀者，其死亡率相对<60mg/d者有更进一步的显著降低。"心内科是根据指南给的建议！但是患者还是出现了横纹肌溶解！

问题出在哪？我觉得有几个地方需要注意：①指南的证据，选择的研究人群多排除了一些特殊人群，而该患者恰恰是特殊人群：高龄、低蛋白血症。②他汀类有较高的血浆蛋白结合率，低蛋白情况下容易导致游离血药浓度升高，使药理作用增强，同时也使得横纹肌溶解的副作用增强。③术前低蛋白血症的患者术后感染及出现病情变化的风险更高。④合并使用神经科药物，可能存在药物相互作用（经查，利培酮、多奈哌齐与他汀未见相互作用报道）。这个案例提醒我：①高龄、术前低蛋白血症、有药物相互作用可能是横纹肌溶解的高危因素，对这类患者应重点监护。②指南并非金标准，对于特殊人群，不宜盲目遵循指南用药，还应结合患者具体情况。③术前低蛋白血症，如果非急诊手术，是否可以考虑先纠正低蛋白血症，再择期手术，以降低术后风险，尤其是大手术。

点　评

　　这篇日记中叙述的案例非常有力地说明了临床药师应该特别关注特殊人群用药问题，也更加证明了用药需要设计个体化的方案。在这方面临床药师应该承担起这个职责，尤其涉及药物相互作用方面的时候，应运用所掌握的药学知识与医生共同为患者服务，以保障患者用药安全。

（吴玉波）

重症医学科查房日记

◎ 李 荣 四川省泸州市人民医院

2月18日 星期二,小雨

天刚蒙蒙亮,下着小雨,冷飕飕的,在医院门口的面馆吃了一碗热气腾腾的面,碰到了认识的医生,抢着把面钱结了。

重症医学科室门口聚集十几个家属,交班时才知道昨晚转入4床,46岁,女性,因结肠癌术后大出血,目前失血性休克昏迷,多器官功能损害,无尿。家属难以接受,院长指示全力抢救。目前血白细胞 27×10^9/L,抗感染用头孢哌酮钠他唑巴坦钠2.0g,我查看患者后,建议停用头孢哌酮钠他唑巴坦钠,因为其可影响凝血而造成出血,用亚胺培南西司他丁钠1.0g,每6小时1次,王主任采纳。查完房后我立刻拿到说明书核实该药透析可以清除,每隔12小时可以加一剂。

2月19日 星期三,阴

下了几天的小雨终于停了,路过的汽车也不会溅着泥水了,不知道4床病情如何。护士交班时说,4床出血量有所减少,血压稳定在112/65mmHg,异丙肾上腺素注射液8mg泵入,呼吸机辅助呼吸,SPO₂98%以上,心率120～140次/分,转氨酶有所下降,丙氨酸转氨酶(ALT)1900,天冬氨酸转氨酶(AST)2450,超敏C反应蛋白133,Crea210,无尿;查体痛觉反应有所增强,瞳孔对光反应增强,仍处于昏迷。

上午讨论病情,专家们都发表了意见,有医生认为感染不是主要原因,可降低抗生素档次。我也表达了自己的观点,患者处于危重期,用亚胺培南西司他丁合理,且透析可以清除药物,必要时可以每12小时增加一剂,还应用保肝药,抗休克可用注射用甲泼尼龙琥珀酸钠40mg,每8小时1次。下午我不放心,又打电话请教师傅,师傅说抗休克一定要用氢化可的松琥珀酸钠,剂量可以增加到最高400mg,其他方案合理,我终于心里有底了。

2月20日 星期四,多云

早上经常在公交站碰到胜哥(医生)和某护士长,平时都是他们抢着为我刷卡，我今天抢着给他们刷卡了，礼尚往来嘛。胜哥问我外院的制剂能不能买来使用，我回答要省药监局批准。我们说了一路。走到科室门口，发现今天门口仍有5、6个人聚集，不知道4床病情怎么样了。

　　昨日大彬护士值班，他是我院最早的男护士，听着他清脆的声音就像个女的：4床昨日入量3600多毫升，血液透析，尿量100ml，引流管600ml淡红色。患者已经苏醒。目前患者心率稳定在70～80次/分，血压116/64mmHg，其他生命体征平稳，医生查体患者无明显肢体活动障碍，问答切题，但患者不配合做动作，接下来，根据医院的为该患者制定的治疗方案继续。今日床旁讨论后停用异丙肾上腺素、甘露醇，停用氢化可的松琥珀酸钠。这几天高度紧张的思想稍微放松一下了，我也终于体会到作为医生的心理压力之大，若是这个患者死亡，家属难以接受，对医院、医生的影响都是非常巨大的。今天主管院长来查了房，对4床的治疗效果表示满意，我也觉得自己也发挥了一点作用，心里美滋滋的。

💬 点 评

　　入住重症监护的一般为生命体征需要支持的患者，多数情况下由于患者并发疾病多、变化快，药物治疗复杂，因此要求临床药师应知识全面，面对患者病情变化反应迅速，和临床医护人员及时沟通。本文作者在工作中能够对患者进行全面的观察，遇到问题能进行思考分析并与临床交流，和医护同事共处和谐，具备了在临床初步开展工作的能力。需要重视的是今后的工作中应加强病原生物学及对临床相关疾病权威诊疗指南的学习，提出相关治疗建议应在对患者进行综合评估的前提下参考循证依据，发挥出临床药师在治疗团队中的重要作用。

（郭玉金）

2013 年 1 月 6 日　星期三，雪

成功完成第一次临床会诊

◎ 刘宣彤　哈尔滨医科大学附属第四医院

　　早上 8 点，心脏大血管科陈大夫打来电话，说有一位患者心脏搭桥后出现发热现象，从引流管中抽取的胸水中检验出铜绿假单胞菌，并且药敏结果显示对大部分抗菌药都耐药，他想请我科临床药师会诊。心脏大血管科正好是我负责的会诊科室，于是我怀着忐忑不安而又跃跃欲试的复杂心情开始了我的第一次临床会诊。

　　来到心脏大血管科，医生办公室里只有三个人，年龄看起来和我差不多，都是 80 后吧。这让我暗暗松了口气。

　　"哪位是陈大夫？我是临床药师，来会诊。"

　　一位小个子戴眼镜的男大夫抬起头。"我是。你来得正好，我给他下医嘱呢，你来帮我们调调药吧。"说着他把病历递给我。

　　患者杨某，男，35 岁。12 月 30 日行"心脏搭桥手术"，术后 3 日（1.2）开始发热，最高达 39 ℃。使用头孢噻利（力多泰）3 日未见好转，抽取胸水中培养出铜绿假单胞菌（1.3）。今发热 39.5 ℃，WBC：18.96×10^9/L，NEU%：75.14%，CREA：84.6%，ALT：50，AST：33。细菌培养结果为：铜绿假单胞菌。铜绿假单胞菌可以通过获得各种 β- 内酰胺酶编码基因、广谱或超广谱 β- 内酰胺酶、氨基糖苷类修饰酶、借助整合子 qacEE 基因对抗菌药物或消毒剂耐药。对 5 类抗菌药中的 3 类及以上药物耐药，为多重耐药株，包括头孢菌素类（如头孢他啶或头孢吡肟）、碳青霉烯类（如亚胺培南）、β- 内酰胺酶抑制剂（如头孢哌酮 / 舒巴坦）、氟喹诺酮类（如环丙沙星）和氨基糖苷类（如阿米卡星）。

　　此患者药敏结果显示，其对于大部分抗菌药物都是耐药的。这符合多重耐药铜绿假单胞菌的判断。

鉴定结果：铜绿假单胞菌				菌落计数：cfu/ml	
抗生素	敏感度	阳性 MIC（μg/ml）	mm 值（mm）	参考值	
				耐药	敏感
1 氨苄西林	耐药	≥32			
2 氨苄西林／舒巴坦	耐药	≥32		≥32	≤8
3 哌拉西林／他唑巴坦	中介	64		≥128	≤16
4 头孢唑啉	耐药	≥64		≥32	
5 头孢替坦	耐药	≥64		≥64	≤16
6 头孢他啶	耐药	32		≥32	≤8
7 头孢吡肟	中介	16		≥32	≤8
8 氨曲南	耐药	≥64		≥32	≤8
9 亚胺培南	耐药	≥16		≥8	≤2
10 阿米卡星	敏感	≤2		≥64	≤16
11 庆大霉素	耐药	≥16		≥16	≤4
12 妥布霉素	耐药	≥16		≥16	≤4
13 环丙沙星	中介	2		≥4	≤1
14 左氧氟沙星	中介	4		≥8	≤2
15 复方新诺明	耐药	≥320		≥80	≤40
16 多黏菌素 B	敏感		13	≤11	≥12
17 N/A 舒普深	耐药		14	≤15	≥21

那么如何为其选用抗菌药物呢？首先，根据药敏结果，现在用的四代头孢菌素头孢噻利已经不能有效地覆盖致病菌；其次，患者不能排除还有厌氧菌为致病菌的可能，所以再选用的抗菌药物还应有效覆盖厌氧菌；第三，患者肌酐、AST、ALT 值正常，还是可以正常选用氨基糖苷类抗菌药物的。

根据以上三点考虑，我心里对抗菌药物的选择有了大概的判断。然后我请陈大夫带我去见患者，看看具体情况如何。

患者为中年男子，精神尚可，体态消瘦。除了胸部有引流管以外其余外部管道已拔除。

"您好，我是药学部的临床药师刘宣彤，今天我来给您会诊，看一下您的抗菌药物如何调整。"

"谢谢您，谢谢您。"患者家属一边打量我，一边笑着答应。

我看患者气色虚弱,回答困难。于是转向患者家属。

"您是他妈妈吧?患者最近发热情况如何?是全天发热还是定时发热呀?"

"这四五天一直发热,一般在夜里,有时候下午三、四点也会发热。"

"那患者现在睡眠如何?饮食如何?有没有恶心、呕吐或者腹泻的情况?"

"睡得还好。饮食还可以,现在吃得都比较清淡。没有恶心、呕吐情况,但是昨天和今天一直便秘。这不我这两天给他喝了酸奶,就是那个'畅轻'酸奶,我平时就是喝这个,排便挺通畅的。"

"嗯,这样啊。不如用些双歧乳酸杆菌吧?"陈大夫接口道。

"不行,现在用抗菌药物的阶段最好先不要用酸奶或双歧乳酸杆菌。因为乳酸菌或双歧杆菌制品中含有很多肠道益生菌,像乳酸菌、双歧杆菌等本来对人体是有好处的,可是与抗菌药物混合,就会把这些益生菌杀灭,乳酸菌或双歧杆菌制品相当于白喝了。这样,您张下嘴,我看看您舌苔。"

患者舌苔白,但整体来看还算正常,没有舌红、无舌苔的状况,暂时还没有真菌感染的情况。

我又低头观察患者引流管的情况,引流液基本清,偶有红色坏死物质流出。

"您好好休息吧,我还会再来看您的。"

"谢谢!谢谢!"

回到医生办公室,我对陈大夫说明自己的想法。患者现在发热的症状以及血象、药敏结果都支持体内存在感染。致病菌为多重耐药铜绿假单胞菌,可能还合并厌氧菌。而现在的头孢噻利并不能有效地覆盖致病菌。可以换用哌拉西林他唑巴坦 4.5g ivgtt q8h,虽然在药敏为中介,但是在某些部位浓集的药物,中介意味着敏感,哌拉西林他唑巴坦广泛分布于体内,在肺组织中浓度较高(为血药浓度的 50% ~ 100%),并且可以覆盖厌氧菌。在药敏中阿米卡星对患者致病菌敏感,由于本院没有阿米卡星,所以换作与阿米卡星同一级别的依替米星 0.15g ivgtt bid。铜绿假单胞菌对 β- 内酰胺类抗生素和氨基糖苷类抗生素交叉耐药的少,经验性治疗一般选用两类抗菌药物联合使用。陈大夫同意了我的方案。

确定了自己的方案,写了如下的会诊方案:

1. 停用头孢噻利,换用哌拉西林他唑巴坦 4.5g ivgtt q8h;依替米星 0.15g ivgtt bid。

2. 加强营养,密切复查药敏结果,密切注意患者肝肾功能变化。

3. 用药 3 日后,请结合患者情况评价抗感染效果。

4. 可以选用麻仁软胶囊等改善患者的便秘。早饭前半小时、晚饭后一小

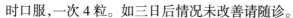

时口服，一次 4 粒。如三日后情况未改善请随诊。

后记：3 日后，我打电话给陈大夫做了随诊，患者已退热，白细胞计数降至 12.8×10^9/L，肝肾功能未见异常。我很开心，忽然一种成就感油然而生。当然我应该更加努力学习，掌握好知识，多多参与临床实践，增加经验，做一名优秀的临床药师！

点 评

该临床药师通过参与临床抗感染治疗的会诊，将临床实践与药学专业理论知识相联系，帮助临床医生选择药物治疗方案，并且取得很好的治疗效果，体现了临床药师在抗感染治疗中的价值。　　　　　（吴玉波）

2013 年 12 月 13 日　星期五，晴转多云

充分利用药物相互作用

◎ 辛　丽　云南省第二人民医院

2 床是一位 46 岁的女性患者。两月前诊断为：2 期膜性肾病。曾予缬沙坦 80mg bid 降尿蛋白，华法林 1.5mg qd 抗凝，阿托伐他汀 20mg qn 降脂治疗。今天复查结果出来了：UTP 7.34g/24h，BP 120/80mmHg，因此医生拟加用：泼尼松片 15mg qd、环孢素 50mg bid、碳酸钙片 0.3g tid、骨化三醇胶丸 0.25μg qn。

我建议在给予环孢素治疗的同时加用地尔硫䓬片 90mg qd。医生很不解，认为地尔硫䓬是目前临床上应用不多的降压药，现在已给予患者缬沙坦，这既能降低尿蛋白，也有降压作用，并且目前患者血压平稳，在正常范围内，因而没有给予地尔硫䓬的必要性。听完医生的观点后，我耐心地为医生解释道，这两种药物联用有以下几点益处：

1. 环孢素与地尔硫䓬都是经细胞色素 P450 同工酶 CYP3A4 酶代谢。有研究报告指出，在接受环孢素治疗的患者中，每日口服 60 ~ 180mg 地尔硫䓬可使血中环孢素浓度升高，因此环孢素的剂量可减少，节省大量治疗费用。地尔硫䓬与环孢素合用时，建议密切监测血中环孢素浓度。环孢素的有效治疗浓度为谷浓度处于 100 ~ 200ng/ml 之间。

2. 环孢素有引起血压升高的不良反应，地尔硫䓬作为一种钙离子拮抗剂可以扩张血管，从而对抗这种不良反应，可用于环孢素所致的血压升高；

3. 环孢素具有肾毒性，与剂量相关。将地尔硫䓬与环孢素合用可以减少环孢素的用量，从而减轻环孢素对肾脏的损害。

总而言之，从药动学来说，地尔硫䓬与环孢素联用可减少环孢素的用量，从而降低治疗费用；从药效学来说，地尔硫䓬与环孢素合用可以拮抗或减轻其引起的不良反应。

医师听了我的详细阐述后，采纳我的意见，这让我充满了自豪感。作为一名临床药师，我未来的道路还很长。我将带着极大的求知欲，持之以恒地进行学习。通过查阅文献和临床实践，逐渐丰富自己的药物知识、临床知

识,热情地为患者服务,我相信在我真心服务他人的同时,我也会收获自己的乐趣。

点 评

　　临床上药物相互作用对患者的影响有三种情况:有益、无关紧要和有害,但是大家往往关注的是有害的药物相互作用,其实利用好有益的相互作用也可以收到意想不到的效果,正如此例,减少了剂量、降低了药物不良反应、节约了费用,何乐而不为呢?　　　　　　　　　　(张　峻)

2013 年 4 月 16 日　星期二，晴

从一例电话咨询到完整的用药监护

◎ 付文婷　新疆医科大学附属肿瘤医院

今天，随着一名 71 岁多发性骨髓瘤患者的出院，我完成了一个多月的药学监护。回想一个月前的周末，接到大夫的咨询电话，患者入院主诉胸背疼痛 9 个月余，疼痛加剧 3 天，疼痛评分 5 分，给予硫酸吗啡缓释片 10mg q12h 口服，用药一周后出现意识障碍、瞳孔缩小（吗啡中毒反应），给予纳洛酮解救，对症处理。24 小时后患者吗啡中毒症状仍未好转，医师咨询吗啡中毒后，纳洛酮解救效果不佳的原因。电话咨询过程中，了解到该位患者既往糖尿病、高血压病史，目前肾功能不全，血肌酐：384.3μmol/L。查阅资料后给医师答复，硫酸吗啡缓释片说明书中提到严重肾衰患者需慎用，结合 NCCN 成人癌痛指南与文献阐明原因：吗啡在体内主要通过肾脏排泄，其中原型 M_1 在肾小管可被重吸收，使药物作用时间延长，结合产物 M_2 和 M_3 发生体内蓄积，考虑患者吗啡中毒，纳洛酮解救效果不佳的原因与患者肾功能不全有关。另外，患者有高血压病史，给予纳洛酮期间应监测血压，因为非成瘾患者在用纳洛酮解毒时血压可显著升高。

此例用药咨询涉及的患者为肾功能不全的特殊人群，遂到病区开展用药监护。经过两日纳洛酮解救，补液、利尿对症处理，患者意识恢复，但肾功能仍差。参与医师进行病例讨论，患者严重溶骨性病变，给予 VAD 方案（长春新碱、吡柔比星、地塞米松）化疗。化疗第四日，患者出现Ⅲ度骨髓抑制，合并肺部感染，在医师评估患者一般情况及感染情况后，根据患者病情及肾功能情况制定抗感染方案。治疗两日后，患者肾功能较前改善，血肌酐：176.2μmol/L。胸片示双肺炎症好转。但患者出现心衰，考虑与化疗药物吡柔比星的心脏毒性相关。经过十天的对症治疗，期间我参与了用药监护，患者肺部感染得到控制，肾功能、心功能好转，开始第二周期化疗。根据前次化疗所出现的不良反应，与医师讨论将 VAD 方案的化疗药物剂量进行调整。顺利完成此次化疗后，患者好转出院。

回顾整个病例，一例电话咨询成为了我临床药学工作的切入点，进而参与到整个治疗中。在用药监护过程中，患者有慢性病史，治疗中出现肾功能、心功能不全，肺部感染，发生吗啡中毒，化疗药物不良反应。随着患者病情的变化，药学监护的重点应动态调整。临床药师接受的培训具有专科性，而患者病程复杂多样，在临床药学实践中，不断发现并解决问题的过程将是临床药师成长成熟的有效途径。

点　评

特殊人群的用药监护是临床药师的重要的工作内容之一，面对患者复杂的病情变化，临床药师积极参与诊治的全过程，既为患者用药安全提供了保障，解决了临床药物治疗过程中医师的短板，同时也是自己积累临床经验、培养正确的临床思维的有效途径。本文作者在临床电话咨询后参与到整个治疗中，由被动解答问题到主动深入临床，并且被治疗团队所接受，寻求到了工作的切入点，因积累而成长、成熟。

（郭玉金）

2013 年 5 月 10 日　星期五，晴

对 1 例癫痫患儿的用药指导

◎ 普　明　昆明市儿童医院

　　从事临床药学工作有一年的时间了，每天上午在神经内科和医生一起查房。由于我们自身的资历和医疗大环境的影响，年轻的临床药师目前在临床的地位并不高，有时我也会想临床药师存在的价值与意义在哪里。但通过自己一年的努力，医生对临床药师的态度有了很大转变，从开始的排斥逐渐变成认可。我自己也从一开始的迷茫，到现在临床药学工作开展得越来越顺利。

　　在今天查房时，有位 1 岁 5 个月的 小患儿，她因继发性癫痫、抽搐控制不佳入院，该患儿同时伴有右侧偏瘫、精神运动发育迟滞。入院后，使用丙戊酸钠和左乙拉西坦抗癫痫治疗。在治疗过程中，患儿抽搐未得到较好控制，临床医师就针对患儿的病情与我进行了讨论，让我提一些治疗意见。我通过查看病历、相关检查及询问患儿的发作形式后，认为患儿是部分性发作，先前服用丙戊酸钠和左乙拉西坦治疗效果不佳，需再加用一种治疗部分性发作的抗癫痫药。目前我院治疗部分性发作的抗癫痫药有奥卡西平、拉莫三嗪、托吡酯，考虑到前两种药服用后容易出现皮疹且患儿的家庭经济情况也不是很好，我推荐选用托吡酯。医师采纳后，给患儿加用了托吡酯，服用三天后患儿发作次数减少，治疗有效。

　　在与患儿家属交流过程中我得知该患儿是第二次住院，第一次住院时已经诊断癫痫并服用抗癫痫药。此次住院的发作次数较上次明显增多。我怀疑患儿家属上次出院后没有给患儿规律服药，耐心地询问家属后，证实了我的怀疑。上次出院后患儿家属顾虑抗癫痫药物的不良反应，没有给患儿规律服药，擅自停药了一段时间，停药期间又服用了成分不明的中草药，最后导致了患儿的病情没有得到控制。针对该患儿的用药情况，我给患儿家属进行了用药教育和指导，目前癫痫病主要是以药物治疗为主，一旦找到可以完全控制发作的药物和剂量，就应不间断地应用，一般应于发作完全控制后，如无不良反应再继续服用 3 ~ 5 年，方可考虑停药。用药应遵医嘱从小剂量开始，然后逐渐增量,以既能控制发作,又不产生毒性反应的最小有效剂量为宜。用药期间应注意不良反应,定期查血、尿及肝功能。最重要的是家属不能给患儿骤然停药。由于该患儿有器质性脑病,告知了家属有可能需要终生服药。通过对患儿家属的用药教育和指导,家属给患儿规律服药后,患儿病情得到了控制。

　　临床药师作为临床医疗治疗团队成员之一,只有具备过硬的知识体系,才能在药物治疗过程中发挥作用。临床药师要有全心全意为患儿服务的意识,才能得到患儿家属的认可,才能体现我们的价值。作为我们年轻的临床药师来说,道路是曲折的,但前途是光明的,我相信我们的明天会更好!

点　评

　　临床实践中的药物治疗并不是和教科书中描述的一样,一个适当的治疗方案往往要考虑许多的因素,比如患者的具体病情、经济以及药物安全性等,只有切身实地为患者着想,才能得到认可。这篇日记中临床药师通过药学查房,了解到患儿家长由于没有很好地执行医嘱造成癫痫发作,对其进行了用药教育和指导,告知抗癫痫治疗时正确服用药物的重要性,体现了临床药师价值。

（秦　侃）

2013年7月6日　星期六，晴

多一份关心，少一分疼痛

◎ 赖　艳　第三军医大学大坪医院

夏日的太阳格外炽热，知了叫得甚欢，又一个周末到了。繁忙的一周过去了，这周认识了一名有趣的大律师——一位老年患者，因右肺中央型低分化腺癌伴颅内转移瘤入院。帮助他和疼痛作战的一幕幕如电影一般在脑海里浮现……

第一幕　恼人的疼痛

周二查房时，肿瘤科汪医师让我给32床患者调整镇痛方案。我来到32床的病房，屋里很安静，一位老人侧身而卧，左手枕着头，眉头紧蹙，我试着唤了声他的名字，他睁开眼瞟了我一眼，又闭上了眼睛。我知道他是清醒的，只是由于疼痛的折磨，不愿意做任何事情。我介绍自己是临床药师，是来为他调整止痛方案的，他点头表示愿意配合。我便仔细询问了他的疼痛情况：他有右侧胸部、颈部、头部以及左眼持续性胀痛1年余，一直服用氨酚羟考酮片控制疼痛，现在疼痛逐渐加重，伴有放电样痛，每天服用至少8片氨酚羟考酮片仍不能止痛，夜不能寐，不想做任何事情。我同汪医师一起对患者的疼痛进行了初步分析：患者为癌症引起的疼痛，现疼痛评分最高为7分，疼痛严重干扰睡眠和生活，属于重度疼痛，一直服用氨酚羟考酮片（二阶梯），已无法控制疼痛，氨酚羟考酮片为对乙酰氨基酚（325mg/片）和羟考酮（5mg/片）的复方制剂，对乙酰氨基酚有肝脏毒性，不得长期大剂量使用。每日8片已经超出了对乙酰氨基酚的日限定剂量2000mg/d。根据WHO癌痛三阶梯止痛治疗指南，可直接选择强阿片类药物。首先，用速效吗啡进行剂量滴定，当用药剂量调整到理想止痛及安全的剂量水平时，再转换为等效剂量的吗啡缓释制剂。关于吗啡的用法用量、副作用及注意事项等，我为患者进行了详细的用药教育。转换方案后，患者的疼痛有所缓解。

第二幕　疼痛的帮凶

第三天，患者说疼痛貌似加重了，左眼角仍然会有间断性放电样痛，疼痛剧烈，难以忍受。我和汪医师讨论后，考虑一是肿瘤侵犯引起的神经病理性疼痛，二是患者正在接受头部肿瘤病灶的放射治疗，放疗会引起局部水肿，升高颅内压，也会引起头痛。对于神经病理性疼痛，根据 NCCN《成人癌痛临床实践指南》，可加用抗惊厥类药物进行辅助性镇痛治疗。我建议使用加巴喷丁胶囊，起始剂量为 0.1g，口服每日 3 次，根据患者情况逐步增量至 300～600mg；用 20% 甘露醇注射液静脉输注缓解颅内水肿症状。医师采纳了我的建议。

第三幕　战 胜 疼 痛

第四天，患者精神了许多，一大早拄着拐杖来医生办公室同我们打招呼。查房时，他说有点犯恶心，不想吃饭，已有一周未解大便了，我发现他的床头放着饼干等食物，这是他的早餐，我再次跟他强调，服用吗啡本身会导致便秘，而且这项不良反应是会持续存在的，不会因为时间久了而耐受，如果长期吃这些干粮，会加重便秘症状，并告知他便秘患者的饮食原则。同时，我也赶紧将他的情况反馈给了汪医师，为其开了甲氧氯普胺处理恶心的症状、乳果糖口服液口服和甘油灌肠治疗便秘。下午，患者拉着我说了许久，跟我聊他的患病史，讲他以前发生的故事。最后，他很高兴地说："你们医院服务真好啊，军队医院就是不一样！"我笑着说："这都是我们应该做的，您好好休息吧，明天见！"我转身离开了病房，心里却按捺不住的激动——患者从最初的不理不睬，到现在的高谈阔论，180 度大转变，说明他开始信任我了，这是对我工作莫大的肯定和鼓励，让我有信心服务好更多的患者。患者经过放射治疗后，头部转移病灶明显缩小，头痛症状减轻了很多，多才多艺的他出院时还给我写了封感谢信，让我深受感动。

第四幕　三 省 吾 身

经过大律师这件事儿，让我对临床药师有了一些深刻的体会：要成为一名优秀的临床药师，要具备"四心"：信心、爱心、耐心、恒心。信心来源于扎实的理论基础，临床药师要加强临床实践和药学知识的学习，关注疾病治疗相关文献的最新动态，不断总结经验，提升专业水平，才会得到临床医师和患者的信赖。再者，对患者要有爱心，我们每天面对的、相处时间最久的就是他们，应该以患者为中心，待他们如亲人一样，爱他们，守护他们，这是我们义不容辞的责任。患者都是健康出现了问题才来医院的，身心受着病魔的折磨，接受信息、理解能力、情绪控制等方面可能有些问题，这就需要我们有足够耐心，不厌其烦地为其讲解清楚,只要我们舍得付出,患者就能够感受到我们的热情,他们的微笑就是对我们最好的回报。国内的临床药学还处于初级阶段,需要我们一拨一拨的临床药师为之无怨无悔地付出,坚定不移地走下去,引领临床药学进入蓬勃发展期。相信临床药师会为成为医疗行业不可或缺的角色。

点 评

作为肿瘤科的临床药师,该文作者讲述了参与癌痛规范化治疗的经历——通过疼痛评估,按评分由二阶梯用药升为三阶梯用药进行治疗;用速效吗啡滴定后转换为吗啡缓释制剂;辅助用药的应用、阿片类药物不良反应的处理及对患者的宣教等内容。这位药师对患者充满了爱心和耐心,通过其辛勤的工作达到了提高患者生存质量的目的!

在《创建癌痛规范化治疗示范病房标准》中要求:"至少有一名临床药师负责癌痛药物的用药指导",因此说癌痛的规范化治疗是临床药师开展工作很好的切入点。正向本文作者所言,只要临床药师有信心和恒心,就一定会把癌痛规范化治疗工作做好!   (付秀娟)

2013 年 3 月 17 日　星期二, 阴

机 会 来 了

◎ **刘丛海**　达州市中心医院

第一次下临床, 在交接班上, 科主任介绍我是药学专家, 专门指导他们合理用药, 特地叮嘱下级医师多多向我请教, 我既感到受宠若惊又感到心虚。可是接下来下级医生却质疑我查房的作用, 担心医院专门派我挑他们的毛病, 无论我如何解释, 都不能打消他们的顾虑。

即便如此, 我还是不断寻求他们彻底改变对我的误解的机会。我开始抱着学习的态度尾随在医生后面查房, 时而倾听, 时而请教, 时而发表一点儿看法, 偶尔还帮忙跑跑腿。在我下临床的第二周, 一个糖尿病合并肺部感染患者的体温一直控制不下来, 患者痰培养示大肠埃希菌, 产 ESBL 酶, 治疗方案为泰能、氟康唑、哌拉西林 / 他唑巴坦。主任查房分析:"现在可以排除病毒感染, 治疗方案基本覆盖所有细菌, 但体温还是下不来, 大家一起分析一下原因, 考虑下一步怎么办?"下级医生和进修医师面面相觑, 一脸茫然。我首先发言道:"患者体温一直在 38.5 ~ 40℃之间波动, 有咳嗽, 考虑非典型病原体感染的可能, 目前方案中没有覆盖非典型病原菌。"主任连连点头, 并说:"专家就是不一样, 应该考虑这个问题, 今后你多多指导他们啊!"接着就问我:"刘药师, 该怎样调整药物?"听到了主任的肯定, 我心中不禁有点小得意, 但又赶紧按捺住喜悦, 回答道:"停用哌拉西林 / 他唑巴坦, 加用阿奇霉素, 而且大肠埃希菌易在表面形成生物被膜, 大环内酯类能增强另一种抗生素对生物被膜渗透性而起杀菌作用。"大家一听, 不约而同地向我抛来赞许的眼光, 要求我给他们专门讲一堂关于抗菌药物的讲座。并最终采纳了我的建议, 三天后, 患者体温降了下来。

从那天开始, 医生们明显改变了对我的看法。一遇到药物问题或者疗效不佳的情况, 首先想到的是要找我交流交流。如果哪天我没有去查房, 第二天见到了, 大家还会问:"昨天怎么没来? 是不是又去会诊?"可见他们已经从对我的误解到信任, 从不自然到习惯了, 甚至有一些依赖了。

　　"机会是给有准备的人的。"对于即将或刚从事临床药学工作的临床药师来说,也许会顺利地踏上事业的征程,也许会面临临床的尴尬与阻力,但我们千万不要灰心,一定要挺住。我们一定要抱着学习的态度,千万不要以指导用药的姿态去同医生、护士交流沟通。同时要注意把握沟通的时机,不能打断或是耽误别人的工作。一旦抓住机会,千万别错过,一定要讲究沟通内容的客观、科学性。

点　评

　　这是临床药师参与的一位糖尿病合并肺感染患者抗感染治疗方案制订的一个案例,作为临床药师,抗感染治疗是我们的必修课,尤其临床的疑难病例更需要临床药师的参与。临床药师要熟练掌握每类抗菌药直至每种抗菌药的特点,并将这些特性与临床实践进行有机结合,积极救治患者,发挥临床药师作用,体现其价值。　　　　　　　　　　（吴玉波）

2007 年 11 月 15 日　星期四，晴

来自医生的鼓励

◎ 李燕菊　新疆维吾尔自治区人民医院

　　2007 年跨出药房，迈入临床病区，我开始了作为临床药师的职业生涯。初下临床的日子焦虑、忐忑、小心，仅做一些初步的工作。在查房中学习临床知识，学习用药，但是每天进步都很慢。工作中每发现临床的一点小问题，并能解决它都会很开心，若能得到医师的肯定，心里别提有多高兴了。

　　记得那天常规查看医嘱，注射用乳糖红霉素 qd 的用法让我有点吃惊。提出质疑，并与住院医师进行了简单的交流，反馈上级医师，并要求修改医嘱。结果上级医师陈医师对住院医师说："红霉素这样都用了多少年，怎么会不对呢？不要听药师的一句话就把医嘱改了。"我心里好不服气，但是我更明白没有确凿的证据摆在他面前，他是不肯修改的。为了维护他的面子，我没有进行争辩，而是迅速到中心药房去找了注射用乳糖红霉素的说明书，说明书用法用量：静脉滴注：成人一次 0.5 ~ 1.0g，每日 2 ~ 3 次。治疗军团菌剂量可增加至 1 日 3 ~ 4g，分 4 次。因为乳糖红霉素的血消除半衰期为 1.4 ~ 2 小时，抗感染治疗也应该是多次给药较为合理。拿着说明书回到病区的时候，陈医师和住院医师都已经下班离开了。我带着有点失落的心情正准备离开，结果碰到了科室柳主任。也说不清是什么原因，很少说话的我把这件事告诉了主任，柳主任说："下午我会把说明书交给陈医师，如果是我们的问题，我们改。"主任的话似乎让我感觉到，我的这次干预可能成功了。结果第二天早交班，主任专门提到了这件事，并于昨天下午进行了医嘱的修正。

　　而柳主任那天早交班会上的话一直鼓励我不断地学习至今。柳主任说：任何有利于临床的意见和建议我们都要积极采纳，在临床用药的过程中要尊重临床药师的意见，我们不怕有问题，有问题我们改，就怕大家发现不了问题。培养一个住院医师要五年，那么培养一个临床药师需要几年时间呢？希望临床药师和我们的住院医师一起成长。

　　"我们不怕有问题，有问题我们改，就怕大家发现不了问题。"如此简单的

话,是对临床药师能力的考验,同时赋予临床药师更多的责任。临床药师的成长不可能一蹴而就,不怕困难,不断学习,总结、积累经验,我们就能解决一定的临床用药问题。

当时,主任的话让我感觉到,并不是所有的临床医师对药师都是抵触的,少部分临床医师认为临床药师下临床是有作用的,临床药师的作用还没有体现得那么明显,在医院内没有被广泛接受。希望临床医师给我们一点时间,给我们一点鼓励,让我们和你们一同成长。

点 评

从工作细节中让临床感觉到临床药师的专业价值,虽然很慢,但每天都在进步!其实大多数的医生对药师进入临床工作是持肯定观点的,只是我们本身的知识储备还不足,基础的临床思维没有建立,还不能够达到以患者为中心的服务要求。要和临床医生共同成长,不应向别人提要求,需要的是自己对临床药师这个职业全身心的付出。　　　　　(郭玉金)

2013 年 12 月 27 日　星期三,阴

来自医生的肯定

◎ **罗　军**　崇州市人民医院

　　说说前几天发生在 ICU 的事,事情很微小,但对我来说却意义重大。

　　12 月 19 日,ICU 收治了一名高处坠落伤后蛛网膜下腔出血的老年患者,并伴有肺部感染。入院时,患者自主咳嗽反应差,无排痰能力,WBC 正常,中性比、CRP 稍高。予以哌拉西林他唑巴坦、多索茶碱、甲强龙、氨溴索、泮托拉唑等对症治疗。21 日查房时发现患者右肘部、左膝关节多处红色斑丘疹,压之褪色,无皮下出血,给予氯雷他定抗过敏后皮疹消退,但之后又反复发作。23 日早上查房时,经过仔细查看病历及患者情况,我觉得患者的皮疹可能与哌拉西林他唑巴坦引起的过敏反应有关,考虑到患者目前感染情况不重,建议医生:将哌拉西林他唑巴坦换为阿奇霉素抗感染,同时予以氯雷他定、炉甘石洗剂对症治疗,并向医生解释了其中原因。令人欣喜的是,医生接受了我的建议,并在随后的病程记录中记到:"结合临床药师意见,考虑患者皮疹与哌拉西林他唑巴坦引起的过敏反应有关,调整抗生素为阿奇霉素 0.5g 静滴 qd 抗感染,予以炉甘石洗剂外用患处,氯雷他定对症等治疗。"随后,在 24 日的查房中发现患者皮疹症状有所好转。25 日,患者皮肤斑丘疹已消退,建议停用氯雷他定、炉甘石洗剂,医生采纳。之后皮疹未再复发。

　　事情虽小,但临床药师的意见被医生采纳并写进病程记录中,这在我们医院还是第一次。这无疑增加了刚从事临床药学工作的我的信心,坚定了我在临床药学的道路上走下去。

　　不积跬步,无以至千里;不积小流,无以成江海。小小的肯定也是你继续奋斗、继续前进的动力。只要能努力钻研、注意沟通,临床药学的路就会走得越来越远、越来越好。

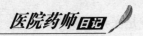

点 评

　　临床药师的成长就是从一点一滴开始,这位临床药师的工作得到了医生的认可,并取得了很好的临床效果,是对临床药师的极大鼓励;从这个案例中也反映出临床药师与医生在药物治疗中的互补。　　　　（吴玉波）

2014 年 1 月 20 日　　星期一，晴

利奈唑胺才是"元凶"

◎ **罗吉敏**　昆明医科大学第一附属医院

今天拿到 2 床的血常规报告单，白细胞、中性粒细胞、血小板计数均在正常范围内，我终于松了一口气。

2 床是一位 79 岁的老爷爷，因"咳嗽、咳痰 1 月余，伴发热 1 天"入院，入科后给予抗感染等对症支持治疗，经治疗病情逐渐好转，但前些天因受凉病情出现了反复，痰培养多次回报 MRSA，故予利奈唑胺继续抗感染。接下来的几天，老爷爷咳嗽咳痰一天比一天少，体温逐渐降低至正常，各项感染相关指标也均无异常，但是，从 1 月 13 日开始，这位老爷爷的血小板计数突然下降，才 77×10^9/L，当时高医生就加用了升血小板胶囊，但 15 日的血小板计数更低，于是我开始怀疑是不是利奈唑胺引起的不良反应？所以我立马翻阅了诊断书、生理书，看了国内外关于利奈唑胺的相关文献，才明确了致使老爷爷血小板突然降低的原因。首先，血小板减少见于再生障碍性贫血、放射性损伤、急性白血病、巨幼细胞贫血、骨髓纤维化晚期、ITP、SLE、恶性淋巴瘤、上呼吸道感染、输血后血小板较少症、先天性血小板减少症、肝硬化等等，通过对他既往史的详细了解，结合住院期间各项指标，排除了各种血液系统疾病可能。从以上常见的诱因来看，相关的可能就是肺部感染控制不好，感染加重，血小板消耗增多，但是在老爷爷血小板低的时候感染已经得到控制，症状也好转了，到底是为什么呢？国内外关于利奈唑胺的相关文献提到：利奈唑胺所致血小板减少症的危险因素包括高龄、女性、治疗周期长、联用 3 种以上抗生素、基础血小板计数低、低血清白蛋白水平及肾功能不全，且年龄和基础血小板计数为独立因素。此刻，我的疑问得到了解答，高危因素里面他就有三个，其中高龄还是独立因素，这个血小板持续降低有很大的可能就是利奈唑胺引起的了。于是我把了解到的信息转述给了高医生，建议先停用利奈唑胺，继续服用升血小板胶囊，同时复查血常规，鉴于老爷爷的感染已经有所控制，病情较前明显好转，高医生采纳了我的意见，停用了利奈唑胺。

老爷爷的事给我提了一个醒：老年人很容易发生药品不良反应，但因为基础疾病很多，不易察觉，一旦发生主要考虑的还是是否合并其他疾病。我想以后如果再发生类似的事情，我会多考虑一些，当然也要不断拓宽自己的知识面，便于更全面地看待问题。不是有人开玩笑说临床药师是 superman 吗，既要懂医，也要懂药，会统计，还能当秘书，哈哈，我觉得未来的某一天没准儿自己就真成 superwoman 了。

点 评

对一个年轻的临床药师来说，"刨根问底、充满好奇"是一种潜质，不放过任何一个疑惑，主动为这个疑惑寻找答案，将这个答案与人分享并在实践中得到验证，这样的理论 - 实践 - 理论阶梯式的上升毫无疑问会塑造出无数的"SUPERPHARMACIST"的。 　　　　　　（张　峻）

2014 年 1 月 7 日　星期二，晴

难忘的一次会诊经历

◎ 黄金柱　第三军医大学大坪医院

　　如果有谁问我，2013 年最令你骄傲的一件事是什么？我肯定会告诉他，我找到了作为一名临床药师的价值所在，这不是空话，也不是套话，是我这样一名小药师成长过程中真正的感悟。

　　事情已经过去几个月了，但是我永远都会记得那次成长的经历。还记得那是 2013 年 6 月初的一天中午，因为工作比较多，一直忙到十二点多，其他同事都已经去吃午饭了，我正准备收拾完手头的工作就下班，这时办公室的电话响了，是我院心外科的一名医生，说他们刚查完房，有一个 6 个月大的小孩昨天做完先心病手术后出现发热和急性肝功能衰竭，邀请临床药师去会诊，帮助制订抗感染方案。我在向领导汇报以后，领导说，你平时专业知识比较扎实，也参加过一些临床会诊，现在也只有你能抽出时间，就你去吧。就这样，阴差阳错的我就去参加了这次会诊。会诊之前，我迅速查阅了患儿的病历和实验室检查，检索了先心病患儿术后感染的主要致病菌。

　　当我到了病房，发现几名医生围在床旁，已经在讨论患儿的病情。该例患儿入院后诊断为复杂性先天性心脏病：右室双出口、主动脉弓离断。在复杂性先心病患儿中，单一的"右室双出口"或"主动脉弓离断"，已经是非常棘手的情况，同时合并两种畸形，手术更为复杂，体外循环辅助的时间更长，对患儿全身各个脏器功能的影响更大。该患儿体重轻（6.5kg）、手术野局限，体外循环辅助 378 分钟，总手术时间持续近 8 小时，术后出现急性肝功能损伤（ALF）、肺部感染等并发症。看着躺在病床上的小家伙，弱小的身体上插满了各种管子，我才真正意识到该患儿的病情比我开始想象的要严重得多，顿时觉得浑身发烫，压力从无形中集聚。此时儿科一位主治医师看了我一眼说："怎么是你？你们组长呢？"我清晰地看到他脸上充满了不信任感和一丝丝的惊讶。我看了他一眼，没有回答他，因为我觉得此刻沉默是最好的回答。

首先发言的是我院 ICU 的副主任,他从呼吸支持、心电监护、肝肾功能保护、营养补充等角度对患儿做了详细分析。然后儿科的那位主治医师从抗感染的角度分析,认为该患儿在术后出现发热、血象偏高、胸片提示片状模糊影、听诊肺部明显湿啰音等,提示肺部感染的可能。考虑患儿病情严重,目前致病菌不明,建议氟康唑、美罗培南、利奈唑胺三联抗感染。轮到我发言了,当时我特别紧张,因为站在我面前的有心外科的主任、二线、一线医生、ICU 副主任、儿科主治医师等,我一个乳臭未干的小药师该怎么面对? 我深深地吸了一口气说道:"刚刚各位主任从生命支持的角度对治疗方案做了详细调整,儿科的老师也分析患儿可能存在肺部感染,很有道理,都让我从不同角度学到很多东西,但是我认为抗感染的方案可以稍作调整。"我继续分析:"首先,体外循环术因其操作和伤口暴露时间长、术后并发症较多、须机械通气等众多因素,均增加了下呼吸道感染的风险,且致病菌最可能是口咽部定植菌误吸入肺,胃、十二指肠定植菌逆行和移位、吸入,引起细菌在下呼吸道定植和感染;其次,有文献报道先心病患儿细菌培养阳性结果中,以革兰阴性杆菌为主,前 3 位细菌依次为肺炎克雷伯菌、大肠埃希菌和肺炎链球菌;再者,从我院 2012 年 1 月至 2013 年 6 月的住院患者病原菌检出结果来看,前 5 位依次为肺炎克雷伯菌、大肠埃希菌、铜绿假单胞菌、鲍曼不动杆菌、金黄色葡萄球菌;最后,该患儿术后出现 ALF,联用过多药物会对肝功能造成更大的损害,且目前患儿住院时间并不是很长,真菌感染的可能性相对较小。因此建议选用对革兰阴性菌、革兰阳性菌都具有抗菌活性的抗菌药物作为经验性治疗用药。哌拉西林 / 他唑巴坦(8 : 1)属于 β- 内酰胺类药,儿童应用较为安全,对革兰阴性菌、革兰阳性菌及厌氧菌有效,对产生 β- 内酰胺酶的菌株亦有良好效果,且在肝功能损伤时无须调整剂量。"我是最后一个发言的,我说完,心外科的主任就做了会诊讨论的总结,抗感染方案最终采取了我的意见,并嘱咐管床医生:"让药剂科的老师帮忙调整一下药物的剂量。"那一刻,我觉得我赢了。我不是为他们采取了我的意见而高兴,而是我觉得我战胜了自己。在这样的场合下,我作为一个刚毕业一年的临床药师,我做到了。

其实,这例患儿的病情接下来都出现了几次反复,抗感染方案也并不是一帆风顺,病情的变化很复杂,在这里不一一赘述,但是在后来药物方案的制订上,心外科的医生给我打了几次电话,我又前后去会诊了几次,特别是最后该患儿病情好转,转到儿科普通病房时,他们儿科也请我去会诊。

最终,在心外科、ICU、儿科、药剂科临床药学室等多科室医疗团队的共同努力下,这例患儿顺利康复出院。因为该例患儿病情十分罕见,而且是我院"爱助童心"活动的受助者,心外科发新闻稿感谢了参加会诊的科室,当听到"临床药师"四个字出现在医院的广播里时,心里充满了喜悦。看见小家伙顺利地康复出院,我感觉到了医务工作者的伟大,领悟到了自己作为一名临床药师的真正价值。

点 评

　　临床药师参与临床会诊,对临床药师既是机遇又是挑战。为迅速提高临床药师实际工作能力,提升在医疗团队中的地位,临床药师应尽可能多地参与临床会诊,充分的利用自身对药理学、药代动力学等相关专业知识熟悉的特点,从分析临床用药的疗效、药物相互作用、不良反应等方面入手,根据患者病情,提供合理用药方案。本文"小药师"的亲身经历也多少说明了这一点。

　　　　　　　　　　　　　　　　　　　　　　　　　　(付秀娟)

2013年3月1日　星期五,晴有风

你带药品说明书了吗?

◎ 李朵璐　郑州大学第一附属医院

　　会议室里气氛略显紧张,桌旁围坐着来自肿瘤内科、护理部、妇科的专家和医务处的有关领导。一位年轻的护士眉头紧锁地坐在大家中间,低着头不安地摆弄着手指。上午的这场会议是我成为肿瘤科临床药师半年来的第一次院内会诊。我静静地坐在桌子的一角,翻看着手中的会诊资料。

　　这是一次护士在对患者进行药物膀胱灌注时的操作失误。患者为未婚年轻女性,因膀胱癌行吡柔比星膀胱灌注时,由于护士操作失误,误将药物灌入了患者阴道内。虽经护士多次清洗,但是患者始终认为会导致今后不能生育或生殖毒性。在患者及家属还未将这一矛盾升级前,我们进行了这次会诊。

　　"你是药学部的吗?"医务处领导的问话把我的思绪拉回了现场。

　　"是。"我忙回应。

　　"你带药品说明书了吗?"领导问到。

　　"哦……没带。"我迟疑地答道。

　　"没带?!"领导听罢眉头拧成一团,"你没带说明书怎么参加会诊? 这个吡柔比星你明白吗? 知道有关它的具体内容吗?"

　　我顿时明白了领导的顾虑。我并没有急于正面回答。

　　"我想先从前面几位老师的分析谈起,"我平静地说,"刚才护理部的老师谈到在发生药物误灌的同时,护士就立即意识到了操作失误,并立刻让患者采用立式排出药液,同时多次清洗,前后不超过3分钟。根据这一事实,我判断基本不会影响患者的生育功能。根据药物药代动力学特点,局部给药时,药物从黏膜吸收入血液循环是需要一定时间的,并且要在体内达到毒性反应需要较高的血药浓度。"

　　"为什么不提倡抗菌药物的局部使用,"我继续说,"就是因为通过这种给药方式,药物在体内达不到有效血药浓度,反而会诱导耐药。根据这位患者的情况,如果当时抽取血样,应该根本测不到吡柔比星在血液中的浓度,又何谈

会引起生殖毒性呢？"

"另外，妇科的老师谈到，在事发后对患者的检查中发现，患者的处女膜这道生理屏障阻挡了药物进一步进入生殖系统。但是吡柔比星这个药物在临床使用时是属于刺激性较强的药物……"

"对，我们称之为发泡性药物。"一旁的肿瘤科大夫补充道。

"是的。"我接着说道，"对于这类高危药品的使用，我们药学部有责任加强病区宣传，特别是针对年轻护士在使用中的注意事项的宣教，协助临床避免再次发生这种情况。这次妇科检查患者局部黏膜没有明显损伤确实是万幸的，即使经过鉴定有轻微损伤，那问题也仅局限于此，不会有更深远的不良影响。"

一番话后，那位年轻护士逐渐放松下来，不安拧动的手指也安静地放在了桌面上。

"好。今天会诊大家讲得都很好，尤其是药学部老师从药理学角度专业的分析，小周你认真记一下。"医务处领导在做总结发言，"我们不怕患者有意见，有时这些顾虑也是可以理解的，关键是要用科学的知识打消他们的顾虑……"

透过会议室的窗户，我看到一抹血红的夕阳在几缕白云的掩映下也柔和了许多，我突然觉得心头一阵轻松。在医患关系日趋紧张的今天，我们临床药师不应该只是药品说明书的替代品，如果我们利用专业知识成为缓解医患矛盾的纽带，将会带来远远超越说明书本身的社会价值。

📖 点 评

临床药师如何充分利用自身掌握的药学知识和专业特长，寻找一切可以开展药学服务工作的切入点，决定了能否在临床实践中真正找到自身的位置。本文作者具有良好的工作心态，在会诊工作中能冷静思考并总结分析，把自己丰富的专业知识内涵展现给临床，让临床感受到药师的作用绝非成为药品说明书的替代品，从而获得了治疗团队的尊重。　　　（郭玉金）

2014 年 2 月 10 日　星期一，晴

危急值的背后

◎ 李骞　昆明医科大学第一附属医院

今天，儿科一个急性淋巴细胞白血病的患儿引起了我的注意。该患儿在接受甲氨蝶呤治疗后 24 小时血药浓度为 43.2μmol/ml，42 小时的血药浓度为 5.22μmol/ml，68 小时的血药浓度为 3.12μmol/ml，92 小时的血药浓度为 1.58μmol/ml，这些时段的浓度都远远超出了正常血药浓度范围，但患儿是按 $3g/m^2$ 的正常剂量进行用药的，跟临床报告了危急值后，我在想他的情况是不是和王先生类似呢？

还记得 2013 年 11 月 15 日那天早上我收到一个外院送的甲氨蝶呤血样。患者王先生，32 岁，家属告知的抽血时间为用药后 42 小时，同时王先生觉得最近腹部不适。中午检测结果出来后血药浓度值大于 72.00μmol/ml，远远超出了正常值 1.00μmol/ml。11 月 18 日，患者家属再次送来血样并告知患者出现严重毒副反应，检测后其 86 小时结果为 48.24μmol/ml，依然是远远高出正常值。

连续两次检测到患者超高的甲氨蝶呤血药浓度也让我对其产生的原因非常疑惑。我首先去询问了家属患者的用药情况，但是患者家属并不了解患者的用药情况。患者是在同市的一家三甲医院住院治疗，所以我也初步排除了超剂量用药的可能，而且王先生的用药中也没有存在药物相互作用的情况，这时我脑海中突然蹦出一个念头，会不会是患者代谢甲氨蝶呤的基因发生了突变，所以导致患者甲氨蝶呤的体内清除率降低？于是我马上去查阅文献，果然发现 MTHFR 基因 677C>T 和 1298A>C 突变会导致甲氨蝶呤体内代谢的减慢。正好我们实验室有检测这两个突变位点的引物和内切酶，我就将患者的血提取 DNA 后进行酶切分型，在提取 DNA 的过程中，我就发现患者的白细胞非常少，这也说明患者正在经受着严重的副作用。基因分型结果出来后，患者基因型为 677CT 和 1298AA，其携带着一个可以降低甲氨蝶呤代谢的 677T 等位基因。问题显而易见，这个等位基因可能导致患者甲氨蝶呤代谢减慢，造成血药浓度过高和毒副作用增加。

于是我对今天这个患儿也进行了 MTHFR 基因的分型,结果在意料之中——患儿基因型为 677CT 和 1298AA,这个结果和王先生的完全一样,都是携带了 677T 等位基因。两个患者只携带了一个导致代谢减慢的等位基因就造成血药浓度升高得这么厉害,很难想象如果两个位点都是突变纯合子的患者在使用甲氨蝶呤后血药浓度会是什么样的情况。同时我也在想如果医生在使用甲氨蝶呤前对患者进行基因分型,降低高危患者的剂量,这样的话是否可以避免毒副作用的产生? 答案应该是肯定的,这也是今后的一个发展方向吧。

　　通过这两个患者的检测,我在想对于这些具有严重毒副作用的药,医生在用药前有必要对患者的相关基因位点进行检测来决定首次剂量或是否用药,这也是药物基因组学要解决的问题,让我们想象下药物基因组学的应用前景吧:医生在使用卡马西平、华法林、甲氨蝶呤、PPIs、免疫抑制剂等药物时,都先对患者进行一个相关位点的基因分型,根据分型结果来对患者的用药进行调整以达到最佳治疗效果。也许在不久的将来就可以在全国的医院实现这一目标,但是现阶段我们还是需要对药物基因组学的临床应用进行推广和验证。路漫漫其修远兮,吾将上下而求索!

点　评

　　美国开启了临床药物基因组学时代,目前 FDA 已批准了 180 多个需要基因信息指导才能准确治疗的药物。本文作者给我们描绘了一幅药物基因组学的美好蓝图:根据患者的基因特征或治疗过程中的体内药物浓度,预测某种药物治疗的疗效或毒副作用,再针对个体的特点采取准确的个体化治疗方案,对预期疗效不好或产生严重不良反应的患者调整剂量或换用其他药物治疗,这是 21 世纪个体化医学发展的主要方向,医生"因人而异、量体裁衣",不再"千人一方",患者也将受益匪浅。　　　　　(张　峻)

2012年11月9日 星期五,阴转小雨

小药师,大成绩

◎ 方 伟 重庆三峡中心医院

天空阴沉沉的,临上班时,又下起了渐渐沥沥的小雨,我的心情似乎也蒙上了一层灰色:"上午又是例行查房,像个小跟班似的跟在医生后面,没劲透了!"

但是,终归是要工作的。于是,换上白大褂后我就踱着不紧不慢的步子来到所负责的病区。刚踏上血液风湿病科的领地,一名中年妇女就跑过来拉着我的手,连声道:"方老师,谢谢你,谢谢你,这次我妹妹多亏了你!我们今天准备出院了,感谢你这些天的关照!"我定睛一看,这不是20床的家属吗?她的脸因为兴奋而发红,与一周前相比简直判若两人。我的思绪也不禁飘到了一周前的清晨。

电梯刚在血液风湿病科的楼层停靠,我就被一阵号啕大哭所震动。循着哭声望去,她正晃着李医生的手臂:"医生,我妹妹真的没救了吗?你帮我们想想办法,再想想办法啊,她才28岁啊!"她的声音因痛苦而阵阵颤抖,她的眼神因不甘心而显得凌乱。20床的家属怎么了,这是怎么回事?这位诊断为"系统性红斑狼疮,狼疮肾炎"的患者病情不是逐日在缓解吗?昨天早上查房时,患者一般情况都较好,疲乏无力及关节疼痛也明显好转。今天这是怎么了?原来,患者从昨晚开始出现胡言乱语、精神错乱症状,管床的李医生看过后,向家属交代:患者可能病情进展,出现了狼疮脑病的征兆,随时可能出现不测。今晨,患者精神症状仍无改善,似乎有加重趋势,因此李医生再次向患者家属交代病情,让家属做好心理准备。我看着患者家属那痛苦的表情和无助的眼神,为人最原始的善良与同情在心中涌动:"如果我能为她做点什么该多好啊!可是,我一个小药师,医生都无能为力,我能做些什么呢?"带着复杂的心情,我开始翻阅患者用药记录、入院前后的各项检查指标。患者入院后给予静滴甲泼尼龙 40mg ivgtt qd、环磷酰胺 0.2mg ivgtt qw、胸腺五肽 2mg ivgtt qd、复合辅酶 0.2mg ivgtt qd、美洛昔康分散片 10mg po qd 等治疗已 5 天,各项指标显示病情在控制之中,且症状、体征逐日好转,怎么第 6 天就突然就进展为狼疮

脑病？我百思不得其解。这时，患者家属又来医生办公室要求办理出院，她显得苍白而无力："医生，我们还是趁现在出院吧，妹妹之前提到过很想孩子，我们是山里面的，我想赶在她离开前让她看看自己的孩子！"此时，我感觉到似乎有种无形的压力，大脑开始飞速旋转："患者目前状况会不会不是病情发展所致呢？所用的药物中甲泼尼龙会导致类固醇性精神病，它会不会是罪魁祸首呢？"结合患者目前情况，我大胆向医生说明了我的想法，并建议将甲泼尼龙改为口服并将剂量减半。医生与家属沟通后，抱着试探的心理采纳了我的建议。减量后的第二天，患者精神症状明显好转，后完全消失。

所以，现在就出现了道谢的一幕。此刻，我感觉到一种从未有过的成就感：原来小药师也可以有大成绩！这成绩，虽不惊天地、泣鬼神，但能够让放弃治疗的患者重获合理、安全治疗的机会，提高其生活质量，在我眼里可谓大也！所以，今天必须记录一笔，因为正是在诸如此类也许微不足道的药学监护过程中，我体会到了学习的快乐、成长的快乐！它将激励着我不断向前，再向前！

窗外，仍然细雨霏霏，但我的心已经瞬间晴朗起来。

点 评

细节决定成败。本文中看似简单的一个用药剂量的调整消除了甲泼尼龙引起的精神紊乱症状，使患者获得了好的转归，体现出了临床药师的专业价值，树立了在临床开展工作的信心，作者也从中收获到工作带给自己的愉悦，帮助别人带给自己的快乐。

（郭玉金）

2007 年 5 月 11 日　星期五，晴

信佛的老太太

◎ **畅晓光**　平顶山市第二人民医院

今日上班来得早，在主任查房前我把昨天几个重点患者的血压量了一下，做到心中有数。在量血压时，前天新入院的 34 床患者老太太操着浓浓的家乡口音问我："闺女，来得这么早啊，吃饭没？"我微笑着点点头，因为是老乡，内心也多了些亲近感，仔细观察老太太：面色红润、皮肤光滑，和我们在心内科常见的患者的面色青黄、口唇紫绀形成了巨大的反差，血压 116/82mmHg。在收袖带时我笑着问："阿姨，昨晚睡得好吗？"

"还算中吧，我还是老觉得头晕，闺女，你和朱主任说说给我加点治头晕的药吧，我只要不头晕，哪儿都是好的，根本都不用住院。"

患者入院记录显示既往无高血压、冠心病、糖尿病病史，此次入院主因反复心悸、胸闷 3 个月入住，入院测血压 140/78mmHg，故收入心内科，入院后几次测血压均正常。患者女儿称母亲信佛，常年吃素，平素体健，此次入院给予卡托普利、阿司匹林肠溶片口服，灯盏花素针静滴，但最主要的头晕症状尚未解决，今天查房后大家凑在电脑旁改医嘱时都在讨论 34 床的血压正常、但存在眩晕的问题，有人建议进一步做核磁检查。我向医生建议可先选择倍他司汀片口服，因其有扩张毛细血管的作用，能增加脑血流量及内耳血流量，用于治疗老年人常见的椎 - 基底动脉供血不足所致的眩晕发作，且价格便宜。此建议被采纳。

后记：患者中午口服倍他司汀片，次日晨查房诉头晕明显减轻，五日后出院。

这件事给我的体会是：临床药师在初下临床时往往面临巨大的挫败感：怎么我知道的人家医师都知道，我不知道的人家医师也知道呢？这时寻找查房切入点显得尤为重要，我们药师也有自己的强项啊，较之专科医生而言，药师的药物知识较全面，专科医师在专科范围内的药物知识可能强于药师，而在其非专科药物领域内，药师可积极提供用药建议，协助制定给药方案。

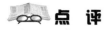点　评

这位药师很好地诠释了如何发挥其药学专业特长，在药物治疗方面协助专科医师开展工作，在临床药物治疗上形成互补。临床药师可在非专科药物治疗中发挥更大的作用，这是我们在临床实践中找到的一个很好的切入点。

（吴玉波）

2013 年 9 月 11 日　星期三,晴

一次成功的用药干预

◎ **贾亮亮**　宜昌市第一人民医院

　　不知不觉进入 ICU 学习已经有小半年了,时间过得真快啊。今天我还是一如既往地在早上 8 点来到病房参与查房。护士交班的时候我突然发现 5 床昨晚来了一个 3 岁的小女孩,因为颅咽管瘤术后电解质紊乱被送入 ICU 进行监护治疗。由于患者总是主诉口渴,在静脉补液的同时给患者口服了大量的白开水,患者昨天的出量达到 9000ml。由于正常成人一日的出量在 1000～2000ml,而这么小的患者,体表面积那么小,她的出量竟然达到 9000ml,这引起了我的注意。

　　查房结束后我翻阅了患者的病程记录。患者为颅咽管瘤术后,血钠高,考虑到患者开颅术后为脑水肿高发期,给予了氢化可的松抗炎治疗。在我的记忆中,氢化可的松水钠潴留的作用较强,对于该患者不利于电解质平衡的调整以及出入量的控制。但是我又不太确定我的想法是不是正确的。查房结束回到办公室后我翻阅了一些资料,发现在《糖皮质激素类药物临床应用指导原则(2011 版)》中有关于糖皮质激素效价及钠潴留的比较,这进一步证实了我自己的想法,我拿着资料找到了当天的管床医生,很客气地对医生说:"陈大夫,我翻阅了一些资料,看见上面说氢化可的松作为一个短效的糖皮质激素,它的水钠潴留的作用还是相对比较强的,您看 5 床这个患者血钠本身就很高,使用氢化可的松会不会不利于血钠的控制,您看换成抗炎作用更强但是水钠潴留较弱的地塞米松行不行?"陈医生翻看了一下我准备的资料,想了一下对我说:"我确实没考虑到这一点,多谢你的提醒,我这就去改医嘱,谢谢了。"我听后,心里一种自豪感油然而生,我觉得我得到了医生的认可和尊敬,发挥了我的价值。

　　这件事给了我继续努力学习的动力,激励着我继续奋发图强,向着作为一名优秀的临床药师的目标奋斗。

附：

常用糖皮质激素类药物比较

类别	药物	对糖皮质激素受体的亲和力	水盐代谢（比值）	糖代谢（比值）	抗炎作用（比值）	等效剂量（mg）	血浆半衰期（min）	作用持续时间（h）
短效	氢化可的松	1.00	1.0	1.0	1.0	20.00	90	8 ~ 12
	可的松	0.01	0.8	0.8	0.8	25.00	30	8 ~ 12
中效	泼尼松	0.05	0.8	4.0	3.5	5.00	60	12 ~ 36
	泼尼松龙	2.20	0.8	4.0	4.0	5.00	200	12 ~ 36
	甲泼尼龙	11.90	0.5	5.0	5.0	4.00	180	12 ~ 36
	曲安西龙	1.90	0	5.0	5.0	4.00	>200	12 ~ 36
长效	地塞米松	7.10	0	20.0 ~ 30.0	30.0	0.75	100 ~ 300	36 ~ 54
	倍他米松	5.40	0	20.0 ~ 30.0	25.0 ~ 35.0	0.60	100 ~ 300	36 ~ 54

注：表中水盐代谢、糖代谢、抗炎作用的比值均以氢化可的松为 1 计；等效剂量以氢化可的松为标准计

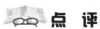 **点 评**

　　本文作者依据对《糖皮质激素类药物临床应用指导原则（2011 版）》中每种药物对盐、糖代谢的影响及抗炎作用、作用持续时间的差异的了解，结合临床遇到的实际问题，及时建议医生调整治疗方案，发挥了药师的价值。很好！
　　　　　　　　　　　　　　　　　　　　　　　　　　　　　　　　　　（付秀娟）

2013 年 11 月 26 日　星期二，晴

一次难忘的会诊经历

◎ 何　瑾　昆明医科大学第一附属医院

　　早上正查房时手机突然响了，是微创神经外科医生打的电话："何老师，可不可以来帮我们来看一下之前你会诊的那个 23 床的患者，患者现在病情已经好多了，可是抗菌药物已经用了一周了，我们不确定是否需要继续用药，如果用，还要用多久？"我回答道："好的，没问题，我查完房就过来。"

　　在去微创神经外科的路上，我的脑海中不禁浮现出一周以前的一幕……

　　还记得那天上午刚查完房，忽然接到微创神经外科要求临床药师急会诊的电话。查看患者的病史资料后，我开始梳理相关信息：患者，男，70 岁，诊断明确，为闭合性颅脑外伤合并肺部感染，住院已 1 周，期间给予了积极的对症处理，但患者一直处于浅昏迷，病情危重，肺部感染控制不佳。两次痰培养结果提示：肺炎克雷伯菌（产碳青霉烯酶可能），仅对四环素敏感，对头孢菌素类、碳青霉烯类、氨基糖苷类、喹诺酮类均耐药。看到这样的药敏结果，一个棘手的问题摆在我眼前：患者下一步抗感染治疗方案怎么制订。目前患者用美罗培南抗感染治疗，显然，治疗效果不佳，而对于泛耐药肺炎克雷伯菌，现有抗菌药物中，体外药效学资料显示只有多黏菌素类和替加环素有较好抗菌活性，然而多黏菌素类药物副作用大，国内已经停产；替加环素有关治疗的研究结果报道的非常少，并且我们医院目前也没有这个药。

　　该如何抉择呢？我陷入了沉思。一方面是患者家属焦急万分的面容，另一方面是医生的信任和期许的眼神。一纸会诊单不仅代表了我们和医生之间的业务合作，也蕴含着彼此间的信任。如果不调整治疗方案，患者可能不会有任何好转，甚至有生命危险；而如果调整用药后达不到预期的治疗效果，也有可能耽误治疗并失信于医生。经深思熟虑后，我决定两害相权取其轻，两利相权取其重，建议给予患者加用我们医院现有的一个半合成四环素类的药——多西环素，联合美罗培南抗感染治疗，并复查痰培养、血培养，监测肝肾功能，主管医生毫不犹豫地采纳了我的建议。我怀着忐忑的心每天都在监护患者的

病情变化，直到两天后，看到病程记录中患者的病情在好转，我悬着的一颗心终于放了下来。

到了病房后，我看到患者正躺在病床上，生命体征平稳，神志清楚，能够自主睁眼，自主活动，心里感到很欣慰。我交代了患者及家属一些注意事项，并为医生提供了后续的抗菌药物治疗方案。

通过这次会诊，我深深地体会到，要想取得医生的认可，临床药师制订的给药方案需取得疗效和经得起临床的检验。只有这样，医生遇到危重病例时才会想到请临床药师会诊，临床药师的水平才能在实践中不断提高。想到这里，我忽然觉得自己肩上的担子更重了，只有不断提高自己的专业知识水平，才能迎接一次又一次的挑战。

点 评

目前泛耐药肺炎克雷伯菌感染的治疗药物非常有限，据相关研究报道，常用的药物有替加环素、多黏菌素、碳青霉烯类抗菌药物及磷霉素，但多为联合用药，疗效需时日验证，故针对泛耐药肺炎克雷伯菌感染的患者，目前选药局限，治疗方案的制订也成为一大难题。本文中临床药师能利用自己的专业知识，协助临床医生，成功为患者制订了抗感染用药方案，得到了医生的认可，体现了临床药师的价值。 （张　峻）

2013 年 12 月 13 日　星期五,晴

一位特殊的甲亢患者

◎ 柳汝明　昆明医科大学第一附属医院

都说临床药师是医生与患者之间的一道桥梁,作为内分泌科的临床药师,今天经历的一件小事让我再次体会到了这句话的含义。

今天早晨,我按惯例逐一浏览各床新开的医嘱。当浏览到 34 床时,新开的丙硫氧嘧啶引起了我的注意。我清楚地记得此药可能会引起肝功能损害,而这位甲亢患者已合并有肝功能损害。那为何还要使用可能加重肝功能损害的药物呢?

由于医嘱已经开立,若要医生修改,必须有足够的理由。我不敢大意,再次查看丙硫氧嘧啶的说明书及药学工具书。说明书并未提及其肝功能损害,但严重肝功能损害的患者是禁用的;工具书提示其有可能诱发肝功能损害,并指出已有相关文献报道。我立刻查询中国知网,结果检索到数十例丙硫氧嘧啶致肝功能损害的个案报道。为了患者的用药安全,我不敢耽搁,立即到内分泌科与医生沟通,建议停用丙硫氧嘧啶。医生并未反驳我的建议,只是他表示很无奈,说用药前推荐过放射性碘治疗,但患者不愿意。我立即想到患者可能害怕放射性碘治疗的辐射性,而医生又未详细解释,才不愿意接受。于是我说让我去跟患者交流一下,他说没问题。

我来到患者床旁。这是一位中年女性患者,因甲亢大量消耗而显消瘦,但精神却很好。经自我介绍及简单询问饮食睡眠等情况后,我直奔主题说:"您目前有甲亢,常用的治疗方法有口服抗甲状腺药物及放射性碘治疗。"她点头表示已经知道,我接着说:"但检查提示您的肝功能不好,不适合用抗甲状腺药物,为何不试一试放射性碘治疗呢?"她立刻摇头,说:"不行不行,放射性碘会致癌的。"因早有准备,我微笑着说:"放射性碘治疗辐射距离很短,只有 2mm,除了治疗您的甲亢外,不会对身体其他部位造成伤害。另外,目前的研究表明放射性碘治疗不会导致癌症,您不必有这方面的顾虑……"随后我还详细说明了放射性碘治疗的其他特点,并指出丙硫氧嘧啶可能会加重肝功能损害,若果

真加重了肝损害，还得走回头路，再用放射性碘治疗。当然，我没有忘记把最终的选择权留给患者本人，告诉她我只是介绍各种治疗方式的特点，如何选择还得自己拿主意。听我介绍完后，她显得若有所思，说要再考虑考虑。我说没问题，如果还有不明白的地方可以随时找我。

待医生查房再次询问她的意见时，她表示愿意接受放射性碘治疗。医生向我投来赞许的目光，我也报以会心的微笑。我想，有时并非患者不配合，而是沟通不到位；而我们能做的，就是在医患沟通的路上做一位兢兢业业的搭桥者。

点 评

> 临床药师这座桥梁，一头连着医生另一头连着患者，支点是知识和沟通技巧，桥梁是否平稳、坚固还和临床药师是否爱心、是否对待每个患者都像自己的亲人，站在患者的角度去考虑，让患者得到最大的受益有关。关注工作中的每个细节，付出的汗水总会得到回报。　　　　　　　　（张　峻）

用药教育也能化解医疗纠纷

◎ 郑重践　厦门中医院

2012 年 4 月 11 日　星期三,晴

　　今天胸外科转来一个手术纠纷的患者。听说是一个月前做经皮肾镜超声碎石术时误穿了胸腔,治疗了一个月,现在成凝固性血胸了。更要命的是,患者入院时肝功能是正常的,现在却搞出了个肝功能损害! 我马上意识到这是个我应该重点关注的患者。

　　查完房,我立马找来患者的病历。不出所料,3 月 28 日肝功能正常,30日开始使用莫西沙星,4 月 11 日 ALT 128IU/L。不能排除是莫西沙星引起的肝功能损害! 患者有糖尿病,使用莫西沙星也不利于血糖的控制。用什么来替代莫西沙星抗感染呢? 患者目前肺部感染合并尿路感染,哌拉西林他唑巴坦正好可以兼顾。考虑周全后,赶紧把想法报告医生,医生同意下午术后换药看看。

2012 年 4 月 12 日　星期四,晴

　　今早查房,患者的家属又闹上了。原来昨天下午做了凝固性血胸清除术＋纤维板剥脱术,术后雾化治疗不能配合,一直吐。家属强烈要求停止雾化。"停雾化? 回头脓胸就更扯不清楚了。"我心里想。

　　和患者细聊,她告诉我她家在乡下,很少生病,这是她第一次做雾化,而且是在进餐后不久做的。交谈中我发现,家属所说的恶心呕吐,其实是雾化过程中产生的痰液,并非呕吐。加上家属为了让患者尽快康复,雾化时不让把雾化器拿开,反而压得紧紧的,因此患者对雾化非常反感。了解了这些,我对她说:"阿姨,您可能没做过雾化太紧张了,其实雾化的目的就是要把肺里的积血和痰清除出去,所以您大可不必把雾化器压得紧紧的,否则会喘不过气来。相反,您应该及时移开雾化器把痰吐出来。雾化时积血、痰被稀释,出现想吐痰的现象是正常的,而且是好事,如果不咳,我们还希望您主动咳一咳,不好的东西出来了,病才能好得快。刚吃过饭后做容易吐,我一会和护士说一下,我们把雾化时间往后挪挪。全麻胸腔手术后雾化不但副作用小,而且非常重要。雾化效果好,术后康复就快;雾化做不好的,呼吸道残留的积血排出不畅,就容易演变成脓胸。一旦脓胸,不但住院时间延长,而且治疗起来非常棘手,用药时间可能要上月,患者也很痛苦。所以,为了您能尽快康复,雾化您一定要做,而且要好好地做。前面几天尤其重要,如果错过这个最佳时机,可能后面的治疗就会困难重重。当然,咳的时候可能伤口会痛,不敢咳,所以我建议您可以一手按着伤口,看疼痛忍受程度咳。为了病赶快好,您一定要配合我们。一会护士来做雾化,我来教您,不用紧张。"取得了患者的信任后,我跑去找护士商量,将雾化时间挪到餐后1小时。

雾化时间到了,我又耐心地指导她如何雾化,安慰她,并建议她坐起来做雾化,以提高雾化的效果,并教会家属雾化后如何给患者拍背,帮助患者尽快排痰。提醒患者不要怕痛不敢咳,应多主动咳嗽,这样有助于肺内积血尽早排出,这样才不会感染。

很快,患者掌握了要领,很配合地完成了雾化。我也很开心。

2012 年 4 月 17 日　星期二,晴

这几天查房,我发现患者和她的家人怨气没先前那么大了,有什么问题还都喜欢来找我。今早一来就报告了我一个好消息:咳出来的痰不红了! 肝功能回报也正常了! 好开心! 原来充分的用药教育也能化解医疗纠纷! 真希望院领导们也能看到这些,这样我们的临床药学工作就不会阻力重重了。

点　评

　　这个药师在给患者讲解雾化的必要性并教会患者如何做的过程中,又一次证明临床药师在临床参与药物治疗的必要性,医生所管的患者多、很忙,没有时间指导患者,这项工作过去一直由护士承担;临床药师在临床能够帮助患者,得到患者的认可,可以化解医疗纠纷,这对医生、科室和医院都是一件非常好的事情,更重要的是患者得到了好的治疗效果。(吴玉波)

2013 年 12 月 23 日　星期一,晴

有时缺啥补啥并不一定对症

◎ 闫佳佳　中山大学附属第一医院

今天特兴奋,源于轮转心胸外科时遇到的一个很特别的病例,过去的几天里我一直等待着奇迹出现。今日查房时我迫不及待地问 19 床患者"今天星期几""你现在在哪里"等几个定向力问题,得到的答案全对!

该患者男性,55 岁,既往有大量饮酒史,食管癌根治术后、结肠代食管术后 2 月余,并发结肠 - 胃、结肠 - 结肠吻合口瘘,11 月 28 日由静脉营养支持改为鼻胃管流质饮食,11 月 29 日查电解质发现低钠血症,血钠为 126mmol/L,按照补钠量计算公式,给予浓氯化钠注射液稀释后静脉滴注,并嘱患者鼻饲适量淡盐水,每日补钠约 9~15g,复查血钠浓度始终波动在 120~130mmol/L,难以达到正常值。患者自 12 月 14 日下午出现眼球震颤、视物模糊、精神异常,偶有胡言乱语、定向力与记忆力障碍,考虑为低钠血症引起的脑部并发症,但低血钠又难以纠正,医生便咨询我们临床药师有没有更好的补钠方法或药物。带着问题,我查找了许多低钠血症相关的文献,有一篇报道引起我的注意,即"横结肠癌伴肠梗阻术后胃瘫并发 Wernicke 脑病及重度低钠血症",该例患者病情与 19 床患者极其相似! 我们立即打印出文献拿给外科医生参考,而此时患者头颅 MRI 提示"中央髓鞘溶解的可能"。刚好请到神经内科医生会诊,我们表明观点后,神经内科医生亦认为脑桥中央髓鞘溶解症是由低钠血症及过快或过度纠正低钠血症引起的,且多与 Wernicke 脑病并存,二者多发生于慢性乙醇中毒、胃肠道术后及长期静脉营养等致营养不良者,而 Wernicke 脑病主要原因是维生素 B_1 缺乏,在该患者单纯补钠无法纠正低钠血症的情况下不排除 Wernicke 脑病,可以考虑加用 B 族维生素。于是,18 日开始每日给予患者肌内注射维生素 B_1 200mg,每日一次,同时口服复合维生素 B_2 粒,每天 3 次,以补充其他 B 族维生素,药师建议在维生素 B 治疗前避免使用大量的葡萄糖与肾上腺皮质激素,予以采纳。20 日患者精神有所好转,胡言乱语明显减少,眼球已无震颤,视物正常,此时复查血钠为 134mmol/L,接近正常值;今日患者

已无意识障碍，无胡言乱语，时间与空间定向力也恢复正常，最后复查血钠结果为 141mmol/L，病情已明显好转。

这次参与患者治疗并取得成功的案例使我深深地体会到，临床药师要想得到医生与患者的肯定，就应该凡事用心去做，下功夫广泛涉猎知识、积累经验、提升自己，在关键时刻发挥作用，才能够成为临床医生真正的重要合作伙伴。

📖 点 评

这是临床药师与临床医生作为一个医疗团队成功救治患者的一个很好案例，说明临床药师参与到临床治疗中能够提高治疗效果，可以与医生共同为患者的治疗负责。 （吴玉波）

2013 年 11 月 5 日　星期二，晴

与医生的一次"PK"

◎ 姚　瑶　第三军医大学第二附属医院

9：50 刚忙完手边的杂事，准备浏览一下近期重点监护的患者："25 床今天的尿量增加了吗，135 床用过加巴喷丁后瘙痒是否有缓解……"我一边想着一边打开电脑。此时，手机响了，是平时对我工作支持颇多的二线 Z 医生。电话接通后，传来 Z 医生劈头盖脸的问话："小姚，现在你在病房吗？""今天我们室有其他的任务安排，还没来得及去病房。有什么事情吗？"我答道，已经听出对方来者不善。

"22 床的一个透析怀疑导管相关性感染的患者，听说昨天是你在会诊，建议初始用万古霉素和庆大霉素，对吗？"

22 床是颈内静脉穿刺长期行血液透析的患者，这次因为怀疑导管相关性感染入院，因为静脉通路有限，临床考虑最好能保留导管。经管医生的确打电话咨询过我，问这样的患者一般如何选用抗菌药物。我按照常规建议送培养，并且由于想要保留导管，抗感染方案建议早期广覆盖，药敏结果回报后再针对病原菌用药，因此建议经验给予万古霉素和庆大霉素覆盖阳性菌和阴性菌。确有其事，我如实回答"是"。

"万古霉素和庆大霉素都是从肾脏排泄的，对肾脏有明确的副作用，在我们肾内科基本属于禁忌，何况你还是两种联用。而且这个患者现在只是怀疑感染。今天交班会上，这个治疗方案几乎引起了全科医生的质疑，你怎么可以推荐这样的治疗方案呢，太冒进了！"Z 医生不无生气说道。

对方火气不小，又是老资历，我只好诚恳的说道："Z 医生，首先，我要承认错误，没有事先向您先汇报，不过，我这样建议是有指南依据的……"

不等我说完，Z 医生接着说："小姚，不要把书上的东西全部照搬到临床，你还年轻，胆子大，如果这个患者出现了问题怎么办？我打电话就是想告诉你临床比你想象的复杂，用药都是小心了再小心，今后你还要好好积累。"

对方正在气头上，我的理由在电话里一时也说不清，因此，也放弃了在电

话里解释的打算。挂上电话后，我在心里盘算，临床医师对药师心存芥蒂、怀疑药师的专业性对我们非常不利，必须当面把事情解释清楚，否则今后的工作举步维艰。

我稍微准备了一下谈话思路，来到Z医生的办公室，见其稍有空闲，我开门见山说道："Z医生，因为我的治疗建议引起交班会上这么大的争议，还让您受到其他医师的质疑，我必须当面来向您负荆请罪。"

"嗨，这倒不用，我也只是提醒你，今后要更加谨慎。"Z医生说，语气已经有所缓和。

"不，我应该过来当面向您承认错误。第一，在提出这样一个治疗建议之前，没能充分与您沟通；第二，也的确忽略了这个患者感染证据不甚充分的事实，上这个方案可能冒进了。"我诚心诚意说道。

"是嘛，你想想，这个患者基础情况本来就不好，如果用药之后出现什么情况，家属闹起来，说我们用药有问题该怎么解决？"Z医生语重心长地说，对我良好的认错态度表示满意。

"不过，我这样建议也是有理由的，咱们肾内科之前一个导管相关性感染的患者，使用万古霉素联合庆大霉素治疗六周，也是个老年患者，治疗效果很好，也没有观察到副作用的发生。"

我知道，临床对这个治疗方案哗然最主要的原因是他们认为肾病患者不能使用肾毒性的药物，所以必须用实例动摇他们这个看法。果然，听我如此说，她表现得很感兴趣，我在电脑上调出病历和医嘱，向其确认像万古霉素和庆大霉素这种肾毒性远播在外的药物并非不能用。

我接着说："对于尿毒症患者，已经不需要考虑肾毒性的问题，只需要考虑蓄积后对其他系统的影响，国外对这种患者有推荐剂量，我也是参照国外的数据，根据患者公斤体重调整的。"

Z医生说道："你去查一下国外的文献，看有没有一些试验数据，看看国际上都是怎么用的。"

我接过话说："其实，虽然国内没有相关资料，国外却有很多这方面的数据，美国IDSA发布的导管相关性感染指南有一部分专门针对透析导管感染，对药物选择、剂量调整等等都做了详尽的建议：对怀疑导管相关性感染的患者，要经验性覆盖阴性菌和阳性菌。此外，病原菌以葡萄球菌为主，尤其是表葡菌和金葡菌。目前，我们医院MRSA超过50%，MRSE更是超过了80%，常规的β-内酰胺类抗生素对它们都没效果，我统计了过去1年肾内血培养结果，与全院水平一致，也与国外葡萄球菌的耐药情况一致。回来说这个患者，当时考虑保留导管，我就做了这样一个看似激进的建议。"

Z医生表现得很感兴趣，坦言道："其实对抗感染这一块儿，我们内科医师的确不在行，你把你刚才说的那些资料也发给我一份，我也借这个机会学习一下。下次咱们科内学习时，你就为大家讲这个题目，把各种证据和我们医院的情况都整理一下，再举几个例子，让我们科的人都好好学习学习！"

医生和药师就这一治疗分歧基本达成了共识，离开Z医生的办公室，我沉思良久，虽然最后取得了医生的认同，但这件事给我的教训不可谓不深：从理论知识到临床还有很长的路，这其中不仅需要考虑患者疾病状态，还要考虑到医师的用药习惯以及大的医疗环境。可以预见到，即使通过讲课，临床医师也不会完全按照指南用药，跨度太大，他们固有的用药习惯难以在一朝一夕扭转，但起码，可以给他们提供一个可供参考的可能性，至少不再视这些肾毒性药物为禁忌；而作为药师，我们也需要在一定空间上与医师达成共识，毕竟，我们引以为法宝的各种循证医学证据只能作为临床用药参考，临床具体用药还要考虑的东西有太多。作为年轻的药师，前面没有很多经验丰富的前辈领航，很多时候都需要我们自己在临床开辟疆土。同时，我们面临的另外一个挑战是怎么在本已固化的治疗团队格局中嵌入我们的身影，润物细无声地影响临床用药，与医师护士为同一个目标努力，而不是让对方觉得药师的介入是监管、是挑错。周全的考虑与审慎的工作态度在我们今后的工作中应时刻铭记于心。

点 评

临床药师初下临床，与医生沟通成为首要而必须的任务，有时甚至超过专业知识本身，良好的沟通有时会事半功倍。作者为我们提供了一个这样的很好的例子，通过事后与医生良好的沟通，达到解释用药原因、缓和矛盾的目的，也从中汲取了经验，专业性也很强。

（杨 勇）

2013 年 4 月 10 日　　星期三，晴

直面挑战，抓住机遇

◎ 钱懿轶　昆明医科大学第一附属医院

"痛风是我们心内科患者常常合并的疾病，但心内科的医生在处理痛风急性发作的患者时，常常有一个用药误区——立即用上抗痛风药苯溴马隆和别嘌醇，因为这会引起痛风的加剧……"，今早心内科的主治医师蔡博士在查房一位痛风患者时，对一旁的进修、实习的医生认真地讲述着，听着他的话，我的思绪一下子回到了 6 年前。

那是我第一次跟随蔡博士查房，心里倍感压力，不止是因为蔡博士治学严谨、学识渊博，更因为在我入科的第一天，他曾经对我说："临床药师？你们就在药房好了，这里不需要你们。"语气中带有不解和一丝轻视。当查房到一个痛风急性发作的患者时，我看到医嘱单上已经为患者开具了别嘌醇片和苯溴马隆片。我清楚地记得，苯溴马隆片在痛风急性期时，随着组织中尿酸的溶出，有可能加重病症，别嘌醇也可促使尿酸结晶溶解从而加重痛风症状，所以这个患者在痛风急性发作期是不能使用这两个药物的。如果我向蔡博士提出这个问题，他会接纳并修改患者的治疗方案吗？

怀揣着一丝胆怯，我终于在查房结束后，单独跟蔡博士小心地提出了这个问题，听完我对这个问题的阐述和解释后，蔡博士警惕地说："我们常年都是这样用的，患者的痛风也都逐渐缓解了，没出现过什么问题，而且心内科的患者常常需要用到利尿剂，痛风急性发作更是不可避免的，临床不是像你们想得那么简单，患者都不可能按照你们教科书上写的那样去生病，所以要灵活处理问题。"给人一种不可违抗的权威，把我震慑得一句话都说不出。我觉得十分委屈，开始沮丧和后悔，早知道就不跟他这么建议了，碰了一鼻子灰，但就这么轻易放弃吗？我不甘心。

于是，我从药房找了两个药品的说明书，将禁忌证一栏用红笔标注，并查阅了相关指南和文献，尝试着为这一个痛风急性发作的患者重新制订了痛风急性发作的治疗方案。当天下午，抱着再次被蔡博士否定的忐忑心情，我来到

了病房。当翻开这个患者的医嘱后，我惊讶地发现，医嘱已经被修改了，患者停用了苯溴马隆片和别嘌醇片，已经改为了碳酸氢钠片和秋水仙碱片，抬头正好见蔡博士经过，还没等我开口，他便说："明早要跟我们一起查房啊!"说罢急匆匆去抢救患者了，我再一次被他180度转弯的态度惊得说不出话来。

"小钱，你给大家讲一下，为什么痛风急性发作期的患者不能用抗痛风药，这类患者又该怎么用药。"蔡博士的提问打断了我的思绪，于是，我开始给进修、实习医生们讲述，看他们都拿着小本子低头快速地记着笔记，还有蔡博士眼里一丝赞许的目光，我心里充满了被医疗团队接纳和肯定的喜悦与成就感。

做了心内科临床药师快8年，直到今天，那次从被否定到被接纳的经历时常都会鼓励着我对真理的追求和对专业的坚持。选择了临床药师这份朝气蓬勃的事业，就等于选择了一次又一次的挑战，但这是挑战，更是机遇。我相信总有一天，我和我的临床药师小伙伴们会在机遇与挑战中，成长为一名与医护并肩作战的优秀临床药师!

点 评

　　每一个临床药师的成长道路上都不是铺满了鲜花和赞誉，虽然不一定都是荆棘和堡垒，但付出的汗水和泪水是绝对不会少的。可是不经历风雨怎么见彩虹？无限风光在顶峰，希望我们的临床药师们都有一个美好的未来！
　　　　　　　　　　　　　　　　　　　　　　　　　　　　　（张　峻）

2013 年 10 月 22 日　星期二，多云

做医生的朋友

◎ 张盛敏　泸州市中医医院

今天，仍然接听了好多个电话，有管理部门的、有领导的、有药房的，还有一些是医药公司的。在这些电话中，只有一个电话让我感动让我高兴，那就是我们的内科主任请我接收他传给我的学习资料，并建议我将这些资料整理后发表在《药讯》上面，供全院医生学习。

为什么会感动高兴呢？是因为这位临床科主任已经把我当作他的朋友，当作能和他一起学习、一起进步的合作伙伴。

有这样美好的感觉源于我经常去他们科室走动。记得有一次，该科收治了一位从 ICU 转回的重症肺炎患者，痰培养显示："嗜麦芽单胞菌"与"鲍曼不动杆菌"，上级医师都不在，管床医生征求我的意见，于是我给管床医生进行了如下三点分析：①患者在 ICU 治疗期间使用了"美洛培南"抗感染治疗 1 周，"嗜麦芽单胞菌"对碳青霉烯类抗菌药物天然耐药，有可能为经过美洛培南广谱杀菌以后筛选出的结果；②"鲍曼不动杆菌"在入住 ICU 的患者中常可查出，有可能为定植菌，需要进一步做培养明确；③目前从患者的相关检查结合症状体征来看，肺部感染情况得到控制，因此建议降阶梯治疗，推荐了对嗜麦芽单胞菌敏感的"左氧氟沙星"和对鲍曼不动杆菌作用较强的"头孢哌酮舒巴坦"配伍治疗，同时考虑患者有肾功能不全，左氧氟沙星要减量使用。管床医生执行该治疗方案 6 天后，再次痰培养显示："溶血葡萄球菌"，只对氯霉素、万古霉素、利奈唑胺敏感。征求我的意见，考虑患者从症状体征到相关检查都提示感染在持续好转，建议暂不对"溶血葡萄球菌"进行处理，用药方案从两联改为只用"头孢哌酮舒巴坦"继续治疗，5 天后该患者顺利出院。

渐渐地，该科室的医生和主任都喜欢我去他们科室"串门"，遇到问题，可以相互探讨、各抒己见。当然，我自始至终都把临床医生当作我的服务对象、朋友兼老师，而不是我的"指导"对象、质控处罚对象。在和他们的交往中，我体会到了临床的不易与付出，而我也不遗余力为他们提供与药物相关的所有

信息。

我为能在服务临床的过程中收获了知识、收获了友谊而感到无比欣慰。

点 评

一个电话，一份感动，源于临床医生对临床药师工作态度和日常工作的认可。面对技术娴熟、理论功底深厚的医生，临床药师要想获得尊重和认可，必须要付出持续的努力，收获理论和技能水平的同步提高；同时还有对于临床药师自身工作的准确定位。临床药师不是医生的指导者，更不是政策监管的代言人，而应该是医疗团队中的一员；医、护、药通过各自不同的专业视角协同作战，最终实现以患者为中心的全方位服务。　　（郭代红）

2014 年 1 月 15 日　星期三，晴

做医生的左膀右臂

◎ **柳汝明**　昆明医科大学第一附属医院

可怜天下父母心，所有的父母都希望自己的孩子健康成长。但是，有时天不遂人愿。今天，内分泌科住进了一位怀孕 2 个月，又患上 1 型糖尿病的准妈妈。由于妊娠反应大，住院前她每天都经受着剧烈呕吐的折磨，以致发生饥饿性酮症而昏迷过。准爸爸带着哭腔诉说他们结婚 8 年后才怀上宝宝，却因糖尿病的折磨曾在好几家医院辗转住院，这次希望在我们医院得到较好的治疗。听到这些，在场的医护人员在同情之余更感到责任的重大。我们心里都很清楚，大多数药物都不能用到孕妇身上，而这位准妈妈又必须靠药物治疗，否则势必会影响到宝宝的成长，这无疑是一个巨大的挑战。

经讨论后，主管医生给我下达了"任务"——专门负责评估每一个备选药物。其实，不用他说，作为一名临床药师，保证患者的用药安全是我义不容辞的责任。我向主管医生解释了药物的 FDA 妊娠安全性分级标准，并帮助他查询每个备选药物的具体分级。经过充分评估，我们制定了止吐、降糖、补充营养及糖盐补液的治疗方案。事无巨细，大到降糖药，小到营养液，无不经过充分评估，权衡利弊，确保在取得疗效的同时将风险降至最低。例如降糖药物的选择：所有的口服降糖药是禁用于妊娠患者的，且患者呕吐，无法保证药量，因此剩下的选择只有胰岛素。医师很自然地想到临床常用的门冬胰岛素和甘精胰岛素。但我立刻提醒说这两个药物都是胰岛素类似物，目前尚缺乏妊娠患者使用的系统性资料，FDA 妊娠分级为 C 级；而人胰岛素不通过胎盘，对胎儿无影响，妊娠分级为 B 级，更为安全。最终我们决定使用人胰岛素，而否定了胰岛素类似物的治疗方案。

由于对药物妊娠安全性分级更为熟悉，在确定最终方案后，由我负责向患者及家属解释每个药物的利益和风险。我说："你们都知道，是药三分毒。孕妇使用某些药物可能会对宝宝产生一定的影响。"准爸爸显得有些焦急，还没等我说完就接过话茬："会有什么影响啊？我们好不容易有这个娃。""我很理

解您的心情",我接着说:"有些药物在动物试验中发现有副作用,但还没有在人类中得到证实。当然,我们会选择最合适的药物治疗您的爱人。使用每个药物前都会取得您的同意,然后我们才会使用,请您相信并理解我们。"听完后,准妈妈和准爸爸进行了交流,最终同意了我们的治疗方案。查房结束后,医生感叹临床药师是他们的新鲜血液,带给他们新的药学知识的同时也让他们少了很多的顾虑。

落笔之前,我也在想:在临床工作中随时都会遇到一些特殊的患者,有时也会面临巨大的挑战和压力,而协同合作是我们制胜的法宝。希波克拉底誓言 说:"……I will prescribe regimens for the good of my patients according to my ability and my judgement and never do harm to anyone……" 是的,我要竭尽全力,尽我所能,帮助更多的患者走向健康。

点 评

临床药师是医疗团队中的一员,优秀的临床药师是医疗团队中不可或缺的一员,能和医护人员并肩作战,攻克一个个工作中的难题,并能得到患者的认可,这是一种精神,也是一种幸福。

(张 峻)

2013年8月3日　星期五，晴

"红斑狼疮"患者的艰难选择

◎　姚　勤　昆明医科大学第一附属医院

今天，我再次给阿芬打电话，得知她各项指标均转阴并继续服用丙戊酸抗癫痫后，我真为她高兴，同时，也为证实了我当初的判断是对的而高兴。

2个多月前，血药浓度监测实验室测出一名住院患者的丙戊酸血药浓度仅为 $2.6\mu g/ml$（↓），为了解血药浓度如此低的原因，我和同事周老师就去查看这名患者的病历。原来患者阿芬是一名42岁女性，癫痫病史10余年，近5年一直服用丙戊酸钠抗癫痫，因效果欠佳换用卡马西平片，两天后患者开始出现全身皮肤瘀点、瘀斑，并逐渐增多，口腔黏膜出血、溃烂，院外查血常规示 PLT 3×10^9/L，凝血功能正常。入院后医生考虑为血小板减少性紫癜，经尖吻蝮蛇血凝酶、地塞米松、重组白介素Ⅱ治疗，复查 PLT 212×10^9/L。进一步检查发现抗核抗体（ANA）阳性，滴度1：160，斑点型，抗双链 DNA 抗体、抗核小体抗体和抗组蛋白抗体均为阳性，医生诊断为系统性红斑狼疮（SLE）。我想丙戊酸浓度偏低只是因为患者更换卡马西平后停用丙戊酸所致。

但是让我疑惑的是，患者既往无药物及食物过敏史，无口腔溃疡、关节痛、光敏感和发热等病史，在服用卡马西平2天后就出现红斑狼疮样症状，停用卡马西平、使用激素治疗后立即缓解。因此，我们考虑，会不会是卡马西平诱发的红斑狼疮样综合征（DILE）继发血小板减少？已有多篇文献报道此类患者表现为抗双链 DNA 抗体高度阳性，并认为抗双链 DNA 抗体阳性是卡马西平致 DILE 的典型表现。阿芬的 ANA 及抗双链 DNA 抗体均为阳性，卡马西平的"嫌疑"很大，只是已有的报道多为服用卡马西平后数周至数年内发生，这个患者在仅服用2天后就出现了 DILE 属于非常罕见。

因为不能排除是抗癫痫药导致的药源性红斑狼疮，我们建议医生给她换用其他抗癫痫药物治疗，由于卡马西平与苯妥英、拉莫三嗪、苯巴比妥、奥卡西平等具有结构相似性，都属于芳香族化合物，可能产生交叉反应，服用卡马西平发生超敏反应的患者可能在服用上述其他药物时也容易产生同样的不良反应,所以换用左乙拉西坦或继续使用丙戊酸可能更安全;另外,对于与卡马西平结构相似的药物,如三环类抗抑郁药也应避免使用,并在治疗过程中定期行相关检查。

今天阿芬的电话也让我为她一直悬着的心放了下来,看来今后我们应该提醒医生在应用卡马西平时及时关注患者血清学改变,对服用卡马西平的患者出现皮下出血、溃疡等异常表现时,要考虑到 DILE 的可能,行相关检查,以便及时发现和处理这类不良反应,改善预后。

点 评

药品是一把"双刃剑",药源性疾病后果严重,甚至致死致残,所以成为全球关注的问题。卡马西平作为治疗癫痫、躁狂症、双相性精神障碍和三叉神经痛的常用药物,临床使用广泛,价格也相对便宜,但其安全性似乎有点不尽人意,如卡马西平导致的史蒂文斯-约翰逊综合征(SJS)、中毒性表皮坏死松解症(TEN)以及 DILE,因此使用时尤其应该慎重并加强监护。

(张 峻)

2013 年 12 月 17 日　　星期二，多云

"药师，我不疼了"

◎ **卢珊珊**　昆明医科大学第一附属医院

　　今天上午，我正在查看医嘱，电话突然响了起来。我接起电话，电话里第一时间就传出了一个喜悦的声音："卢药师，您好！谢谢您！我不疼了"。在短暂的疑惑过后，我反应过来是昨天出院的那位女患者。

　　昨天上午，我刚上班，也是一阵铃声，是消化内科的刘主任，我赶紧接起电话，"40 床有一位癌痛患者，疼痛控制不好，你能不能去看一下。"我赶紧答应并迅速来到 40 床患者床旁。这是一位中年女性患者，身形消瘦，疼痛面容，可以看出她正在遭受病痛的折磨。经自我介绍及简单询问病情后，我直奔主题说："您目前疼痛一直控制不好，我需要给您做一个疼痛评估，这样对您镇痛药物的使用会有很大的帮助。"她点头表示同意。我首先使用数字分级法进行疼痛程度的量化评估，结果为 5，中度疼痛。紧接着，我应用《简明疼痛评估量表》进行全面评估，得知她目前使用盐酸羟考酮缓释片一次 10mg，即两片，一天 2 次，并希望接受使用方便、成瘾性小的药物控制疼痛。完成这些之后，我迅速拿着评估结果，找到了主管医生，给出了自己的药学意见，并与医生一起初步确定了新的给药方案。为了确保患者的依从性，我再一次来到了患者的床旁。患者一见到我就急切地问："卢药师，我使用的药物最近都不止痛了，是不是换一种啊？还有就是我看说明书这个药有成瘾性，我也不想用它了。"这位患者还记得我是药师，我心里一阵激动，因为一般的患者只要看到穿白大衣的都是统一叫医生的。我立刻微笑着问道："这个止疼药您都是什么时候吃的呢，是早晚准时吃，还是疼的时候才吃？"她回答道："最早是按时吃的，后来不疼了，就不怎么吃了，最近又疼起来，才又按时吃了。"我摇着头说："止痛药需要按时服用才能确保持续的止疼效果。即使不疼了，仍要按时服药，中间不能停药，也不能等到再次疼痛时才吃药。您的疼痛控制不好也与不正确的吃药方法有关啊。"她点点头说："这我明白了。可我这两天都按时服药了，可还是疼啊，尤其是晚上的时候会疼得睡不着觉！"我说："现在的这个剂量已经控制不好您的

疼痛了。结合您的情况需要增加剂量,早晚各增加 5mg,今天就可以加,也就是每次 3 片,而且为了避免您在服药间隔内出现突发痛,医生还给您开了普通吗啡片,痛的时候可以服 5mg,也就是 1 片。"她立刻说:"增加剂量会不会增加成瘾性啊?"我说:"不会的,这个药物是疼痛治疗的常用药物,只要遵医嘱规范使用,成瘾性十分罕见,您放心好了。如果因为怕成瘾不用药,对您反而是有害的。"她接着说:"哦,这下我就放心了,以后我一定会按时服药的,太谢谢你啦。"听着患者的感谢,我感到无比的欣慰,并约定了下午再去看她。

这天下午,我再去查看该患者的时候,发现她主动出院了。怎么办,还没有再次评估她的疼痛情况呢?我灵机一动找到该患者病例中的联系方式,把电话打了过去,结果很令人满意,加药后她白天未再感到疼痛,我一直提着的心也放下了一半,下一步就是看晚上的疼痛能不能很好地控制。今天早上,由于怕影响患者休息,本打算晚一会打电话过去询问一下,没想到患者就主动打了过来。

通过参与这个癌痛患者的镇痛治疗,让我深刻体会到,疼痛会带给患者心理及身体的巨大伤害,疼痛的控制可以明显减轻患者的身心痛苦,提高患者的生活质量,有时也可使患者"如获新生"。虽然目前癌症仍不可治愈,但是我们临床药师并非完全无"用武之地",我们手中还握有镇痛药物这把利剑,只要应用好它,就可以帮患者减少痛苦,同患者一道与癌痛做斗争。

点 评

解除疼痛是基本人权,WHO 一直推行癌痛的规范化治疗,阿片类药物发生医源性成瘾是非常少见的,但是由于历史的原因,患者往往担心成瘾而导致"因噎废食",因此药师应该把握好疼痛治疗这个"切入点",熟悉疼痛的评估及阿片类药物的剂量滴定方法,消除患者的顾虑,与医疗团队一起为患者的"无痛生活"保驾护航。 （张　峻）

2013 年 8 月 15 日　星期四，晴

被冤枉的氢化可的松

◎ **钱懿轶**　昆明医科大学第一附属医院

"叮铃……"，刚结束查房回到办公室，我就听到一阵急促的电话铃声，接起电话，那头传来一个焦急的声音："你好，我们是内分泌科，12 床的患者用氢化可的松后发生了过敏，请尽快派一名临床药师来协助我们一起处理……"，"好的，我们立刻就来，请保存好残留的药物和药品包装。"我一边记录下患者的重要信息，一边回答道。

5 分钟后，我到了病房。这是一个患有 Addison 病的 42 岁中年男性患者，他皮肤黝黑，坐在床旁，精神还不错，正与身旁的妻子聊天，过敏对他并没太大的影响。"这个患者是我们的老病号了，昨天入院后给静滴了氢化可的松后身上就起了皮疹，我们立即停掉氢化可的松不敢用了，给换成了甲强龙，但是氢可对这个患者太重要了，肾上腺危象时需要用来救命的。"主管医生徐主任的语气略带一丝忧虑，"请你帮我们看看，到底是哪个环节出了问题。"就在听她讲述的同时，我已翻看了患者所有的医嘱：用药很简单，除了这一剂氢化可的松，还有补液治疗的糖盐水和电解质。我开始边查看患者的皮疹边问他一些细节问题，患者说："针水打上的时候，我觉得前胸和脖子发痒就用手抓挠了一阵子，针水滴完后，肚皮也开始觉得痒，抓着抓着就发现已经长出了大片的红疹子。"我检查了患者，皮疹遍布前胸、后背、腹部、四肢的皮肤，手指压上去，红色还能退去，好在停药后，皮疹没有再加重和扩散的趋势。

查看完患者，我在心里分析着：从不良反应发生的时间、类型以及停药缓解情况来看，氢化可的松无疑是嫌疑最大的"凶手"，但患者的疾病需要长期使用氢化可的松，且又是我们的老患者，之前用过很多次都好好的，唯独这一次发生了皮疹，这是难以解释的，我们是不是忽略了什么细节和重要的问题？我再次在脑子里搜索着所有的可能性，溶媒、配伍都没有问题，用患者的病理生理状态来解释也显得过于牵强。于是我再次仔细询问患者，是否吃过特别的药物和食物或者接触了什么特别的东西。终于，细心的患者妻子

说："他昨天自己洗碗时用了洗涤剂，上次用洗涤剂不也是身上长了好多疹子吗？"听罢我顿时茅塞顿开，原来，真的有药物之外的细节问题被我们忽略了，洗涤剂中的化学成分有可能导致患者过敏，最重要的是患者既往有过对洗涤剂过敏的情况。

对患者进行了一些交代和嘱咐后，我向徐主任汇报了患者可能是洗涤剂过敏的情况，并让医生可以小心地恢复使用氢化可的松，徐主任听罢，紧锁的眉头有了一丝舒展，如释重负地说："多亏了你，还是你们对药物不良反应的处理更专业呀！"

这一场氢化可的松导致过敏的"冤案"最后终于沉冤得雪，患者又可以继续使用有效又便宜的药物。我回到办公室，还带着兴奋和一丝成就感，在众多的临床不良事件中，很多不一定是药物引起的，临床药师在处理和鉴别的时候，除了按照原则以外，还应更加多一份对用药情况的细心、对病情的关心和对患者的耐心，这将使我们在今后的工作中受益终生。

点 评

> 临床药师要有对患者不一样的"三心"和"二意"，也就是文中所提的细心、关心和耐心以及对患者的诚意和留意，有了这"三心二意"，就会关注细节，而细节决定成败！
> （张　峻）

2013 年 9 月 3 日　星期二，晴

成功预防一起潜在的不良反应

◎　**陈瑞玲**　首都医科大学附属北京天坛医院

　　同往常一样，医嘱审核、参加医生和护士早交班、和医生一起查房、药学查房、对患者进行用药教育（药物的服用时间、用药疗程、注意事项）以及生活方式的教育等、查阅相关专业文献解答咨询问题。通过自己的努力保障患者用药安全，保障患者用药的最大权益，我时常有"健康卫士"般的丝丝小喜悦。同时，肩上担子、自身的责任感也更加重了，尤其是今天的一位患者让我感到临床药师作为医疗团队的一员所肩负的责任。

　　和医生查房过程中，主管医生例行交代下级医生："10 床今天做增强 CT，加开补液医嘱。"我当时没觉得有什么特别的，"加强补液，减少对比剂的肾损害"。医嘱审核时也没有对此提出任何建议。药学查房时与 10 床患者交流的内容还是："今天做增强 CT，检查前后要多饮水。您之前用药没什么不良反应吧？""没有，就是上次眼底检查时晕过去了，后来医生说过敏性休克。""眼底检查过敏？是造影剂过敏？""对，对，造影剂"。"用的什么造影剂？""不知道"。我立即就此问题与医生沟通。医生认为目前的眼底检查所用造影剂通常为荧光素钠，与此次检查所用的碘造影剂属不同类别，不会出现过敏反应。医生的说法似乎很站得住脚，我们不能"因噎废食"。但是，通过检索药品说明书和专业文献得出结论：目前眼底检查通常所用对比剂为荧光素钠和吲哚菁绿，虽非属碘造影剂，但两种制剂中都含有碘成分，碘过敏者禁用。因此，该患者不宜应用碘造影剂作为对比剂进行检查。此后经上级医生同意，采用了其他手段进行诊断性检查。假如没有药学查房，假如没有询问患者过敏史，假如也主观认为两种造影剂不会有交叉过敏反应，假如认为"事不关己"不去"较个真儿"……事后的反思让我更加深刻地意识到：我们不仅要用专业的知识武装自己，参与临床实践，积累临床经验，参与挽救患者，还要有求真求实的精神和为患者的治疗结果负责的责任感。

点 评

　　临床药师是直接服务于患者的药学专业人员，在具备深厚的专业知识和丰富的临床实践经验同时，更需要心细如发、洞察入微，待患者如亲人，才能见微知著，切实为患者负责、为治疗结果负责，使可能发生的药品不良事件得到有效规避。　　　　　　　　　　　　　　　　　（郭代红）

2013 年 5 月 13 日　星期三，晴

初入临床便成了医生的亲密助手

◎ 李　冬　佳木斯大学附属第一医院

经过临床基地的专业培训，在外科实践了一年，收获颇多，使我对临床药师这个职业有了更深一步的认识，自己在临床也逐渐由学习者转变为临床治疗的参与者和服务者。今天是我到感染科下临床的第二周了，这不，紧张与繁忙的一天开始了。

查　房

今天我与副主任一起查房，查到一位患肺炎的老大爷时，家属着急地反映，昨夜患者发热至 38.8℃，值班医生给予复方氨林巴比妥注射液才退热，另外患者的前列腺炎也犯了。副主任给患者查体后与我商量，头孢呋辛已用三天，患者症状未见好转，痰培养阴性，现在又合并前列腺炎，是否需要联合使用依替米星抗感染治疗，还是更换抗菌药物。作为药师，我的意见是更换抗菌药物。因为根据抗菌药物治疗原则，尽量不联合使用抗菌药物。可以选择对肺炎和前列腺炎都有良好效果的哌拉西林他唑巴坦钠，另外应做血液细菌真菌培养。该患者高龄，我为其计算了肌酐清除率为 37.2ml/min，哌拉西林他唑巴坦钠为时间依赖型抗菌药物，故根据肌酐清除率建议给予 2.25g q6h 静脉滴注。医生采纳了我的建议。

用 药 咨 询

这时接到骨外科医生电话，一女性患者，72 岁，高血压、糖尿病病史。现欲行胫腓骨骨折切开复位内固定术，曾有青霉素过敏史，现行头孢唑啉皮试阳性。医生咨询临床药师，是否可以不预防使用抗菌药物。我告知医师因为该患高龄，又有基础疾病，根据抗菌药物指导原则这类患者应使用一代头孢菌素预防感染，但该患头孢菌素过敏，可使用克林霉素预防感染，因为其对表皮葡萄球菌有较好的作用，可达到一类切口预防感染的作用。

用 药 教 育

一新入院患者,老年男性,高热,以往有慢性阻塞性肺疾病,平时使用沙美特罗替卡松吸入剂,入院时发现患者口腔内有白色黏膜。我询问患者使用吸入剂的方法,发现患者在使用后未漱口,因此对患者进行用药教育——沙美特罗替卡松吸入剂含有皮质激素,故使用后必须漱口。医生仅告知患者使用方法和用药剂量,未详细告知患者该药物使用的注意事项,从而导致不良反应的发生,此时临床药师的用药教育就显得非常重要了。

查房、医嘱审核、用药监护、用药教育、会诊、危重病例讨论……在临床中,一天的工作紧张又忙碌,作为临床药师的我通过不断地临床实践,不断地积累临床经验,与临床医师共同肩负起患者合理用药的责任,在抗感染疾病的药物治疗方面发挥药师的有效价值。

点 评

这是一个从事临床工作至少2年以上的临床药师,看他忙碌的一天——查房,与医生一起给患者调整治疗方案;接受药物咨询,帮助临床医生选择预防手术感染的抗菌药物;接待新患者,发现用药存在问题造成的不良反应,及时给予患者正确指导。这是非常充实的一天,从中看出我们的临床药师在临床药物治疗上是大有作为的。 (吴玉波)

对"小艾"的人文关怀

◎ 李 馨 吉林大学第二医院

2014 年 2 月 12 日　星期三,晴

　　春节初三、四开始的那一场寒流还没有过去,今天还是挺冷的。新年伊始,急诊病房就收治了特别多的发热患者,可能和忽冷忽热的天气有关。有病毒感染高热伴全身乏力酸痛的 6 床老太太,有精神矍铄,但瘦弱得只有 70 多斤体质很差的 15 床老爷爷,有长年卧床反复肺部感染,这次以肺脓肿入院的 24 床老爷爷,有糖尿病足的 18 床老爷爷,还有几个 COPD 急性发作的老病号……才上班没两天,急诊病房就收满了各类急重症患者,大多是别的专科都不太爱收的棘手患者。

　　有一位特殊的发热患者 16 床,是一名 37 岁的年轻男性,2 月 9 日以"发热待查"入院。记得前两天查房时初见他,半躺在病床上,吸着氧打着针,中长发、偏瘦体型、中等身高,他的爱人和姐姐陪伴左右。虽然一直高热(已持续 1 周),但一般状态尚可,就是觉得气短。查房时 S 老师(急诊病房带组教授、ICU 专业临床药师带教医师)说:持续高热,肺 CT 看着有磨玻璃影和网格状改变,肺听诊有爆裂音,呼吸困难比较重,考虑为进展迅速的病毒性肺炎。当时心里就想着要重点关注这名患者,会不会是 H7N9 什么的。查完房回到办公室,就仔细地查阅起他的病历和临床资料。

　　患者 2 个月前就开始间断发热、低热伴有盗汗、咳嗽咳白痰,偶有心悸、胸闷、气短,曾就诊于传染病院,给予抗感染及对症治疗后病情一过性好转热退。10 天前无明显诱因出现全身皮疹,给予激素等药物治疗后有所好转。1 周前着凉后再次出现发热,体温最高 39.3℃,后入我院。入院后已经进行了细菌、真菌、结核、非典型病原体、病毒、风湿免疫等一系列检查,给予抗病毒、抗细菌、激素冲击、调节免疫力等治疗。检查回报 WBC 9.5×10^9/L,NE 89.3%,PCT 0.26×10^9/L,血沉 70.0mm,C- 反应蛋白 19.40mg/dl,结核抗体弱阳性,支原体、衣原体、军团菌检查均为阳性。胸部 CT 所见:两肺纹理增多,双肺满布斑片状密度增高影,气管及主支气管通畅,双肺门无明显增大,纵隔内多个淋巴结部分增大。动脉血气:pH 7.48,$PaCO_2$ 31mmHg,PaO_2 53mmHg,Lac 2.1mmol/L,HCO_3- 23.1mmol/L,BE 0.3mmol/L,SPO_2 90%。虽然高度考虑病毒性肺炎,但也不能排除结核,昨天开始应用三联抗结核治疗。患者多种病原体检查均为阳性,有点预感不太像简单的病毒感染。

2014 年 2 月 14 日 星期五,阵雪

今天一大早到急诊病房,就听到了关于 16 床的惊人消息:"HIV 初筛结果阳性",而且请呼吸科马老师(院宝级老教授)会诊的结果为,根据影像学和症状,高度考虑是 HIV 卡氏肺孢子虫肺部感染,怪不得昨天起又开始发热了。同组医生们的气氛有些肃穆,自己也不禁变得小心翼翼起来。虽然之前在呼吸科和外科都见到过这类患者,但像这次这么近距离接触还是第一次,前两天自己还亲自去问诊和听诊了。

诊断明确,就该是治疗了。以前培训时在北医三院泌尿外科见过肾移植术后的"卡氏肺孢子虫肺部感染",对其治疗有一定了解。我还和 S 老师说:多亏及时应用了激素,避免呼吸功能的进一步恶化。关于复方新诺明的治疗方案,S 老师和我展开了探讨。我按以前的经验,推荐 3 片 q8h,但 S 老师更倾向于按说明书中的用法,一次磺胺甲噁唑(SMZ)18.75 ~ 25mg/kg 及甲氧苄啶(TMP)3.75 ~ 5mg/kg(3 片)q6h。因为剂量较大,患者需要大量饮水并同服碳酸氢钠,促进排泄避免蓄积,碳酸氢钠片 1g q6h 口服(复方新诺明片的规格为 SMZ400mg/TMP40mg)。

查完房后急忙回到办公室进行复习。热病(2014 年 43 版)中推荐的治疗剂量是以 TMP 15mg/(kg·d),分 3 ~ 4 次 iv. 或 po.,双剂量片剂可以 2 片 q8h,而且要及时应用激素,泼尼松 po.(40mg bid × 5d,40mg qd × 5d,20mg qd × 11d),或甲泼尼龙 iv.(泼尼松的 75%),还要监测患者 CD4,疗程为 21 天,之后还要进行一级预防和长期抑制治疗,以 1 片 q8h,用药到 CD4>200/μl 至 3 个月时停药。我国 2011 年版的 HIV 诊疗指南中是 TMP 20mg/(kg·d),SMZ 100mg/(kg·d),分 3 ~ 4 次口服,疗程 2 ~ 3 周,激素治疗方案同热病。

2014 年 2 月 17 日 星期一,晴

值完忙碌的周五夜班,稍作休整迎来同样忙碌的周一,还有一大堆急需完成的工作:这周要召开的我院临床药师培训基地工作会议还有许多准备工作,快要结业了的县级学员天天像嗷嗷待哺的雏鸟需要辅导,此外还有参会投稿、病例分析统计调查、医嘱点评方案讨论、抗菌药物监测网病历评价……是不是每个临床药师都像这样呢,真的希望自己会分身术或有三头六臂。

16 床已经 3 天不发热了,查房时笑容满面,说自己好多了,就是喝水喝得腹胀,尿量也挺多的。他的血样已经送到了疾控中心(CDC),因为涉及

隐私和保密,我们不确定患者本人是否知道自己患病,不能与患者讨论,更不能告知家属,因此查房依旧,沟通如常,但只有 S 老师一人上前去听诊,听完后 S 老师悄悄地更换了听诊器再听别人。回到医生办公室病历讨论时,S 老师将复方新诺明调整为 3 片 q8h。我也将指南和热病中的建议说给他听。

据说 CDC 的验证结果会直接联系告知患者本人,不会告知其他人,而且结果有时可能会很慢,这个悬疑的揭晓只能等待,但也不一定能够等来。

2014 年 2 月 19 日   星期三,晴

今天到急诊病房就听到了关于 16 床的最新进展。周一下午本院感控办的老师来找我们组的主治核实了 16 床的身份信息,但没有和患者交流。今天一大早 S 老师就去感控办了,回来后,告诉我们 CDC 的结果也是阳性,而且更让人意想不到的是,早在一年半以前患者就已经在吉林市 CDC 确诊了,也就是说患者本人对 HIV 阳性是知情的。

查房时,16 床的态度很不寻常。原来这两天,患者耳后、上肢及躯干的皮疹有所加重,昨天请皮肤科会诊,皮肤科医师会诊时离他好远,更没有查体,只是轻描淡写地问问。估计皮肤科医师翻阅病历时看到了他的结果,所以看患者时有所顾忌。但这种举动让患者很不满,他一直说吃那么多口服药,还有静点的药让他过敏,而且皮肤科医师离他 3～4 米远的行为让他很不舒服。S 老师还是很耐心地安慰他,然后还嘱咐他不要随意外出,以免再次交叉感染。

回到医生办公室讨论病历时,S 老师说,能够理解他为什么刻意隐瞒病情,因为这种歧视确实很伤人,还嘱咐我们不能这样做。我不免心想,估计 16 床也曾辗转于多家医院就诊,也曾遭受过很多让人不舒服的待遇,因为这类患者各家医院一定都不愿意收治,但是到底有没有专门的医疗机构收治这类患者呢? 不太清楚。再想起最近频发的"伤医事件",如果因为医务人员与这类患者沟通不畅或因歧视患者而引起纠纷、甚至是一些恶性事件也是有可能的。国家对这类患者的隐私有所保护,医疗单位和医护人员也应该在有保障条件下,为他们的救治给予适当的人文关怀。有时候暖心之举胜过灵丹妙药,精神和态度上的平和自如比保持距离、刻意疏远更能唤起患者战胜病痛的决心,让患者感受到人间有爱、不被排斥,对他们的治疗会有更积极的影响,对患者本人和患者家属也不会产生额外的压力。那么为什么 16 床刻意隐瞒病史,为什么他没有到特定医疗机构治疗,是不是还有一些环节没有做到位,值得我们整个社会的思考和努力。

点 评

　　作为临床药师，我们最常关注的是患者的用药安全，包括如何提高患者的依从性，如何优化患者的药物治疗方案，如何最大程度地避免和减少药物不良反应和不良的药物相互作用等等。作者通过对1例"小艾"患者的药学监护和指导，不但对患者的病情变化和抗感染治疗方案进行了干预和监护，还从社会和医学等多角度提出了对"小艾"等类似的特殊疾病的患者时应给予的人文关怀。通过这一病例，临床药师不但在治疗经验上得到了积累，在从S老师和皮肤科医生对待患者截然相反的态度上也得到了精神上的洗礼。相信S老师对该患者一视同仁的平等态度和维护患者隐私的高尚医德不但感动了作者，也感动了我们每一个临床药师的心。精湛的技术固然是我们要奋斗的目标，而医者仁心的道德情操则是每一个临床药师更高层次的追求。本文有明确的日记文体，记录详实，是一篇优秀的药师日记。

(秦　侃)

2013 年 12 月 10 日　星期二，多云

对一份药敏报告的打破砂锅问到底

◎ **钱 鑫** 贵州省人民医院

PICU 收住一名重症肺炎患儿，经头孢噻肟抗感染疗效不佳，痰培养提示大肠埃希菌，药敏对头孢曲松、头孢噻肟、头孢吡肟耐药，对酶抑制剂、头孢西丁、头孢他啶敏感。管床医师查房依据药敏报告计划换用头孢他啶；我对此产生了疑问，据药敏提示该菌产 ESBL 酶，对头孢曲松和头孢噻肟都表现出了耐药，为什么对头孢他啶敏感呢？带着疑问，我与细菌室取得联系，细菌室答复说这与主要流行的基因型不同有关，得到这个信息后我立即查阅文献，得知产 EBSL 菌株耐药性表现多样化，我国主要流行 CTX-M 型酶，表现出对头孢噻肟水解活性明显高于头孢他啶，与欧美主要流行 TEM 型酶对头孢他啶耐药率高于头孢噻肟不同。不过体外敏感、体内耐药的可能性还是很大，患儿感染控制不佳，换用头孢他啶若出现体内耐药现象，可能会使病程迁延，导致病情进一步加重。经过慎重考虑，我建议管床医师换用含酶抑制剂的头孢哌酮舒巴坦治疗。

后记：患儿经换用头孢哌酮舒巴坦治疗后，咳嗽缓解，体温峰值明显下降，肺部听诊啰音减少，复查血常规和炎性指标提示感染得到有效控制，治疗有效。管床医师意味深长地说了一句："看来药敏报告还需要认真读啊。"我想，尽管临床药师不是全科医生，不是什么都懂、什么都会，但在工作中如果能利用好沟通的利器，搭好桥梁，就可以挖掘可用信息反馈临床。

点 评

沟通不仅仅是指与临床医师的沟通，还应包括与护士以及检查检验科室相关人员的沟通。临床药师通过与细菌室人员的沟通得到了细菌药敏结果背后隐藏的信息，并借助文献查阅得到了更佳的治疗方案，从而在与临床医师进行沟通时能够有充足的理论基础和临床证据支持，使得临床医师能很快认可，并采纳所提出的合理化建议。　　　　　　　（郭代红）

发热的原因在哪儿呢？

◎ 郑重践　厦门中医院

2013 年 8 月 30 日　星期五，大雨

　　今天快下班时接到肛肠科 29 床会诊单。这是一个 20 岁的女大学生，因肛周脓肿入院，有克罗恩基础病，8 月 15 日行"肛周脓肿切开排脓术"，术后先后使用头孢呋辛＋甲硝唑、克林霉素＋奥硝唑、左氧氟沙星抗感染，血象仍高，8 月 28 日肛周 B 超提示仍有脓腔，再次切开排脓。昨日凌晨开始寒战高热，体温最高 40℃，多次予酚氨咖敏片，体温降后复升。刚入院的脓液培养出大肠埃希菌，对多数药物敏感。血培养已送，未回报。入院时有脓血便，使用美沙拉嗪后粪潜血已转阴，白蛋白目前只有 28g/L。和医生交流，诉术中看到的脓肿较深，脓腔较多。药敏报告是半个月前的，是细菌耐药了？还是左氧氟沙星对厌氧菌力度不够？抑或还有脓腔没发现？先复查脓液培养，用特治星（哌拉西林钠/他唑巴坦钠）联合甲硝唑抗感染看看。提醒医生注意保持引流通畅，注意血培养回报，注意排除其他部位的脓肿，3 天后复查血象，依据药敏回报及症状改善情况调整。非甾体抗炎药对肠黏膜有损伤，可能对克罗恩病不利，建议避免选用酚氨咖敏退热，如发热可考虑予柴胡注射液或对乙酰氨基酚。

2013 年 9 月 2 日　星期一，阴

　　今天是 29 床用药调整的第 3 天，一大早就赶紧调出患者的体温单。糟糕，还是 40℃！赶紧给主管医生打电话询问，得知抽不到脓液，未再送培养。血培养回报正常，昨日复查的血象更高。赶紧建议尽早排查是否还有脓腔。

2013 年 9 月 3 日　星期二，阴

　　早上再查 29 床的病情，欣喜地看到昨日中午体温开始走下坡路了。B 超复查没找到脓腔。看来用药 3 天再评估疗效是有道理的，患者营养状况不太好，应答可能较慢，我太心急了！

2013 年 9 月 12 日　星期四，多云

　　肛肠科又来叫会诊，29 床又发烧了！上次热退后，血象也逐渐下降。正高兴搞定了,9月8日又寒战高热了,而且越烧越高。今早复查血象是正常的。抗生素还在用,已经快1个月,会不会有真菌出来了? 看了一下患者,小姑娘正在寒战,很痛苦的样子,但口腔未见白斑。仔细查看病历,发现美沙拉嗪用的是最小剂量0.5g,tid,会不会是克罗恩病未控制? 医生认为不太可能,因为查了粪常规是正常的。建议先查PCT,明确是否为感染性发热;血培养再送;B超或CT再查找有无未发现的脓腔;注意排除其他部位感染灶;适当肠内营养支持,尤其注意补充谷氨酰胺;抗生素暂不调整。

2013 年 9 月 13 日　星期五,多云

今早医生主动打来电话,报告PCT结果正常,询问下一步的处理。建议美沙拉嗪加量至1g,tid,2天后停抗生素。

2013 年 9 月 17 日　星期二,晴

29床昨天体温开始正常了,正准备出院。终于成功搞定! 回顾治疗心得,小有收获:①克罗恩病可并发肛周脓肿;②寒战高热不一定就是感染,克罗恩病控制不佳也可致寒战高热;③克罗恩病发作不一定表现为脓血便,也可能表现为寒战高热;④克罗恩病控制不佳应考虑到美沙拉秦的剂量问题;⑤患者前期使用最小剂量美沙拉秦即可控制克罗恩病,但频繁使用酚氨咖敏退热之后复发,提示酚氨咖敏对肠黏膜损伤大,可诱发克罗恩病发作,故今后遇到类似患者应尽量避免选择酚氨咖敏退热。

点　评

　　该临床药师通过会诊参与患者的治疗过程,并从中学习到很多书本上学不到的内容,所以说药师参与临床实践是非常重要的,将临床上遇到的用药问题进行总结、归纳,并与理论相结合,最终获得临床经验,更好地发挥临床药师在药物治疗中的作用。　　　　　　　　　　(吴玉波)

2013 年 11 月 30 日　星期二, 晴

高血压的治疗需从多角度分析

◎ 孙向菊　哈尔滨医科大学附属第四医院

　　忙碌的一天开始了,我像往常一样参加医生的早交班后,和我的主治医生去看我们组的患者,下面讲述的是我在 21 日参与的一个高血压患者调整用药方案的案例。

　　患者是一位 65 岁的老大爷,因头昏 4 日,加重伴恶心 1 日入院,既往有糖尿病病史 16 年,高血压病史 3 年,肾功能异常 1 年,辅助检查:尿白蛋白:2110mg/L,尿蛋白 4.46g/24h,肌酐 225mmol/L,尿素氮 12.2mmol/L。头部弥散加权成像(DWI):腔隙性脑梗塞,脑萎缩,其余检查指标正常。入院诊断为腔隙性脑梗塞,2 型糖尿病,糖尿病肾病,糖尿病视网膜病变,高血压病 3 级(极高危),目前应用生物合成胰岛素注射液(诺和灵 R)控制血糖,服用氨氯地平、卡维地洛薄膜衣片,盐酸可乐定降压,今查房发现患者血压控制不佳,一直波动在 160～180/80～90mmHg 之间,患者目前的降压方案:可乐定 75μg/ 次 tid,卡维地洛 10mg/ 次 qd,氨氯地平片 5mg/ 次 qd。我仔细地分析了患者血压控制不理想的原因,可能有以下几方面:

　　1. 患者依从性　降压治疗是一个长期的过程,有些患者往往不能长期坚持,发现血压有改善了,可能就不再服药了,我询问了该患者,他是遵医嘱,按时、按量服药的。

　　2. 生活方式　该患者有吸烟史,每日大约吸烟 20 支,一直没有戒烟,并且高盐饮食。

　　3. 并存疾病和药物相互作用　患者目前为糖尿病肾病,且精神异常,抑郁焦虑,医生给予氟哌噻吨 - 美利曲辛改善症状。美利曲辛属于三环类抗抑郁药,可减弱可乐定的降压作用。

　　4. 剂量问题　剂量不足,该患者目前是可乐定 75μg tid,卡维地洛 10mg qd,氨氯地平片 5mg qd。而中国高血压防治指南的推荐剂量为:可乐定 0.1～0.8mg,2～3 次 / 天,卡维地洛 12.5～50mg,2～3 次 / 天,氨氯地平

2.5~10mg,1 次 / 天;由此可见该患者用药量可能不足。

5. **药物选择方面**　可乐定属于中枢性降压药,根据中国高血压防治指南,对于难治性高血压,在采用了 3 种药物的联合方案,如 ACEI 或 ARB+CCB+ 噻嗪类利尿剂,或血管扩张药、减慢心率药和利尿剂的三药联合方案,如果效果不理想,可以再加用一种降压药物如螺内酯、β- 受体阻滞剂、交感神经抑制剂,如可乐定。可见,可乐定并不是首选的治疗方案。从药物安全性考虑,可乐定有致眼干、眼灼热感、视力模糊、口干等不良反应,该患者诊断为 2 型糖尿病、糖尿病视网膜病变,这些不良反应一旦发生可能会加重患者口干、眼干的临床症状。所以同样不宜首选。卡维地洛、β 受体阻滞剂可能增强胰岛素或口服降糖药的效果,因而可能掩盖低血糖症状,尤其是心动过速。

基于上述原因,在查完房准备调整医嘱前,我将以上思考与主治医讲了,我们一起讨论为患者调整治疗方案,选择了厄贝沙坦 150mg,一日一次,氨氯地平 5mg,一日一次联合降压的治疗方案,这样选择的理由是什么呢? 2008 年,美国高血压协会,高血压伴糖尿病的最新声明强调:糖尿病伴高血压治疗的重点应同时包括降低血压和控制蛋白尿,治疗的靶点是降低血压和控制蛋白尿,最终达到一个降低心、肾终点事件的目的,蛋白尿越严重,肾脏终点事件越高。该患者目前尿白蛋白:2110mg/L,尿蛋白 4.46g/24h,肌酐 225mmol/L,尿素氮 12.2mmol/L,已经发展为糖尿病肾病,所以我们要基于上述两个目标选择降压药物。理想的降压药物应包括:最好的临床疗效,良好的降压疗效,最大限度地减少蛋白尿,最少的不良反应,最低的治疗成本。此外患者同时患有腔隙性脑梗塞,根据中国ARB 卒中防治专家共识的建议,ARB 是高血压患者预防卒中的一线用药,有较好的耐受性和依从性,长期应用有利于减少卒中的发生和再发。基于上述指南的推荐,我们有充分的理由去选择 ARB 类,但是我们为什么要选择厄贝沙坦而不选择氯沙坦、缬沙坦呢? 因为厄贝沙坦是 ARB 类降压药物中唯一被 SFDA 批准的具有糖尿病肾病适应证的药物,其他如氯沙坦、缬沙坦是没有的。硝苯地平与氨氯地平相对其他钙离子拮抗剂是目前应用最多的,我们为什么要选择氨氯地平呢? 其原因是硝苯地平和氨氯地平治疗高血压疗效与安全性的 Meta 分析结果显示:氨氯地平的总有效率高于硝苯地平、不良反应发生率小于硝苯地平,差异有统计学意义。最终得出结论:氨氯地平治疗高血压疗效与安全性明显优于硝苯地平。此外嘱咐患者改变生活方式逐渐戒烟,并且按时服药,提高用药依从性。

今天查房时看到该患者应用上述治疗方案后的降压结果(如下表所示),可见降压的疗效是肯定的。

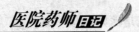

	7:00	11:00	15:00	19:00
11-21	150/90	144/90	145/88	140/90
11-23	145/95	135/80	140/90	142/96
11-25	138/80	136/79	134/91	130/90
11-28	132/86	120/80	130/90	136/78
11-30（出院时）	130/88	125/90	132/84	130/84

作为神经内科的一名临床药师，很多时候我无法体会患者痊愈的快乐，因为这里的大部分患者都是脑梗塞、脑出血、帕金森、癫痫等这些脑血管疾病，即使出院了也仍会伴有不同程度的生活障碍，我更需要做的是控制相关的危险因素，防治疾病的复发，如对待高血压，我们有必要采取更加积极合理的对策，进一步加大健康教育和干预管理力度来提高患者对血压的自我知晓率、患者的合理服药率、血压控制率等。

点评

该临床药师通过在病区与医生共同为患者调整药物治疗方案，利用所掌握的药学知识和临床药物治疗指南，为患者选择适宜的药物治疗方案并取得较好的临床效果，说明临床药师参与药物治疗是非常必要的，体现药学服务的价值所在。

（吴玉波）

2013 年 12 月 23 日　星期三，阴转晴

换一种问法，答案也许很简单

◎ 李天姿　哈尔滨市儿童医院

　　今天同医生查房时我注意到了这样一个患者，一名 83 岁的老奶奶在住院 5 天前出现了双下肢无力、无法独立行走、头晕的症状，在当地的医院检查后发现血钾水平较低：2.02mmol/L，经过补钾治疗后症状有所好转，血钾波动在 2.02～3.4mmol/L，因为老奶奶的家人想找出血钾偏低的原因，于是她们来到了我正在进修学习的这家医院（沈阳军区总院）进行进一步的检查和治疗。

　　住院以后，医生在补钾对症治疗的同时对这位老奶奶进行了一系列的检查，尿常规、心肌酶谱、葡萄糖测定、血气分析都没有明显异常，双侧肾上腺 MR 平扫也未见异常。基本可排除由摄入不足引起的缺钾性低血钾症、转移性低钾血症和稀释性低钾血症，也不考虑原发性肾素增多症及原发性盐皮质类固醇过多。而且在入院进行补钾对症治疗后，监测的血钾均在正常范围内，也未再出现过乏力、四肢瘫软等表现。

　　到底是什么原因造成的低血钾呢？作为临床药师，在患者出现不良的症状时我们一定会首先想到药物的因素，可是入院时曾仔细询问过，老奶奶既往有高血压病病史，在家只口服苯磺酸氨氯地平分散片 5mg 一天一次，再无其他疾病与用药史。

　　今天老奶奶觉得自己已经康复，准备向医生申请出院。可是如果不找出真正的原因，就等于始终有个危险在威胁着她的生命啊。所以我准备再次去询问她的用药史。老奶奶见有药师来看她很开心，当问到她在家除了降血压的还吃了什么药，她说没有，身体都挺好。问她："那您平时有没有感冒咳嗽啊？"她说那些都是小毛病，有时候咳嗽没什么大事。"那您咳嗽时候吃过甘草片吗？"她说："吃过啊，在家咳嗽的时候就吃甘草片"。这时我觉得我终于找到她低血钾的原因了。我们知道甘草片的主要成分是甘草流浸膏和甘草酸，甘草酸经水解后可生成甘草次酸及葡萄糖醛酸，甘草次酸的化学结构与皮质醇相似，起去皮质酮样作用，大量或长期服用甘草酸可引起体内假醛固酮物质增

多,导致低血钾症,而甘草流浸膏药理作用复杂,具有盐皮质激素及糖皮质激素样作用,易增加低血钾的发生率,而临床上也多见长期服用甘草片造成血钾偏低的病例。

与医生沟通过后,我们一起对这位奶奶进行了出院用药教育,除了嘱咐她要坚持按时服用降压药物以外,我们还告诉她以后不可以随意服用甘草片和其他药物,应该在医生和药师的指导下用药。

查房过程中我们还遇到过许多像老奶奶这样的患者,询问用药史的时候他们不会提供真正全面的既往用药过程,可能是由于年纪较大自己记不清楚,也可能是出于对我们的不信任,还有很多患者不愿提起自己的病痛,不配合我们的问询。面对这种患者时就需要我们根据患者出现的症状与考虑所怀疑的药品,对患者进行启发式提问,诱导患者说出有价值的信息,帮助完善治疗方案。

我们每天的工作是紧张忙碌的,也许很多人还对我们的工作表示怀疑、不认可,但就是这样一件件的小事让我对自己的工作充满信心,只要我们热爱我们的职业,用心去关心我们的患者,努力学习知识提高自己,我相信临床药师终有一天会成为临床医疗团队中真正的不可替代!

点 评

该药师通过这个病例告诉我们问诊的重要性。临床药师通过问诊了解患者的用药史,对患者临床症状产生的根本原因进行分析,避免再次发生同样的症状,以致由药物不良反应造成患者的损害,这需要我们具有一定的专业知识和沟通技巧,以取得患者的信任,愿意并较全面地讲出其所用的所有药品。

(吴玉波)

2013 年 2 月 3 日　星期日，阴

坚持到成功那一刻

◎ 肖轶雯　中南大学湘雅二医院

今天是小童出院后第 6 个月了，电话的那一边，小童父亲告诉我孩子的检查结果，白细胞 5.33×10^9/L，中性粒细胞比值 56%，谷丙转氨酶 3IU/L，总胆红素 11.5μmol/L，肌酐 53μmol/L，尿常规一切都很正常，孩子比住院期间活跃了，饭量增加了，人也长胖些了。思绪把我拉回到 2012 年 4 月……

第一次见到小童是在她第三次手术后，她安静地躺在病床上，背上一道长长的伤痕，伤口的下段插着两根引流管。她 13 岁，小美女，圆脸，大眼睛，因青少年特发性脊柱侧凸于 2011 年 8 月行脊柱侧凸矫形 +MMJJ 内固定 + 植骨融合术，术后第 8 天出现发热、伤口疼痛，予以氨曲南、头孢曲松等抗感染治疗后转出院。可在这之后伤口反反复复感染，她不得不经历 2 次清创手术。在第 2 次清创手术中发现内固定外侧有脓液，之后连续 2 个月的伤口冲洗，感染组织和多次冲洗液培养有金黄色葡萄球菌（青霉素耐药，头孢菌素敏感），先后予以头孢硫脒、林可霉素、头孢呋辛、头孢唑林、阿奇霉素抗感染，可是冲洗管拔出后窦道很深，一直有淡黄色的分泌物，伤口愈合不良。通常面对抗感染药物治疗不佳时医生会建议取出内固定，可是 13 岁的孩子还在处于生长期，身高还在继续长高，过早取出内固定很可能会造成脊柱继续侧凸。顽固的感染令医生束手无策，难道非得取出内固定吗？ 如果不取出内固定我们又将如何调整抗生素治疗方案？

那段时间里，与小童的安静截然相反的是她父亲的焦虑，每次我去看小童时他都会絮絮叨叨地念上半个小时，关于孩子病情的发展历程、关于各种偏方，然后他满怀希望地等待着药物发挥神奇的效果。那一段时间调整方案、伤口换药，窦道仍然有少量淡黄的液体渗出，而我也在焦急地查找和思考问题所在。终于，一篇外文文献提示慢性骨髓感染可以用利福平和复方新诺明联合治疗，虽然治疗的例数不多，但也为我找到了一条思路，这两种药物组织穿透力强，也许是一个不错的组合。更改方案一个星期后，渗出少了，两个星期后

窦道在慢慢变浅变小。2012年7月小童出院了，参照文献的治疗方案我们建议她继续服药，每月在当地医院复查一次血、尿常规和肝肾功能。每月的电话回访带给我的都是惊喜，伤口已愈合，一切指标正常，孩子正常上学了……

电话的那一边，小童父亲询问是否还要继续吃药。是呀，屈指算来孩子服用利福平加复方新诺明已满半年，感染已得到控制，可以停药了。

3个月的治疗、半年的回访，需要我们细致的观察、认真的思考。耐心聆听、细心观察、用心思考，从药师的视角切入，我们的药物治疗经验也正是在一次次历练中得到提升。

点 评

慢性骨髓炎在骨科手术术后感染中较为常见，致病菌多见于金黄色葡萄球菌及凝固酶阴性的葡萄球菌。对于对甲氧西林敏感的金葡菌（MSSA）的初期治疗，在充分引流的基础上可以选择苯唑西林或头孢唑林，序贯治疗可以选择复方新诺明或多西环素口服，对甲氧西林耐药金葡菌（MRSA）感染的初始治疗应选择万古霉素或利奈唑胺，序贯可选择复方新诺明加用利福平联合治疗。该案例体现出作者平时工作中对患者认真负责的态度及勤于思考总结的习惯，坚持下去，慢慢地去总结积累，坚持到成功的那一刻。

（郭玉金）

2013 年 4 月 13 日　星期五，晴

抗感染治疗无效还是药物热

◎ 顾 平　遂宁市中心医院

下午，临床药学室的电话又一次响起，不出意外又是临床会诊。拿起电话，电话那头响起了声音："我们心内科5床考虑肺部感染，经抗感染治疗后再次出现发热，请临床药师会诊，协助药物治疗。"是抗感染治疗无效，还是抗感染强度不够，还是用药不规范或者是……各种想法快速在我的脑海中闪过，具体还是要看了患者的情况再说。

5床是一位81岁的老大爷，看上去精神尚可，得知我是临床药师，来协助医师调整治疗方案后，他很配合地和我交谈起来。老大爷是因为胸闷、乏力来住院的，住院期间出现咳嗽、咳痰和发热，治疗后本没有发热了，咳嗽、咳痰症状也明显缓解，3天前又出现发热，最高达38.6℃。目前老大爷精神食欲尚可，未诉明显咳嗽、咳痰，仍有发热。询问完患者情况后，我查阅了相关检查资料发现，患者近两次血常规示白细胞和中性粒细胞比例正常，嗜酸性粒细胞比例升高，今日血清降钙素原正常，复查胸部CT示双肺斑片状、结节状索条状影，考虑渗出合并机化灶，与4月6日片比较，病灶有较明显的吸收和减少。询问医师得知患者整体情况较好，经过两周抗感染等治疗，肺部啰音明显减少，目前药物治疗主要是口服一些心血管药物，静脉用药很简单，除了抗感染就是补充一些电解质。全面了解患者情况后，我认为患者抗感染治疗是有效的，目前发热的原因可能和肺部感染无关，并且暂无证据显示有其他病因可引起发热，考虑可能是抗菌药物所致的药物热，于是建议：①监测血常规、CRP、PCT；②目前患者情况较好，发热原因不排除药物热所致，可考虑停用静脉用药；③监测肺部症状及体征，严密监测体温，若患者仍有发热，出现肺部症状加重，必要时应再予以其他抗菌药物抗感染治疗；④寻找有无其他病因引起的发热。

药物热的诊断缺乏特异性标准，特别是抗菌药物所致的药物热，与感染性疾病引起的发热难以鉴别，应根据患者的用药史、临床表现和相关检查等方面综合分析。对于感染性疾病，原有病情已有改善，体温下降或已趋正常之后

再度上升,且不能用原有感染来解释又找不到其他病因时,应考虑药物热的可能。药物热的体温曲线无一定规律,任何热型均可出现,多数患者仅表现为发热而无其他症状,且一般精神情况良好,少数较重者伴有头痛、肌肉关节酸痛、寒战等症状,部分可伴有其他过敏症状。虽然实验室检验对药物热的诊断没有决定性意义,但在患者原有感染已控制,且无新感染或二重感染证据,白细胞正常、嗜酸性粒细胞增多时,应警惕药物热可能。当综合分析后怀疑是药物热时,是否停药或调整用药应权衡利弊。药师在会诊发热患者时,应有药物热的警觉性,需周密考虑。

点 评

抗感染药物导致的药物热是临床较为常见的发热原因之一,由于常在开始抗感染治疗之后出现,因此较难与原患疾病所致发热鉴别。这位临床药师思维细密、思路清晰,通过仔细观察患者症状表现,结合检查检验指标的变化情况分析,最终提出患者的发热很可能是抗菌药物所致的药物热,并提出了相应的对症处理措施。整个过程显现出的是一个认真努力为患者开展药学服务的优秀临床药师形象。 (郭代红)

2012 年 5 月 8 日　星期五，晴

控释片一天两次服妥当吗？

◎ **畅晓光**　平顶山市第二人民医院

今日查房比较顺利，我们是最早查完的一组。回到医生办公室改医嘱，在改到 6 床时陈医生轻轻地叹口气说："6 床血压咋总是降不下来呢，这样吧，把拜新同改成一天两次吃。"

"拜新同是控释片啊，一天一次给药就可以了"我回答。

"是啊，又不能掰开吃，我想从小剂量给他加起，这两天总是晚上那次测的血压高，晚上加一片吧。"陈医生回答。

6 床患者是一名 47 岁的中年男性，主因头痛头晕 1 天入住，入院后给予硝苯地平控释片 30mg qd po，血压控制不理想。我建议：控释片是以恒速或接近恒速释放的药物，硝苯地平控释片一天一次给药即可保持稳态血药浓度，一天两次给药时药物未在体内清除即再次给予可能人为导致血药浓度的波动，即导致血压的波动。说到这里我在纸上画了一个简单的药时曲线图，解释"峰谷"现象。

"好吧，你说的也有道理，临床药师给个建议吧。"陈医生笑着说。我知道他还是考虑傍晚血压较高，就说道："今天早上血压偏高，那就早上口服硝苯地平控释片 60mg，傍晚加服一次贝那普利片 10mg 吧。"此建议被采纳。

后记：晚上加用贝那普利后，患者血压控制依然不理想，药师继续帮助医师结合血压监测结果调整用药方案，最后经过调整，患者出院医嘱中降压药物方案为早上硝苯地平控释片 60mg+ 贝那普利片 10mg，晚上贝那普利片 10mg。

通过这次事件，我感到关于药物新剂型的使用，有时临床药师可以积极给予医生一些建议，感觉医生还是很欢迎的，因为医生和药师一样最想看到的是患者恢复健康。

点 评

　　该药师利用自己的药剂学的专业知识说服医生，与医生一起给患者调整了用药方案，临床实践证明取得了较好的效果。由此证明在药物治疗上临床药师能够协助医生提高药物治疗水平，也体现了临床药师的价值所在。　　　　　　　　　　　　　　　　　　　　　　　（吴玉波）

2013 年 12 月 16 日　　星期一，阴转晴

唠叨和细心也能发现问题

◎ 邹清梅　崇州市人民医院

　　早上雾很大，可能要出太阳吧。按以往时间我到了心内科，不巧的是两位副主任医师都有事查不了房，就随便跟了一个住院医。第一间病房较平稳，差不多要出院了，第二间病房大多是新入院的，其中一个中年男患者，身高170cm，体重 90kg，因无诱因胸痛 2^+ 天于前日入院，胸痛呈间断性，休息或活动均可出现，心前区无压榨感，不伴放射状，无心慌，心率可。既往有高血压 3^+ 年，平素抽烟（1 包 / 天）、喝酒。入院两次心电图无动态改变，心肌酶、肌钙蛋白均未发现异常。临床还是高度怀疑冠心病，已做冠心病二级预防治疗。翻看了昨日的检查结果，发现血脂异常，TC 高达 9.5mmol/L，LDL 达 5.1mmol/L，颈动脉彩超结果还未回，医嘱已用了阿托伐他汀钙 20mg/d。医生根据其检查结果告诫患者及家属，今后饮食要清淡，不可食肥肉、含高胆固醇的东西。患者家属说了一句"三个月前检查血脂还是正常的，平常也没吃肥肉。"医生没在意，我随口问了一句"那平常吃些什么？"家属说了很多，似乎也是很清淡，"他骨质疏松，那补钙的还吃不吃？骨头汤还喝不喝？"家属忽然问道。原来患者二个月前查出骨质疏松后就天天喝骨头汤。天哪，骨头汤有可能是引起血脂异常的主要原因。我和医生赶快告诉他们骨头汤千万不能再喝了，骨头汤里含大量的蛋白质和脂肪，但钙含量微乎其微，更缺少具有促进钙吸收的维生素 D。一碗猪骨汤中所含钙量仅有 1.9 毫克，正常人每日所需量为 800 毫克，而骨质疏松者每日所需量为 1000 毫克以上，如果仅靠喝骨头汤来补钙的话，至少每天要喝 400 碗骨头汤，显然这是不可能的。补钙用钙尔奇 D 就可以了，一日 1～2 次，一次 1 片。后来医生问我怎么会多问那句，我就同他讲了我们科一位外号"××大娘"的男副主任医师的故事。之前有一次跟着他查房，一个患者因水肿原因待查住院近 1 周无果，可就是因为他的耐心和细心，问病史问了近半个小时，终于问出了有一次生产时有大出血史，再结合面容和甲功结果，得出了"席汉综合征"，最后查激素全套和其他检查结果也证实了这一诊

断,所以唠叨和细心在临床也是很重要的。临床医生可能因病患多、写病程、下医嘱等工作与病患交流较少,但我想,临床药师作为治疗团队的一员,若有时间多与病患沟通,可能发现一些医生未注意到的细节,从而能更好地帮助病患的治疗。

点 评

　　该临床药师在临床实践过程中向医生学习,在与病患的信息沟通中找到了病因,并给病患做了健康教育和用药指导,看得出我们临床药师在临床工作中的沟通技巧和各方面知识的运用帮助患者解决了病痛,协助医生治疗了患者。

(吴玉波)

2014 年 1 月 16 日　星期二,晴

能为医生分忧是我最快乐的事

◎ **曾敬怀**　四川省泸州市人民医院

"铃铃铃……"一阵急促的电话铃声响起,一看是新生儿科电话,我知道一定是又有会诊,就赶紧接了。"曾老师,我是儿科 xx 医生,我有个患儿不知咋整了,请给我出下主意!"听到电话里焦急的声音,我立刻去了新生儿科。看了病历和患儿,并仔细听了医生对该患儿的病情介绍:患儿出生 18 天,因烦躁哭闹、脐周红肿有分泌物、低热入住我院新生儿科,入院诊断:新生儿脐感染。入院后给予注射用阿莫西林抗感染,并作其他对症治疗,同时取脐分泌物做了细菌培养。三天后患儿病情无明显好转,脐分泌物培养结果示金黄色葡萄球菌感染,对我院抗生素中的苯唑西林、万古霉素敏感。医师根据细菌培养结果,认为苯唑西林抗菌效力差,由于患儿有烦躁哭闹表现,万一患儿有颅内感染,苯唑西林不能及时控制感染,想使用抗菌作用强大的特殊使用级抗生素万古霉素,但又考虑患儿家庭经济困难,且万古霉素毒副作用太大,会对患儿有影响。为此,医生感到非常困惑。我反复斟酌,认为既然颅内感染证据不足,万古霉素毒副作用大,价格又贵,目前就重拳出击用药没有必要,就使用副作用小、价格便宜的苯唑西林。通过与医师交流,医生接受了我的意见,一周后患儿治愈出院。患儿好了,作为临床药师能得到医师的信任,困惑时想到你,能为他解忧,以最安全的和最价廉的药品治好患者的病,我感到自豪!我深爱自己的专业,为能当一名临床药师而骄傲!

点　评

该患者经验性应用阿莫西林抗感染无效,而药敏结果显示为金黄色葡萄球菌,且对苯唑西林、万古霉素敏感,提示该金葡菌可能产青霉素酶。考虑到万古霉素主要针对耐甲氧西林的金黄色葡萄球菌,为治疗耐药金黄色

葡萄球菌的最后一道防线。临床药师从药敏结果、药品不良反应以及药物经济学等方面综合考虑,最终选择了苯唑西林进行治疗,既取得了较好的疗效,又降低了可能面临的药品不良反应风险,同时还为患者节约了支出费用,体现了临床药师秉承的为患者服务的宗旨。 (郭代红)

2013 年 6 月 11 日　星期二，晴

肾移植临床药师的一天

◎ 李　佳　中山大学附属第一医院

　　6 点 50 分准时醒，匆匆洗漱，扒几口早餐，冲到医院的临床药学办公室，已经 7 点 40 分。办公室早已有其他同事到达，有人已经去病区参加交接班、查房了。换好白大褂，一如既往地先打开内网，查看我们组十几个患者的病情进展、实验室检查数据，将重点监查数据一一填在自制的查房记录表上，所幸昨晚已经将 FK506、MPA 的血药浓度进行了核实，并绘制了药时曲线，计算 AUC，要不然至少还得半小时才能搞定去查房。

　　做完准备工作，抬头一看墙上的钟表，居然已经 7 点 55 分，于是揣着查房记录表、用药登记本、《热病》《处方集》信心满满地走到病区——肾移植区，跟前台护士打过招呼，她说医生们还在交班，我想可能还有 5 分钟就开始查房了吧，再次懊恼自己不能提前到达参加交接班，不过这个时间段也刚好可以让我先进行重点患者的药学查房，于是我径直走到 20 床的房间。这是一个来自郑州的 5 岁小女孩，做完肾移植 8 个月，由于妈妈的擅自减药造成了排斥，不得不千里迢迢赶来就诊。郑妈妈一看到我，就迫不及待地问我血药浓度监测结果，我如实相告，MPA-AUC 偏低，可能会继续排斥，需要加大剂量，但是具体决策要等医生综合考量后决定。郑妈妈又详细的给我描述了小女孩昨晚的异常症状，精细到头发掉了多少根、小手挠头的次数。很佩服这样的妈妈，我想护士的料理、监护应该也很难做到如此精细吧。但是也正因为郑妈妈的过分谨慎，让医生们有点头疼。因为一个医生一天要负责 20 多个患者，有时根本没时间听家属的长篇大论。但是王主任也经常强调我们要多听患者家属的意见，可能我们平时忽略的细微变化正是患者排斥的征兆，若及时调整治疗方案，就会事半功倍。所以我总是很有耐心地听郑妈妈的叙述，对她提出的疑问给予解答，解答不了的临床问题会找值班医生帮忙，也正是因为耐心倾听、热心解答，我得到了郑妈妈的认可。

　　回答完郑妈妈的疑问后，刚好王主任带着治疗团队走了过来，于是我先将

昨晚做的药物浓度监测统计表、药时曲线图递给王主任，然后开始查房。肾移植区一共三个治疗组，每组负责十几个患者。所以我们查房比较快，大概九点十分结束，然后针对查房中遇到的问题进行病例讨论、确定治疗方案、开立医嘱。审核完医嘱后已经十点半，接下来是患者咨询时间和用药教育时间。针对更改治疗方案的几个患者重点进行用药咨询和用药教育，还有三个患者即将出院，于是又对出院用药的注意事项做了口头交代，并制订出院用药教育表交给患者，将手机号码告知，以便随时咨询。做完这些已经十二点半了。好像又加班了半个小时，不过很有成就感。

下午对查房记录、医嘱审核、用药教育、药物咨询记录做了补充，上报了1份临床中发现的药物不良反应，做完这些已然五点半。但我的工作还未完成，上午王主任和其他医生们提出的一些药学问题以及自己发现的一些药学问题还未解决，还需要查阅大量文献，于是今天还是一如既往的加班到十点半，中间也接到多位之前离院患者的药物咨询电话，其中一位来自汕头的患者算是"老客户"了，咨询了某个中成药是否会影响免疫排斥药的浓度、能不能吃的问题，查阅文献后我及时做了解答，挂电话前他再一次对我表示了感谢："你真是一个好人。"每次听到这样的赞美，我都觉得很过意不去，因为这只是我的本职所在啊。或许，只要我们能给患者多一点点耐心、多一点点关心，医患关系就会改善良多吧。离开办公室前又打开内网看了一下我们组患者的实验室数据检查报告，并做了记录。准备充分，今晚可以睡个好觉了吧，期待新一天的到来，希望小朋友的病情有所好转。

点评

这是对临床药师工作一天的描述，很忙碌、很辛苦，但也很充实、很有成就感。是这样，临床药师能够用自己掌握的知识为患者服务，并得到患者及其家属的信任甚至是赞扬，我们应该感到欣慰，尤其对于肾移植这样特殊的患者，他们长期的药物治疗更需要临床药师的指导和关怀，药师在这样的工作中也凸显出了他们的价值。 （吴玉波）

2013 年 8 月 20 日　星期二, 晴

是谁影响了"豪豪"的血药浓度？

◎ **郑巧玲**　昆明医科大学第一附属医院

今天下午当看到豪豪的丙戊酸血药浓度检测结果为 $61.6\mu g/ml$ 时，我终于长长地松了一口气。豪豪是一位 10 岁的小患者，很不幸的是，半月前因车祸伤及头部入住我院，颅内手术后医生预防性给予丙戊酸口服液 6ml/ 次，2 次 / 天，也就是每天 0.48g，随后豪豪开始出现抽搐症状，医生开立了血药浓度检测申请，结果显示豪豪血中丙戊酸的浓度仅为 $10.1\mu g/ml$，远低于正常参考范围（$50 \sim 100\mu g/ml$）。拿到检验结果后，医生增大了丙戊酸用量，改为 0.2g/ 次，3 次 / 天，并在加大剂量的第三天检查其血药浓度，结果还是远远低于正常范围，为 $11.2\mu g/ml$。看到这种异常结果，我当时心中起了一个大大的问号，是用药剂量太低，还是存在漏服了药物的现象？或是别的什么原因导致的？我立即去查看了病历和用药情况，按理说 0.6g/ 天的用量对于一个 10 岁的小男孩来说不可能只有这么低的血药浓度，而医嘱是由护士执行的，豪豪处于昏迷状态，没有漏服药或依从性不好的可能。那么到底是什么原因导致其血药浓度和用药剂量如此不相符呢？有没有可能存在药物相互作用干扰了丙戊酸的吸收和代谢等环节所致？紧接着，我仔细查阅了丙戊酸的说明书，其中药物相互作用一栏中提到当与碳青霉烯类药物联合使用时，具有出现丙戊酸血药浓度减低导致的痉挛性反应的风险。而豪豪恰恰在这段时间合并使用了美罗培南。进一步查阅文献发现，合并用药时，碳青霉烯类药物确实通过多个机制影响丙戊酸的吸收、分布、代谢等环节，可使丙戊酸的血药浓度下降 $60\% \sim 100\%$ 不等。在吸收环节，碳青霉烯类药物可以抑制丙戊酸在肠道内的吸收，并可抑制肠道菌群产生 β- 葡萄糖醛酸酶从而减少丙戊酸的肝肠循环；在分布环节，碳青霉烯类药物可以通过抑制红细胞膜上的多药耐药转运体，使红细胞中的丙戊酸不能排到细胞外，增加丙戊酸在红细胞内的分布；在代谢环节，丙戊酸主要经尿苷二磷酸葡萄糖醛酸基转移酶代谢为丙戊酸葡萄糖苷酸化合物，而碳青霉烯类药物可以提高尿苷二磷酸葡萄糖醛酸基转移酶对丙戊酸代谢的能力。这就是为什么豪豪前两次的丙戊酸血药浓度会出现那么异常的低值。疑惑终于解开了，事不宜迟，我赶紧以文献和说明书为依据，同临床医生进行充分的沟通，解释了这一现象出现的原因，并建议其根据临床情况换用其他抗生素或者抗癫痫药物。沟通后第二天医生就停用了美罗培南，并在停药第 6 天也就是今天检测了丙戊酸的血药浓度，而主治医生也说豪豪的抽搐症状也明显缓解了。

细微之处见真章，如何能把我们的实验室结果和临床用药干预有机结合起来，我想需要我们善于从日常工作中发现问题，不断学习，不断提升自我，以事实和理论为依据为医生解开疑惑，解决问题，这样方能更好地完成本职工作，体现这个岗位的价值。

点　评

　　碳青霉烯类药能显著降低丙戊酸的血药浓度，导致具有临床意义的不良药物相互作用后果，并且不能通过调整剂量而减轻这种后果，因此临床应该尽量避免合用两类药物。"豪豪"的血药浓度监测一波三折，给了临床医生一个活生生的例子，通过药师的及时介入，提醒了医生也保证了患者的用药安全。

（张　峻）

2013 年 12 月 17 日　星期二,晴

谁是鼻出血的元凶——尿激酶、低分子肝素、华法林?

◎ **熊代琴**　新疆医科大学第一附属医院

　　久违的阳光终于重返了大地了,之前接连几天都是雾霾,冬天的乌鲁木齐就不能多几个晴天吗? 希望今天的好天气会带来好运。

　　早上 10:30,我们儿科重症病区开始查房。查到 3 床,我看见 3 床的"小美女"手里拿着染红的纱布,护士正准备递给她一块新的湿纱布。哎,又流鼻血了。"怎么纱布是湿的啊?"我忙问。美女小护士回答我:"弄的肾上腺素呗,止血快。"3 床的小姑娘是由当地医院紧急转入我们医院的,入院第 3 天 B 超提示血栓形成,第 4 天就进行了"下腔静脉滤器置入术",术后开始进行抗凝治疗。小姑娘虽然已经 12 岁了,可还像个小孩子一样爱哭、爱笑,她会因为抽血怕疼哭一鼻子,也会因为你夸她而哈哈大笑,我们大家都叫她"小美女"。因为她是我接触不多的使用华法林的儿童患者,所以每次大查房结束后我总是单独和她聊会儿。她刚开始竟然称呼我"姐姐",当时我心里可美了。今天是孩子入院的第 9 天,也是鼻出血出现的第 2 天。"到底是咋回事啊? 我头都疼,一会儿帮忙给分析分析呗。"她的主管医生小赵小声跟我说,我点点头。

　　回到办公室后我翻出了记录,小美女整个治疗期间的 INR 值与凝血酶原时间 PT 都在正常范围内,使用的药物除了尿激酶、低分子肝素钙注射液及华法林片外,还有热毒宁注射液、低分子右旋糖酐注射液、氯化钾口服溶液。现在孩子的主要问题是有出血倾向,而她又必须要使用抗凝药,抗凝方案是更换药物还是调整药物剂量,这是需要解决的首要问题。我把孩子使用的抗凝药物进行了梳理:①孩子体内的多为陈旧性血栓,在此基础上使用了多日的尿激酶,会增加出血的风险,要停用尿激酶;②从药物使用的时间、药物本身的特点以及孩子发生鼻出血的时间上综合分析,低分子肝素是引起出血倾向最可能的药物,要停用;③华法林钠对已经合成的凝血因子并无直接对抗作用,起效

缓慢,孩子使用华法林的第3天发生出血倾向,基本排除华法林的影响,可以继续使用;④在使用的其他药物中,没有查到与正在使用的抗凝药物有相互影响的,因此不需要调整。

正当我想打电话告诉医生小赵的时候,突然想到了早晨的肾上腺素,这是孩子这几天新使用的药物,虽然是局部使用,但对华法林有没有影响啊? 想想可爱的小美女,看来晚上接着努力吧。查了一晚上,看了华法林说明书,翻了美国《古德曼.吉尔曼》《马丁代尔药物大典》,终于发现说明书上提到的"华法林与肾上腺素不能合用"原来是因为华法林溶液与肾上腺素、万古霉素等溶液不相容,国内没有华法林溶液,所以不用考虑了。哎,国内权威的参考资料啊,要结合中国国情嘛! 赶紧打了电话,和小赵互相交换了意见,虽然已经很晚了,但解决了问题彼此还是很开心! 我安心上床睡觉了,看来今天的预感很准,真的一切是顺利的,希望小美女别再有波折了,能早点和爸爸妈妈把健康带回家。这才是我最大的欣慰,是我一个临床药师的职责。

📖 点 评

抗凝治疗中用药矛盾是经常会出现的,如急性心肌梗塞患者同时伴有脑出血,心肌梗塞需要抗凝抗血小板治疗,而抗凝治疗可能会激发脑出血的加重,抗凝强度选择的原则是两害相权取其轻。本例患者在相对平稳的抗凝治疗后又出现了出血,通过临床药师的抽丝剥茧对用药全程的分析发现了"元凶",成功地解决了临床医生的困扰,保障了患儿治疗的顺利进行。

(郭玉金)

2014 年 1 月 17 日　星期五，阴

特别的爱给特别的你

◎ **王露婕**　昆明医科大学第一附属医院

又是一个寒冷的冬日早晨，我像往常一样去胃肠外科病房查房。刚走进病区，只见一对夫妇站在李医生面前，表情焦虑，手足无措，恳求道："医生，给想想办法吧，这么小的孩子，不能不用药啊，孩子犯阑尾炎，总要先把炎给消了吧，孩子那么痛苦，我们看着都心疼。"

这时，李医生看见走进病区的我，连忙说道："来得正好，快来看看这孩子该怎么用药，已经没什么药好选了！"我立刻上前去，简单地自我介绍后开始了解患儿的情况。

原来这个患儿才 6 岁，今天上午突然出现右腹隐痛，为持续性疼痛不适，且逐渐加剧，伴恶心呕吐数次，呕吐物为胃内容物，腹泻 2 次，发热，体温达 38.9℃。根据患儿症状、体征及相关实验室检查，怀疑急性阑尾炎，需要进行急诊手术，并且需要抗感染治疗。但患儿为过敏体质，既往有"青霉素"过敏性休克史，对鱼、花粉都过敏。看来是一个高敏体质的"特殊"小孩儿，在他的选药上我们必须特别小心。

看到焦急等待的父母，我安慰道："儿童各方面还在发育阶段，本身用药就受到一些限制，加之你们家的孩子比较特殊，属于过敏体质，但是你们不要担心，我们会尽力为孩子选择最适合的治疗方案。"经过深思熟虑后，我和医生商量道：针对这个孩子，本来可以选用的抗菌药物种类有青霉素类、头孢菌素类或者大环内酯类等，但患儿既往有青霉素过敏性休克史，青霉素类抗菌药物是绝对不能选的；另外，头孢菌素也不建议用，因为青霉素类与头孢菌素类都属于 β- 内酰胺类的抗菌药物，有着相似的结构，可能发生交叉过敏反应；大环内酯类药物抗菌作用虽然较 β- 内酰胺类的抗菌药物稍弱了一点，但就这个患儿来说，大环内酯类是最佳选择。根据目前院内药品品种，我们可先用阿奇霉素来进行治疗，因为与红霉素相比，阿奇霉素对革兰阴性菌的抗菌活性更强，不良反应更少。阑尾炎最常见的病原菌是革兰阴性菌和厌氧菌，阿奇霉素的抗

菌谱基本能够覆盖到,把 0.25g 阿奇霉素稀释到 250ml0.9% 氯化钠注射液中,使其最终浓度为 1.0~2.0mg/ml,同时输注时间必须大于 1 小时。由于孩子是个高敏体质,所以在用药过程中要密切观察是否出现恶心、呕吐、腹泻及皮疹等不良反应。等手术后可根据病情变化来制订下一步的治疗方案。医生欣然接受了我的建议。

到了下午,我去病房查看顺利完成手术的患儿,此时他父母紧锁的眉头也舒展了些许,看到我连声道谢并说:"孩子已经顺利做完手术了,用药暂时也没出现什么不良反应。"我叮嘱他们要密切观察用药过程中及以后的反应,有些药物不良反应不是用药时立即就发生的,也可能用药后几天发生,一旦发现异常,要马上告诉医生或者我。另外在以后的就医过程中要主动向医生提供患儿的过敏史,以便医生选择合适的用药。

通过今天帮助医生进行治疗方案的选择,我再一次意识到身为一名临床药师的重要性。对于特殊人群,作为临床药师,我们应该给予更多的关注和重视,药物选择应该更加小心谨慎,这是我们的天职。

点 评

当一个过敏体质的儿童用药问题摆到年轻的临床药师面前时,审慎是唯一的出路,什么才是合适的药物、合适的用法用量、合适的疗程?这样的纠结既折磨人又锻炼人,但是世上无难事,只怕有心人! （张　峻）

2013 年 12 月 16 日　　星期一, 晴

微笑的力量

◎ 王　璇　第三军医大学第二附属医院

7:50 换好白大衣就匆匆赶往病房, 心里牵挂着一位特殊的患者。她是肿瘤科的老病号, 28 岁, 宫颈鳞癌晚期, 与我年纪相仿的她正在生命最后一段旅途忍受着重度癌痛的折磨。

作为癌痛临床药师, 我负责为她制订镇痛方案。患者已经入院五天了, 因为疼痛控制不佳, 她没有办法跟医务人员顺畅沟通。她若是醒着, 都是极度痛苦的表情, 扭曲的体位, 摆出各种在外人看来奇怪的姿势; 若是闭着眼, 那也只是极度缺乏睡眠后的迷瞪。我知道她很痛。

痛开始于半年前, 是下腹、腰骶部持续性钝痛、胀痛, 并越来越剧烈, 止痛药物的剂量也随之增加。入院时回顾用药发现, 与许多癌痛患者一样, 这个患者的镇痛治疗极不规范: ①疼痛时用药随意, 不按时服药; ②长期大剂量使用含对乙酰氨基酚类药物, 既不能有效缓解基础性疼痛, 而且极度伤肝。不规范的治疗让她每日爆发痛达 4～6 次之多。了解症结所在, 我们立刻进行了用药调整和严肃的用药教育。可是眼看吗啡缓释片日剂量已接近 800mg, 疼痛的控制却总不理想。考虑到妇科盆腔肿瘤常伴有难治的神经病理性疼痛, 前天开始加用抗惊厥药物加巴喷丁, 有点效果, 但昨日全天爆发痛仍大于 3 次, 鉴于其安全范围大, 果断将加巴喷丁剂量加倍。

暗自期许今天能比昨天好些。离 7 床的病房越来越近, 隐约听见电视的声音, 走进病房, 她正坐着看电视呢, 见我进来, 转头对我笑笑, 当时心中先是诧异, 紧接着是一阵狂喜, 这是她第一次对我笑! 这浅浅的笑容甜过初恋!

下午, 例行药学查房, 又一阵忐忑, 因为她一般下午痛得最厉害, 今天上午的吗啡缓释片剂量又增加了 30mg。进了病房, 看她好像状态不错, 一般情况询问完毕, 我俩闲聊起来, 她和我分享了很多, 说到确诊时候的恐惧和接受事实后的坦然, 还给我看她手机里女儿的照片, 很可爱。"快 3 岁了, 我最放不下的就是她, 这么小就要失去妈妈……" 难以割舍之情溢于言表, "我家宝贝喜

欢让我抱,可是痛的时候根本不行,嗯,一会她要来,终于可以抱抱她了。"说着语调又轻松起来,微笑地看着我。

晚期肿瘤患者常伴发疼痛,这时疼痛的折磨是比肿瘤进展更深的痛苦,没有疼痛的缓解就没有身体的舒适和心灵的安宁。对于普通母亲来说,看看电视、抱抱孩子是再平常不过的事情,但是对于她来说却是奢望。我很欣慰,通过我们的努力能实现她的小小愿望。当控制肿瘤本身变得不可能时,让患者在剩下的日子里多一些微笑,生活质量好一点,可能是我们所能做到的最有意义的事情。

今天天空很蓝,云很漂亮,风微凉,她在对我笑。

点 评

情真意切!全文叙述简明流畅,专业知识自然穿插其中。药师除了在专业知识上支持患者,对于终末期患者,有时我们能做的只是安慰和倾听。本文作者做到了。

(杨 勇)

2011 年 9 月 13 日　星期二，多云

要花 6 万元安装心脏永久起搏器吗？

◎ 许可珍　福建医科大学附属漳州市医院

昨日从内科 ICU 转入心内科一位准备安装永久起搏器的"阿斯综合征"患者。

患者为老年男性，因"发作性人事不清、肢体抽搐 1 月余"拟诊"癫痫"收入院。3 个月前因肺结核开始服用利福平、异烟肼、吡嗪酰胺。入院后患者反复出现心率下降，最低 41 次 / 分，发作时神志不清，肢体不自主抖动，可自行清醒，但反复发作，考虑阿斯综合征，给予抗癫痫等相关治疗并予安装临时心脏起搏器。

早上查房时，我隐隐感觉该患者的病情似乎没那么简单，于是查房后立即回科室查资料。果然查到：抗痨药物对正常人群会诱发癫痫发作。异烟肼诱发癫痫报道的例数较多，多见于有癫痫史、脑外伤史、酒精中毒、慢代谢型、大剂量应用而未加维生素 B_6（导致 γ- 氨基丁酸生成受阻引起）或同时给予单胺氧化酶抑制剂的患者。此外，利福平也可引起癫痫发作，特别是大剂量长疗程给药时。

我致电心内科副主任，向他分析患者病情。患者之前三次动态心电图没发现窦性停搏、房室传导异常，快速性心律失常。本次发作心率没有低于 40 次 / 分以下。脑磁共振结果正常；心脏冠脉 CT 结果正常。而药品说明书中异烟肼、利福平对有癫痫的患者为慎用，该患者在服用抗结核药物 2 个月后出现癫痫症状，所以不一定是阿斯综合征，有可能是服用异烟肼、利福平的不良反应。建议：①加用维生素 B_6；②停用利福平，改用左氧氟沙星。临床心内科副主任医师同意该建议，停用利福平，加用维生素 B_6、左氧氟沙星，继续应用丙戊酸钠。

刚放下电话，我突然意识到氟喹诺酮类药物在癫痫病患者中应慎用，立即再次致电心内科副主任医师，告知该情况，建议不要用左氧氟沙星，并请传染病专科医师会诊是否加用其他二线抗结核药。

传染病科会诊结果：患者老年男性，抗结核治疗 2 个月后出现肢体抽搐，利福平、异烟肼均有少见的神经系统不良反应的报告，鉴于患者年龄大，结核中毒症状不明显，建议停用抗结核药物治疗，予抗炎、化痰对症处理。

后记：经过 10 天的观察，患者无再发肢体抽搐，无胸闷、气促，无黑矇、晕厥，血压和心率均在正常范围。临床医师认为患者现未发现癫痫，可拔除临时起搏器，患者及家属要求出院，予丙戊酸钠口服，办理出院。出院后随访 3 个月，未再发生癫痫。

体会：我从这个患者的药学监护经过中收获颇丰，既有作为临床药师发挥的积极作用，也有应吸取的教训。首先，因为临床药师的积极参与，患者避免了无意义的起搏器植入，减少了痛苦并节约了 6 万元安装费用。其次，应吸取的教训是对待患者的用药建议应如履薄冰，考虑周全。我最初给予的建议就是只考虑到左氧氟沙星可作为二线抗痨药，却未考虑到该药也有精神症状的不良反应，不应用于癫痫患者，还好能及时更正。说明只要临床药师能拿得出可靠的依据，例如参考文献或说明书，在一般情况下，临床医师都会接受合理的建议。临床药师应在有充分把握时，再向临床医师提出建议。如发现自己提出的建议有缺陷，应及时向临床医师讲明，及早减轻不良后果，并尽可能提出补救方案。

📖 点 评

面对同一位患者的症状，医生和药师得出不一样的判断和处置意见是很正常的。团队医疗的新模式就是针对单打独斗的不足而诞生的。药师在临床药物治疗中有着不可替代的作用，本案例就是例证。　　（袁锁中）

2013 年 11 月 25 日　星期二，晴

一例局部应用抗生素骨水泥的会诊

◎ 梁　晶　哈尔滨医科大学附属第四医院

　　作为一名骨科的临床药师，经常会遇到手术切口感染的预防和治疗方面的问题。在众多的手术感染中，最让我头疼的是人工关节置换术后的感染。现代人工关节技术已经成为全身大关节疾病终极治疗的最佳技术手段，在世界范围内得到广泛的应用。我院每年人工关节置换术大概一百例，人工关节置换术后感染的发生率虽然不到 1%，却被全世界关节外科医生公认为"灾难性"并发症，一旦发生，会导致关节置换术彻底失败，造成患者残废，被视为人工关节置换术后最严重的并发症。今天我就遇到了一例这样不幸的患者：张大娘，54 岁，右膝疼痛 17 年，加重伴活动障碍 5 年，行右全膝关节成形术。术后一周，手术部位红肿、疼痛，假体周围有脓液，两次脓液的细菌培养＋药敏回报，第一次为：粪肠球菌，敏感药物为环丙沙星、利福平、万古霉素；庆大霉素、红霉素、青霉素、氨苄西林、四环素耐药，第二次细菌培养结果为大肠埃希菌，敏感药物为氧氟沙星、亚胺培南、头孢哌酮钠舒巴坦钠、头孢西丁。昨日血常规：WBC：12.58×10^9/L，NEUT%：85.63%，降钙素原 1.5ng/ml，目前全身应用抗菌药物头孢噻肟 3g bid ivgtt。对于这样的情况，我和她的主治医生商量着下一步治疗方案。

　　人工关节置换术后感染的治疗方法有很多种，常规的有单纯抗生素药物的保守治疗，保留假体的关节切开清创引流术、一期膝关节再置换术、二期膝关节再置换术。目前单纯全身应用抗菌药物的保守治疗对感染的控制效果不佳。保留假体的关节切开清创引流术和一期膝关节再置换术相对不常用，因其失败率比较高。跟患者及家属沟通过后决定采用二期膝关节再置换术。具体的步骤为：彻底清创并移除假体，放置抗生素骨水泥间隔器，可以合并静脉使用抗生素 6 周控制感染，再次彻底清创，新假体植入。姜医生希望我帮助解决的问题是如何选用抗生素及其加入骨水泥中的剂量。人工关节感染的抗生素治疗方案尚无成熟经验可循，抗生素的疗程、用药途径、是否联合用药以及如何联合用药等方面仍有争议。局部用药方面：目前国内通常混合在骨水泥中的抗生素包

括妥布霉素、庆大霉素和万古霉素。FDA 批准了 5 个载抗生素骨水泥产品，其中加载的药物为妥布霉素、庆大霉素、万古霉素混合妥布霉素。鉴于两次细菌培养分别为 G+ 球菌和 G- 杆菌两种类型的细菌，我推荐姜医生在骨水泥中混合两种抗菌药物。我查阅了国际和国内的一些文献，联合使用万古霉素和一种氨基糖苷类抗生素，如有协同作用的妥布霉素与万古霉素，可以提供治疗假体引起的深部感染的广泛抗菌谱。建议他借鉴 FDA 已批准的抗生素骨水泥配方，在 40g 水泥粉中加入 1g 万古霉素和 3.6g 妥布霉素。对于是否同时合并静脉使用抗生素，欧洲医师喜欢在进行期翻修术的同时使用抗生素骨水泥，更多的美国医师则喜欢局部使用抗生素骨水泥，同时使用全身性抗生素，6wk 后行期翻修术。鉴于张大娘自身有慢性阻塞性肺疾病的基础疾病，曾因慢阻肺继发感染两次入院治疗，应用过级别比较高的抗菌药物，目前的血常规和临床表现均需要全身应用抗生素，姜医生起初考虑应用亚胺培南，因其疗效非常确切，能够强效有力地覆盖所有可能的致病菌，迅速使患者的感染得到控制。但是我建议他降低抗菌药物的级别，目前张大娘全身感染情况并没有达到危重的程度，可以根据药敏情况选择针对性比较强的抗菌药物，我推荐他用哌拉西林钠他唑巴坦钠（4.5g q8h ivgtt）。哌拉西林钠他唑巴坦钠中的他唑巴坦是多种 β- 内酰胺酶的强效抑制剂。β- 内酰胺酶常可引起细菌对青霉素类以及包括第三代头孢菌素在内的头孢菌素类药物的耐药。在哌拉西林钠他唑巴坦配方中由于他唑巴坦的存在，增强并扩展了哌拉西林的抗菌谱，使之对许多原先对哌拉西林以及其他 β- 内酰胺抗生素耐药的产 β- 内酰胺酶细菌有效。可以覆盖药敏报告的两种细菌，且耐药率比较低。姜医生采纳了我的意见。

医学作为自然界最复杂的一门科学，有非常多尚未研究清晰、值得我们不断探索的领域。吾生而有涯而知也无涯，作为一名临床药师，我会在求知的路上孜孜不倦地探索，前进！

后记：经过了六周系统的治疗，张大娘的右膝关节感染已经得到控制，行膝关节再置换术，目前张大娘已经可以在张大爷的帮助下下床做康复运动了，这次的治疗为我日后应对关节置换术后感染提供了经验，也是我成为一名优秀的、经验丰富的临床药师万里长征的又一大步！

点评

这是临床药师通过参与骨科关节置换术后感染的抗感染治疗，与医生一起成功治疗的一个案例。临床药师能够很好地与临床医生配合，在药物选择和剂量调整上依据所掌握的理论知识积极探索临床应用，取得很好的临床结果，体现了临床药师在药物治疗中的价值。 （吴玉波）

2013 年 11 月 22 日　星期四，晴

一例脑卒中后抑郁患者的药物选择

◎ 徐　娜　哈尔滨医科大学附属第四医院

今天查房我要重点关注 804-12 床的胡大爷，2 天前在他身上出现了药物不良反应，并更改了治疗方案，我今天要关注不良反应是否消失，新的治疗方案是否安全有效。

69 岁的胡大爷，因 "发作性左侧肢体麻木 5 日，加重 1 日" 于 10 天前入院。同时有高血压病史 4 个月、脑梗死病史 1 年，抑郁症 1 个月，严重时甚至产生轻生的念头。入院后进行抗血小板聚集、改善脑循环、调脂等治疗。2 天前早上查房时胡大爷说左侧身体麻木的感觉较入院前有所好转，但我们发现胡大爷双手有轻微震颤，下午再去查房时发现震颤加重，我就与临床医师一同对出现的这一症状进行分析。胡大爷神经系统症状已有所好转，各项实验室检查也均正常（见表 1），于是我们把注意力转移到了药物上：通过查阅说明书及相关文献，胡大爷入院后使用的奥扎格雷、长春西汀、辛伐他汀等药物均无引起锥体外系不良反应的报道。而胡大爷一直在服用氟哌噻吨美利曲辛片，在该药的说明书上写道："在非常罕见的情况下，尤其是氟哌噻吨治疗初期，可能出现锥体外系症状"，同时也有文献报道了 3 例患者在服用氟哌噻吨美利曲辛片 4 小时 ~7 周不等的时间内出现了不同程度的锥体外系不良反应。胡大爷的情况与上述报道情况有相似之处，我们判断，这是一个由氟哌噻吨美利曲辛导致的不良反应，决定停用该药。

表 1　实验室检查指标

日期	11.14	11.18
WBC（10^9/L）	6.58	
PLT（10^9/L）	170.0	
AST（U/L）	22	23

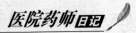

续表

日期	11.14	11.18
ALT（U/L）	30	36
K⁺（mmol/L）	3.62	
Cr（μmol/L）	77.7	
Hcy（μmol/L）	10	
CHO（mmol/L）	3.40	
TG（mmol/L）	0.49	
HDL-C（mmol/L）	1.02	
LCL-C（mmol/L）	3.87	

同时我们考虑到，胡大爷之前抑郁症严重时甚至产生轻生念头，不能停用抗抑郁药，所以又面临着一个问题——选药。传统的三环类、四环类抗抑郁药和单胺氧化酶抑制剂由于不良反应较大，现临床上应用明显减少。一线的抗抑郁药有选择性 5- 羟色胺再摄取抑制剂（SSRI）、5- 羟色胺和去甲肾上腺素再摄取抑制剂（SNRI）、去甲肾上腺素和特异性 5- 羟色胺能抗抑郁药（NaSSA）等，但这些药物的说明书中都提及"可能引起锥体外系不良反应"（见表 2），均不适合胡大爷应用，最后我们选择了对锥体外系无影响的圣·约翰草提取物片，它能增加夜间褪黑激素的生成，改善睡眠质量，且有文献表明它在改善患者的抑郁状态、神经功能缺损、恢复日常生活能力等方面均有明显的效果。

表 2　各类抗抑郁药代表药物及不良反应

种类	代表药物	不良反应
三环类	阿米替林、丙咪嗪等	口干、便秘、视物模糊、排尿困难和体位性低血压、老年患者可导致尿潴留，肠麻痹等。
四环类	麦普替林	口干、便秘、视力模糊
单胺氧化酶抑制剂	苯乙肼、司来吉林等	直立性低血压、水肿、便秘、恶心、肝毒性
选择性 5- 羟色胺再摄取阻滞剂（SSRI）	帕罗西汀、舍曲林、西酞普兰等	多汗、恶心、口干、性功能障碍、锥体外系反应
5- 羟色胺和去甲肾上腺素再摄取抑制剂（SNRI）	文拉法辛、米那普仑等	恶心、呕吐、头痛、失眠、便秘、性功能障碍及癫痫发作、锥体外系反应

续表

种类	代表药物	不良反应
去甲肾上腺素和特异性5-羟色胺能抗抑郁药（NaSSA）	米氮平	嗜睡、乏力、体重增加、锥体外系反应
天然药物与中草药	圣·约翰草提取物	增加皮肤对光的敏感性

今日查房发现胡大爷双手震颤的症状消失了，胡大爷的女儿也说，换用圣·约翰草提取物片后，精神状态良好，没有出现思想消极的情况及其他不适的症状。

实践体会：患者出现药物不良反应是临床上常见的现象，需要医务人员细心观察，准确判断，但是这需要扎实的专业知识和实践经验。作为一个年轻的临床药师，我要学习的还有很多，我需要不断提升自己，用知识武装自己的头脑，希望能更好地为患者服务！

点 评

该案例是一个关于临床药师参与临床药物治疗方案的设计，帮助医生选择合适的药物以减少药品不良反应发生的实例，药师对药物的了解是全方位的，患者出现新的临床症状后，医师从疾病的角度查找原因，药师从药物安全性方面加以考虑，从而形成互补，制订出合适于该患者的个体化治疗方案，并取得了很好的临床效果。

（吴玉波）

2013 年 12 月 6 日　星期五，阴

一名患急性胰腺炎青年的药学监护

◎ **何霜霜** 第三军医大学附属大坪医院

"爱在左，同情在右，走在生命两旁，随时播种，随时开花。"人们常用冰心老人的这段话诠释医务人员的工作。作为药师的我，也深深地被这句优美的语句打动。为患者带去爱、带去希望是我的梦想。

2013 年 11 月 5 日，消化内科 11 床来了一位 30 岁的男性患者，在如此年轻的脸上看不到一点生气，面容因疼痛而扭曲，由家属搀扶入院。入院后诊断为急性胰腺炎，同时伴有高脂血症、反流性食管炎及痛风等疾病，CT 提示胰腺周围结构模糊。入院时临床医生与其家属沟通，告知其预后差，可能死亡。眼前这位青年人居然离死亡如此近，我不禁感叹原来人的生命如此脆弱，需要我们用心呵护。在治疗过程中，我每日对他的出入量、电解质及营养状态进行密切监护。在 11 月 10 日，我发现这位大哥近两日均出现间断胸闷、喘憋等症状，我立即查看患者的出入量变化，原来他近两日处于 +900 ~ 1400ml 的状态，对于一个急性胰腺炎的患者，医生考虑患者入量大于出量是血容量不足的状态。我立刻查阅相关文献及资料，2013 年美国胃肠病学会《急性胰腺炎治疗指南》（以下简称《指南》）指出评估补液应在住院最初 6 小时和 24 ~ 48 小时内，反复评估补液是否充分，调整速度以达到大量补液目的，旨在降低 BUN 水平，不再是 2007 年《重症急性胰腺炎治疗指南》提出的动态监测 CVP 或 PWCP 及 HCT 进行指导扩容。这位患者入院时 BUN12.1mmol/L，是由于血容量不足而导致的肾脏灌注不足引起的 BUN 升高，在大量补液后的第三天，他的 BUN 降至正常，根据 2013 年《指南》的评估标准，该患者补液已经充分。并且 2013 年《指南》仅强调早期大量补液的重要性，在最初 12 ~ 24 小时内，积极的静脉补液对患者获益非常重要，而入院 48 小时以后大量补液对患者的预后几乎无影响。患者目前由于大量补液已经出现心衰的表现，因此我建议医生加用利尿剂或者适当减少液体的补充。在 11 月 11 日，医生加用利尿剂后，患者胸闷、喘憋的症状消失。

12月4日，这位患者说右踝关节红肿、疼痛，可能痛风发作。我仔细询问其饮食情况，他只喝了黏稠的米汤，并未进食高嘌呤食物。查看其医嘱，发现在12月1日时，他服用了胰酶肠溶胶囊改善腹胀症状。我查阅相关资料，发现大剂量胰酶制剂中含有大量嘌呤，我认为这是他痛风发作的原因，故告知医生。患者停用胰酶制剂后，其疼痛症状缓解。同时我对其进行了饮食宣教（见下表）。

痛风患者的食物选择

避免	限制	鼓励
内脏等高嘌呤食物（肝、肾）	牛、羊、猪肉，富含嘌呤的海鲜	低脂或无脂食品
高果糖谷物糖浆的饮料（如汽水、果汁）或食物	天然水果汁、糖、甜点、盐（包括酱油和调味汁）	蔬菜
酒精滥用（发作期或进展期者严格禁酒）	酒精（尤其是啤酒，也包括白酒）	

看着重病患者在临床药师和临床医师的共同努力下健康出院，一股暖流自我心底油然而生，这大概就是作为一位临床药师的幸福吧！

点评

本文药师为患者提供了药学监护服务：①发现患者出现胸闷、喘憋等症状两日余，分析为入量大于出量致心衰，建议医生调整用药方案——利尿、适当减少液体入量，患者症状消失；②发现患者出现关节肿胀、疼痛系胰酶肠溶胶囊所致的药品不良反应，告知医生建议停药，患者症状缓解。同时，作者还为患者提供了食物选择的宣教服务。药学监护和用药及饮食教育正是药师应该做的！

（付秀娟）

2013 年 11 月 18 日　星期二, 晴

一位老年患者抗菌药的剂量调整

◎ 刘冬敏　哈尔滨医科大学附属第四医院

　　今日下午接到老年病科的会诊通知, 关于老年人抗菌药剂量调整的问题。患者女性 85 岁, 身高 160cm, 体重 50kg, 间断下肢水肿半年加重四天, 无力伴尿少入院; 既往史: 慢性肾功能不全半年, 高血压病史十余年, 否认食物药物过敏史。诊断为肺炎、慢性肾功能不全、高血压 3 级(极高危)。入院时体温 38.2℃, 生化: 肌酐 277.2μmol/L, 血常规: WBC 17.17×10^9/L, NEUT% 90.21%, 给予头孢哌酮钠他唑巴坦钠(新朗欧)2g ivgtt bid。治疗 4 天后体温仍在 37.8℃左右, 血常规: WBC 12.20×10^9/L, NEUT% 85.91%, 生化: 肌酐 209.2μmol/L, 痰培养 + 药敏: 正常菌群。呼吸科会诊建议停用头孢哌酮钠他唑巴坦钠(新朗欧), 改用亚胺培南西司他丁(泰能)1g ivgtt tid。鉴于患者高龄且肌酐偏高, 请临床药师会诊。

　　接到会诊申请后, 我到老年病科看了患者并分析了病历, 该患者使用头孢哌酮钠舒巴坦钠 4 天后体温虽有所下降, 但未达到正常水平, 考虑致病菌可能耐药或者是头孢哌酮钠舒巴坦钠并未完全覆盖致病菌, 且细菌培养并未培养出致病菌, 不能提供针对致病菌选药的依据, 因此给予广谱的亚胺培南西司他丁合理。根据情况该患者应属于中度感染, 根据表 1(肾功能正常和体重 ≥70kg 的成年患者使用亚胺培南西司他丁静脉滴注的剂量安排), 肾功能正常的患者选用亚胺培南西司他丁的量为 1g tid, 但是该患者属老年且血肌酐水平较正常值高, 亚胺培南西司他丁主要经肾排泄, 肾功能减退时, 排泄量减少, 血药浓度上升, 半衰期延长, 相应的不良反应发生率会相对增高, 应根据说明书调量。计算该患者的肌酐清除率是 13.66ml/min。根据表 2(肾功能损害和体重 ≥70kg 成年患者使用亚胺培南西司他丁静脉滴注的剂量降低安排), 该患者亚胺培南西司他丁的量为 0.5g bid。因此建议对于该患者亚胺培南西司他丁(泰能)的用法用量为 0.5g ivgtt bid, 并叮嘱医生当每次本品静脉滴注的剂量低于或等于 500 毫克时, 静脉滴注时间应

不少于 20~30 分钟,如患者在滴注时出现恶心症状,可减慢滴注速度。而且要密切关注患者的体温、白细胞、中性粒细胞比例等指标,观察该药是否有疗效,并要注意患者是否出现过敏、胃肠道反应和神经系统反应,还要监护患者的肝肾功能。

表 1

感染程度	剂量(亚胺培南毫克)	给药间隔时间	每日总剂量
轻度	250 毫克	6 小时	1.0 克
中度	500 毫克	8 小时	1.5 克
	1000 毫克	12 小时	2.0 克
严重的敏感细菌感染	500 毫克	6 小时	2.0 克
由不太敏感的病原菌所引起的严重和(或)威胁生命的感染(主要为某些绿脓杆菌菌株)	1000 毫克	8 小时	3.0 克
	1000 毫克	6 小时	4.0 克

表 2

表 1 所示的每日总剂量	肌酐清除率 ml/(min·1.73m²)		
	41~70	21~40	6~20
1.0 克	250 每 8 小时	250 每 12 小时	250 每 12 小时
1.5 克	250 每 6 小时	250 每 8 小时	250 每 12 小时
2.0 克	500 每 8 小时	250 每 6 小时	250 每 12 小时
3.0 克	500 每 6 小时	500 每 8 小时	500 每 12 小时
4.0 克	750 每 8 小时	500 每 6 小时	500 每 12 小时

通过这次会诊,我体会到医生对于肾功能不全的患者需要调整用药剂量的意识不够,往往使用正常的用法用量,这种情况会使患者体内的血药浓度过高,增加不良反应的发生率。因此,作为临床药师要多向医生提供肾功能减退患者用药剂量调整的相关药学服务,并积极宣讲肾功能减退患者调整用药剂量的相关知识,提高医生的重视程度,协助医生为患者提供更好的医疗服务,发挥临床药师在改善患者治疗中的积极作用。

点 评

　　该临床药师通过参与临床会诊，为一老年同时伴有肾功能不全的患者调整药物剂量，体现临床药师与临床医师在临床工作中相互配合，医师更加关注药物疗效，而药师在用药安全方面更有优势，进一步阐明了形成医、药、护治疗团队的重要意义。　　　　　　　　　　　　　（吴玉波）

2014 年 10 月 30 日　星期三，晴

这对搭档合适吗？

◎　王晶晶　　昆明医科大学第一附属医院

今天小峰又来了，他是一个伴有药物性肝损伤的重度抑郁症患者，患了抑郁症以后，就开始服用文拉法辛和氟西汀，值得庆幸的是，今天他的血药浓度值已经回落到了正常治疗范围内，看到他时我发现，他整个人的精神面貌比住院时好多了。

小峰曾经在我们医院精神科住院，住院期间主管医生开具了文拉法辛75mg tid 和氟西汀 40mg qd，并申请了两次血药浓度监测。第一次文拉法辛血药浓度值非常高，为 528.8ng/ml，远超出参考范围（100～400ng/ml），氟西汀血药浓度为 110.9ng/ml，在参考范围（80～200ng/ml）内。看到这个结果时我首先怀疑是不是实验室操作出了问题，立即复测了一个，结果与第一次相近，我稍微松了口气。但是，它为什么那么高呢？带着这个问题我与主管医生进行了沟通，医生表示患者近期很烦躁，我记得五羟色胺（5-HT）综合征的表现有烦躁和静坐不能，或许该症状有可能与文拉法辛浓度偏高有关，因此与医生达成共识：降低文拉法辛剂量，由 75mg tid 降至 75mg bid，继续观察不良反应并复查血药浓度。过了一周，第二次血药浓度检查，结果为 488.9ng/ml，还是很高！没有调整剂量的氟西汀浓度为 227.4ng/ml，比上次还高，并且高于参考范围，文拉法辛浓度在调整剂量后变化不明显。中间出了什么问题呢？是不是我漏了什么因素？我立即重新翻查病历，终于在生化检查中发现了蛛丝马迹。小峰本身就有药物性肝损伤，GGT 和 ALT 从入院至今确实有小幅度升高，那么肝功能的变化肯定会影响药物的清除。然而小幅度变化应该不至于那么明显地影响血药浓度，会不会存在药物相互作用呢？常规精神疾病治疗推荐单一药物使用，就是为了避免药物的相互作用，文拉法辛和氟西汀合用是不是合理？带着这个疑问，我翻查了一些文献，确实给了我启发，文拉法辛是 5-HT 和去甲肾上腺素再摄取的双重抑制剂，氟西汀是单纯的 5-HT 再摄取抑制剂，前者主要能改善患者抑郁情绪，后者可提高患者生活工作积极性，临床上有非对照的

研究报道表明二者联用有效。但是文拉法辛主要通过 CYP2D6 代谢,而氟西汀是 CYP2D6 的轻度抑制剂,与文拉法辛同服容易造成文拉法辛的蓄积,引起严重不良反应,如五羟色胺综合征。综合这几方面,与主管医生讨论后,建议继续降低文拉法辛剂量至 75mg qd,并降低氟西汀剂量至 30mg qd,按时按剂量服药一周后复测血药浓度,同时观察疗效、肝功能及相关不良反应。今天小峰出院后第一次复查,血药浓度在正常范围内了,并且他病情也在好转,我真替他感到高兴。从这个案例我体会到在遇到异常结果并排除实验室操作误差时,应该核对患者基础疾病、合并用药以及其药物相互作用等信息,结合患者日常生活习惯来分析结果。另外,加强与临床医生沟通也是非常重要的。

点 评

血药浓度监测已经开展了很多年,过去很多实验室只是将监测结果发给临床,不对结果进行分析和解释,和临床脱节,使得这项有意义的工作开展得不尽人意,医生也不是很重视。随着临床药学的发展,很多实验室药师已经走出临床,走到床旁,主动和医生沟通,对监测结果进行分析、解释,参与个体化方案的制订,让治疗药物监测再次焕发了"青春"。　　　　(张　峻)

2014 年 1 月 27 日 星期一，雨

最难风雨故人来

◎ 郑晓媛　第三军医大学附属新桥医院

重庆的冬天总是漫长而不着边际，暮霭沉沉的天，光溜湿滑的地，淅淅沥沥的雨，乃至寒冷彻骨的风，都让从临床药学室到病房的路尤其艰难。时针已经指向七点三刻，我紧了紧扣子，打了个寒战，走进了第三住院部，进了电梯到了科室。与往常一样，我先坐在电脑旁边打开工作站，浏览即将要进行药学服务的患者的补充信息。

"药师，我回来复查了。"一股低沉的男中音在耳边响起，我循声抬头，见到一个皮肤白净、瘦弱的男子带着笑意望着我。我一边迅速地在大脑中检索这张脸，一边关切地问："回来复查啦？ 最近感觉怎么样？""最近轻松多了，肚子没那么胀了，吃饭也可以了。"他回答道。在脑中的检索终于定格，他是两个月前因拟诊结核性腹膜炎入院的患者。"哦，那很好。快去陈医生那里开复查的单子吧。"我微笑着对他说。"谢谢你了哦！"他欣然转身。望着他熟悉又陌生的背影渐行渐远，我回想起了两个月前的场景。

那是一个昏暗而忙碌的下午，我参与的治疗组那天收的患者特别多，我查看新患者的情况、跟踪老患者的检查治疗结果，一直忙到四点，电话忽然响了。

"郑老师，下午您有空吗？ 四点半 32 床全院会诊。"电话那边是陈医生急促的声音。陈医生是消化科的住院医生，去年博士毕业留院工作的，这哥们儿平时说话有条不紊，慢条斯理的，今儿忽然夹杂着一丝焦急，肯定是患者情况不容乐观。

"没问题，我可以过来。"我知道时间宝贵，因此长话短说。

"患者一周前考虑腹腔结核，抗结核治疗一周，现在一般情况不好。"陈医生简要说了一下患者的情况。

"嗯，好。我先过来看看患者。"我放下电话。

离开办公室前我打开病程记录扫了一眼：患者叫刘小山，是一个 26 岁的青年男性，以发热伴腹痛半月入院，间断发热，以午后为主，伴有盗汗，最高体

温达 40℃。腹部呈揉面感,下腹部疼痛伴阵发性胀痛,右侧腹部压痛明显,无反跳痛。腹部 CT 提示大量腹盆腔积液,大网膜及肠系膜增厚,肠管少量积液,考虑结核可能。血常规正常,血沉略快,C- 反应蛋白高,降钙素原略高;患者 PPD 试验阴性,结核抗体阴性,腹水抗酸染色阴性,结核感染 T 细胞斑点试验 (T-SPOT-TB) 阳性。现已行标准的 HRZE 方案(利福平、异烟肼、乙胺丁醇、吡嗪酰胺)治疗 7 天,患者体温居高不下,呈现持续高热,腹痛加剧。我快步走到 32 床床前,一个苍白痛苦的面容映入眼帘。问了患者的基本情况:患者正在发热,精神状态差,懒言少语,主要由其母亲代述。

时间有些紧了,我赶到了医生会议室参与会诊。会诊上大家一致认为该患者符合结核感染的表现,暂时仍不考虑肿瘤,首先考虑结核,可联系外科做腹腔镜下探查。但关于为何抗结核治疗一周后疗效不明显的问题意见并不统一:有的医生考虑耐药结核,有的医生认为干酪样结核起效慢。作为药师,我提出了自己的意见:诊断性抗结核治疗一般需要 2 周评估疗效,1 周只能初步评估疗效,有的结核确实起效慢,建议继续抗结核治疗;另外,类赫氏反应也会出现像该患者这种短暂的病情加重的情况,对症处理即可;对于是否是耐药结核的问题,耐药结核毕竟少见,建议在正规治疗两周后再考虑耐药结核的问题。

讨论完毕后,跟陈医生共同讨论后决定继续抗结核治疗,治疗方案加用链霉素,小剂量口服泼尼松(15mg/d)以控制症状。走到患者床前向该患者及母亲交代情况,这位母亲明显有些焦急,她说家里经济条件有限,现在这孩子在医院住院治疗了 10 余天也不见好转,应该怎么办?

"您的心情我能理解。"我向她解释道,"刘小山现在病情是重的,如今考虑有几个可能,要明确的话得做腹腔镜探查,一是腹部肿瘤,但由于患者年轻,且目前 CT 检查未见明显包块,暂时不向这方面考虑;二是考虑结核,这个可能性大,但是结核也有几个可能……"

"检查都做了很多,还不知道是什么病吗?"患者的母亲很迷惑。

"阿姨,这好比一个包子,您光从外面照照能看出来它是什么馅儿的吗?最好是咬一口,就知道它是什么馅儿的。所以做腹腔镜就是取一块组织出来看,就能看出来它到底是什么问题了。"我解释道。

患者母亲表示理解。

"结核的问题现在其实比较复杂,"我继续说,"首先考虑治疗时间不够,一般诊断性抗结核治疗要两周评估疗效,现在时间才一周,效果不明显也是可能的;另外一个也不排除耐药结核的问题,如果两周治疗无效,那就要朝这个方向考虑;再者也还有一种可能是类赫氏反应,用了抗结核药物之后,杀死了结核菌,结核菌释放的一些毒性物质导致身体出现了发热、盗汗等原有症状加重。而今之计，我们会继续抗结核治疗，并打算加用另一种抗结核药物，再用糖皮质激素控制发热症状，减轻腹腔黏连。"

患者母亲表示明白了，并慢慢转告患者。

紧接着患者做了链霉素皮试，结果显示皮试阳性。跟医生讨论方案时，我跟陈医生说道："那就不加链霉素吧。先用 HRZE 方案，密切观察，应该抗痨力度够了。"紧接着加用了泼尼松 15mg/d 口服了三天，患者的发热在当天和第二天明显减退。

第三天，刘小山转到了外科做腹部腹腔镜探查术。

再见到刘小山是一个星期以后，患者已经做完了腹腔镜探查术，转回了消化科。查房时，陈医生提到刘小山在腹腔镜探查后取出腹膜组织，病理回示慢性炎症伴急性炎症，主要还是支持结核的诊断。但他自前日手术后逐渐出现红色丘疹，呈大面积散在密集米粒样大小红斑，考虑药物疹，需要停用一切可疑药物；而患者仍有腹痛、腹胀、发热，这就需要考虑抗结核治疗是否有效，是否需要停用抗结核用药物的问题。

正在这时，小山的母亲过来找我们，说刘小山最近几天由于住院时间长，并且未完全康复又担心是否是肿瘤的问题、是否是耐药结核的问题，神情抑郁。

我们再次来到刘小山床前，刘小山斜躺在床上看电视，见我们来看他连忙直起身来。

"转回来了，现在感觉怎么样？"我还是开门见山直接问他。

"肚子有点痛，还有一些胀。前两天没发烧，现在又开始发烧了，有接近39℃。"刘小山这次能自己跟我们交流了。

"那肚子痛和肚子胀比上次我来看你时好些吗？"我紧跟着问。

"好些。"他答道。

"来，我摸一下肚子。"我听了移动性浊音，明显腹水较上次减少，当然这也不排除手术引流出腹水的因素。

"看来挺好的嘛！精神状态恢复不错，而且肚子胀和肚子痛都有好转。小伙子，抗结核治疗有效。"我微笑着调侃他。我知道这个时候医药工作者的鼓励对患者来说是莫大的鼓舞，继续说："但是现在一下子完全好彻底是不可能的，结核的治疗疗程是 6 个月到 1 年，要是你现在两三个星期好了，那为什么要制订那么长的治疗疗程呢？"

"哦。"他整个人轻松了很多。

"我看一下你出的疹子。"我现在要解决第二个问题，尽管 HRZE 抗结核药物引起皮肤疹的现象比较罕见，如果皮疹严重（特别是药物超敏反应综合征，呈现全身广泛的、大片融合的皮疹）的话得把所有的药物停用。"还好，仅在胸腹部以及背部有大面积散在的皮疹，密切观察着是否发展，抗结核药物暂时可以继续吃。"我一边看着他,一边给了陈医生一个坚定的眼神,表示前面我们讨论的问题已解决。

"接下去您一定要注意,一是抗结核药要坚持吃,不能自行停药物,必须按时来复查,具体复查时间我们会在出院时交代;二是要注重营养,结核会消耗掉很多营养,前期因为担心肠结核禁食,现在你要渐渐地自己吃,我们把静脉营养给你停掉,也可以节约药品费用。"我交待完就出去了。

病房外的走廊上我跟陈医生达成了共识:抗结核治疗有效。患者本身属于易过敏体质(前期链霉素皮试过敏),皮疹的处理上遵皮肤科意见使用倍他米松一次,停掉除抗结核药之外的一切药物,如氨基酸等,另外把静脉用的抗结核药换为口服剂型,尽量减少一切可能引起过敏的因素。

接下来的几天里,患者情况渐渐越来越好:皮疹渐渐消退,腹痛消失,腹胀减轻,发热也由高热转变为了低热甚至不发热(当然不能完全排除长效糖皮质激素的抗炎退热效果)。

五天后患者出院,出院前一天,小山的母亲特意找到我,说那次的谈话对小山的影响很大,直接消除了种种顾虑,非常感谢。我寒暄了几句,不过是出院后要坚持服药、注意复查等。

这个风雨交加的下午,看到以前的患者健康地回来复诊,我由衷地感到高兴。风雨故人来,患者把自己的生死托付于我们,所给予的信任让我们倍感责任重大,我们早已把患者看成共渡患难的朋友,他们的病情跌宕起伏紧紧牵住我们的心,他们的康复也让我们欢欣鼓舞。但是由于临床工作繁忙,保持治疗方案最优化已经让医生连轴转不停,常常吝于给予患者精神鼓励和支持;然而从小山身上,我们看到,精神鼓励体现出莫大的力量,毅力支撑着奇迹般的康复。作为药师,日常治疗药物疗效观察是我们的工作,与患者沟通药物疗效也是应尽的职责,而给予患者温暖的精神支持和鼓励,我想,也是药师职业闪光的一面吧。

医生特鲁多告诉我们:有时是治愈,常常是帮助,总是去安慰。如果我们都能做到,那明天必定会翻开新的一页吧。

点 评

这个例子是临床药师成功干预临床,与临床医生通力合作,监护治愈患者的实例,临床药师不仅从专业上为疾病的鉴别、药物不良反应的鉴定提供了专业的知识,并且在诊治过程中也给予了患者最真切的关心,正如作者所说的,医生的一个眼神也会给予患者莫大的支持。全文叙述语言生活化、流畅,专业知识自然穿插其中,很好!

(杨 勇)

2013年8月8日　星期四，晴

参与一例药物热患者的治疗

◎ 张传洲　青岛大学附属医院

来到天坛医院参加临床药师培训已经四个月了，今天按照往常一样，我们在带教老师的带领下，来到病房参加交班查房。4床患者的体温已经恢复正常，未再发热，证实了我对该患者药物热的推断。关于此患者药物热的判断，还要从两天前说起。

4床是我一直关注的一位患者，是一位19岁的青年男性，因血管畸形切除术，术后给予美罗培南和万古霉素抗感染治疗已两周。在两天前（8月5号）查房时该患者依然还是高热状态，这已经连续高热7天了，大家在讨论下一步的治疗方案。

交完班后，我查阅了患者的病例，发现患者今天体温39.2℃，回报的脑脊液白细胞数58/μl，脑脊液糖2.3mmol/L。体温高，但脑脊液白细胞数与之前比明显下降，脑脊液糖基本正常，这说明患者颅内感染有好所转，联想患者神志清醒，无痛苦面容，一个想法从我脑海中闪过："高热是否和用药有关呢"？由于患者处于高热状态，临时医嘱给予注射用赖氨匹林0.9g St入壶后体温降至38℃。今天血常规回报：白细胞计数1.36×10^9/L，中性粒细胞百分比80.9%，嗜酸性粒细胞略高，血红蛋白118g/L，这更加印证了我对患者发热、白细胞低可能与药物应用有关的推断。根据患者药物应用情况，我查阅有关资料，发现有报道过应用美罗培南或万古霉素出现过药物热的情况，于是找到临床带教老师，告诉了我的想法，建议停用抗生素并给予重组人粒细胞刺激因子注射液升白细胞。临床带教医生也觉得此患者高热可能与用药有关，认同了我的观点，停用抗生素并给与重组人粒细胞刺激因子注射液100μg皮下注射。

患者8月6日体温降到37.4℃，白细胞计数5.59×10^9/L，中性粒细胞百分比75.64%，现体温下降，白细胞恢复正常，说明治疗有效，同时发热可基本排除颅内感染因素，今天患者体温降至36.8℃，未再发热，证实了患者药物热的可能。

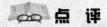
从该患者的治疗过程中,我感受到了临床药师真正起到了治疗团队一员的作用,更加坚定了我作为一名临床药师的信心和责任心,更好的为临床和患者服务。

点 评

张传洲药师的工作效果,可以提高临床药师的自信心。职业敏感性让药师立于不败之地。

(苏乐群)

2013 年 12 月 20 日　星期五，阴

泮托拉唑钠在 ICU 的超说明书用药

◎ 刘　文　第三军医大学大坪医院

　　在进入 ICU 临床实践的这一个月里，随着对临床工作的逐渐熟悉，我的工作也开始慢慢步入正轨，从一味的接受学习，开始融入自己对 ICU 患者药物治疗过程的思考。ICU 的患者由于病情危重复杂，很多患者因呼吸障碍给予了气管插管，或使用了糖皮质激素抗炎，或需要肠内或肠外营养支持，这些都容易诱发应激性溃疡。因此，预防应激性溃疡的药物如质子泵抑制剂以及 H_2 受体拮抗剂成了 ICU 的常规治疗药物之一。

　　两天前我所在的 ICU 收治了一例严重脓毒症患者。该患者入院时病情危重，加之是我进入 ICU 进行专科实践碰到的首例脓毒症患者，因此，从他入科伊始，我就给他建立了药学监护档案，密切关注该患者的病情转归及每日药物治疗方案。在进行药学监护的过程中，我发现他使用了泮托拉唑钠 40mg 静滴，一天两次的给药方案，且该患者肾功能衰竭。在泮托拉唑钠的说明书中，注明该药的使用方式为每天 40mg，一日一次，且严重肾功能不全的患者，每日用药不得超过 40mg。显然，临床医生对于泮托拉唑钠的使用存在超说明书用药的问题。鉴于临床情况复杂，实际用药情况与说明书不符合是一种比较普遍的现象，因此，针对这一问题，我特地咨询了主管医生，医生答复，他们科泮托拉唑钠一直采用此种给药方式，两害相权取其轻，与挽救患者生命相比，由此可能引起的不良反应不作为第一考虑因素。这一答复并不能消除我的困惑，因此，我决定通过分析现有国内外预防应激性溃疡的指南，以及泮托拉唑钠的药物特点，再结合已有的循证证据，自己寻找答案。

　　为了了解 ICU 医生对泮托拉唑钠的使用方式是否具有循证医学证据支持，我检索了包括 EMBASE、Pubmed、CNKI 全文数据库、万方全文数据库等数据库。根据 ASHP SUB 指南，具有应激性溃疡急性危险因素的高危患者，需要预防用药。这些危险因素包括：机械通气 >48 小时，凝血紊乱，肾功能衰竭，组织灌注不足（脓毒症、休克、器官功能障碍），大剂量皮质激素使用等等。目前

常用的预防应激性溃疡的药物有 H₂ 受体拮抗剂和质子泵抑制剂,在美国,在使用药物预防应激性溃疡的选择上,约有 63.9% 急诊科医生使用 H₂ 受体拮抗剂,有 19.0% 选择质子泵抑制剂。还有,在不少临床试验中,泮托拉唑钠确实存在 40mg 静滴,一日两次的给药方式。但是,从循证医学的角度出发,这些文献的证据强度都不高,缺乏泮托拉唑钠 40mg 静滴,一日两次给药与泮托拉唑钠 40mg 静滴,一日一次给药的随机对照双盲实验,同时也缺乏泮托拉唑钠在肾功能不全患者中使用的用药评价。因此,无法判断两种给药方式的优劣性,还需多中心随机双盲试验的设计及更多临床证据的收集。

除此之外,患者入院前出现尿量减少,至入院时无尿,考虑存在肾功能衰竭,加之入院后在多次给予多巴胺升压的情况下,收缩压一直低于 110mmHg,血压较低时存在器官血流量灌注不足,对于血供丰富的肾脏,血流动力学改变对其正常功能的发挥影响极大,因此,患者入院虽然经过一系列的治疗,肾功能却未得到明显改善,肾功能衰竭状态持续存在。加之患者目前使用的药物大多经过肾脏排泄,由药物引起的肾脏负担也不小。再结合泮托拉唑钠的药理学作用机制和药代动力学特点,泮托拉唑钠抑酸作用可持续 24 小时以上,且其作用靶点为胃壁细胞的 H^+-K^+ATP 酶,泮托拉唑钠对该酶的抑制作用具有饱和性,增加给药剂量及用药频次并不会增强其抑酸作用。综合上述考虑,我向医生建议,将该患者的泮托拉唑钠给药方案由之前的 40mg,一天两次,调整为 40mg,一天一次给药,并向临床医生详细说明了调整依据,最终,医生采纳了这一方案。

作为一种在临床常见的用药现象,超说明书用药在我国普通成人用药中可占到 7.5%~40%,在孕妇、儿童等特殊用药对象中更为常见,在住院儿科患者中超说明书用药可高达 50%~90%。作为指导医师开具处方、合理安全用药的重要依据,药品说明书包含药品安全性、有效性的重要科学数据、结论和信息,在临床药物治疗过程中发挥着不可或缺的作用。因此,在目前医患关系日益紧张的医疗环境下,急需出台相应的管理措施和评价体系来规范超说明书用药,从而避免可能存在的医疗风险。

作为临床药师,在临床实际工作中如果发现超说明书用药,除了从专业的角度分析其合理性之外,尤其要查询大量的循证资料,在密切监护超说明书用药患者情况的同时,与临床医务人员沟通,做到用循证证据说话,这样既保证了患者的生命健康,也利于临床药师工作的开展。

点 评

刘文药师关于超说明书用药的处理办法是科学的,应予总结。循证医(药)学,临床药师的立足之本。　　　　　　　　　　　　(苏乐群)

2013 年 7 月 23 日　星期二,晴

我参与的一例 ICU 患者肠外营养治疗

◎ 张　颖　重庆市急救医疗中心

　　到 ICU 查房已有近 2 个月时间,每次踏进病房的一刹那还是会觉得有一种紧张感。ICU 的患者,病情重、复杂、变化快,治疗不能仅仅从药物本身考虑,因此如何建立临床思维,从患者的角度去分析药物治疗方案,用更全面的眼光去分析药物治疗的调整和变化,是自己到 ICU 查房遇到的最大难题。

　　7 月 19 日,病房里转来一位重症胰腺炎患者,转入时已经是发病入院治疗的第 8 天,患者生命体征平稳,在支持治疗上医生给予了相应的处理,患者禁食了一周,在营养上考虑逐渐加大能量的给予,以促进患者疾病的恢复和改善,从营养途径考虑首先给予肠外营养,以减少胰腺分泌。然而由于患者的甘油三酯偏高,因此在查房过程中主管医生提出是否需要在肠外营养的治疗药物中添加脂肪乳。

　　因为以前也查阅过相关的文献资料,甘油三酯高于 3.8mmol/L 应该慎用脂肪乳,如果甘油三酯高于 6.0mmol/L 则应该禁用脂肪乳。该患者的甘油三酯 4.07mmol/,略高于 3.8mmol/L,属于慎用脂肪乳的情况。

　　因此查房中我提出可以少量使用脂肪乳,一方面可以降低呼吸商,减少二氧化碳潴留,另一方面可以补充必需氨基酸,促进患者的机体功能恢复,但同时应该密切关注血脂变化情况,如果持续增高则应当停止使用。ICU 的主任认同脂肪乳使用的限定值,认为对于脂肪乳的使用该患者不属于禁忌的情况,但同时也提出对于该患者而言最好的选择是暂时不添加脂肪乳,认为患者为重症胰腺炎初期,营养摄入可以较低,适量的糖水能够满足患者的基本热量需求,而给予脂肪乳可能会进一步影响机体对脂肪的代谢功能,甘油三酯的升高更可能增加机体的负荷,延缓疾病的恢复。因此该患者肠外营养药物的治疗方案中暂时没有添加脂肪乳。

　　在今天的查房过程中,患者复查了血脂,甘油三酯恢复了正常,因此在今天患者的肠外营养方案中适当添加了脂肪乳。

通过这一个患者的肠外营养治疗方案的制定，我发现了自己在临床药物治疗思路上的不足。在这一个患者的肠外营养治疗方案中，就脂肪乳的使用而言，甘油三酯 4.07mmol/，略高于 3.8mmol/L，属于慎用脂肪乳的情况，不属于禁忌的情况，是可以适量使用的，但如果考虑到患者疾病本身情况，重症胰腺炎的初期，甘油三酯增高对整个疾病发展的影响，则更能权衡出脂肪乳使用对患者治疗的利弊。

ICU 的查房经历让我更明白在临床参与查房，分析、评价和讨论药物治疗方案的时候不能只关注于药物，更应该落实到具体患者身上，患者的具体情况不同，药物的选择和调整也不尽相同。关注患者药物治疗的临床效果变化以及治疗药物调整的同时，更应关注患者疾病的变化情况，只有这样才能更全面、更好的去制订和评价临床的药物治疗方案。

点 评

药师通过记录自己的工作经历，提示广大临床药师要尽快建立临床思维，结合患者制定给药方案，实现从传统"窗口药师"向"临床药师"的转变。

（苏乐群）

2012年9月14日 星期五，晴

小小会诊单，激励我前行

◎ **侯继秋** 吉林大学第二医院

上午，我像往常一样在呼吸科查房，突然接到主任打来的一个电话，说耳鼻喉科有个喉癌术后患者高热不退，想请我们临床药师过去看一眼。这对于临床医生来说，是再平常不过的小事了，可对于我来说，对于刚刚基地培训回来1年的临床药师来说，却有着不一样的意义。

当时我既激动又忐忑，但是绝对不能退缩，于是我赶紧到医生工作站里找到这位患者的病历，1例38岁男性患者，5天前行喉癌手术，术后体温偏高，最高体温38℃，WBC11.5×10^9/L，治疗药物为磺苄西林（2g，bid），甲硝唑（2片，tid）。了解完相关信息，我信心十足的去了耳鼻喉科病区，对患者进行了简单的查体，闻到患者气管套管处有一股刺鼻的臭味。考虑患者不排除有厌氧菌感染，虽然患者一直服用甲硝唑片，但疗效不如甲硝唑注射液，患者喉癌术后，手术部位特殊，是医院感染的重要途径，鉴于患者目前应用磺苄西林，磺苄西林为窄谱的抗阴性菌的药物，但对于一些产酶的院内感染细菌效果不佳，所以建议将药物调整成为头孢哌酮舒巴坦（3g，bid）对抗产酶的阴性菌和常见的阳性菌，并联合甲硝唑注射液（0.5g，tid）加强抗厌氧菌力度。同时复查血常规，加强微生物送检。我小心翼翼地写下生平第一张会诊单。

接下来的几天我总早早到病房，先到8楼（耳鼻喉科）看完该患者再到9楼（呼吸内科）查房，看着患者痰液逐渐减少，状态一天天好起来，3天体温就恢复到正常，我提着的心也逐渐放了下来。

这是第一次小小的会诊经历，让我品尝到了喜悦，感受到了应该承担的责任。这小小的成功可能是微不足道的，但对于我来说，却是从事临床实践的良好开始，我会用更深更远的目标激励自己，练好基本功，鼓足勇气，走出第一步，走稳每一步，走出一片美好前程。

点 评

　　读完日记，深有感触。能够得到临床医护的认可和接纳是临床药师们多年来的心愿，日记真实的反映了初涉临床的药师从接到会诊单时的忐忑到会诊过程中的紧张，再到会诊完成后患者病情好转后的自信、兴奋和满足的心境，能够引起广大临床药师的共鸣。　　　　（苏乐群）

2011 年 11 月 19 日　星期二，雨

胸外科——梦开始的地方

◎ 阮　一　　重庆市急救医疗中心

一周以前怀着激动的心情，在胸心外科开启了自己临床药师的学习之路。今天和往常一样，在等待科室早会查房前，我再次熟悉患者的病历，虽然也有学过一些临床相关的知识，但是当各种信息一下子汇集在一起，瞬间就感慨了——书到用时方恨少！

今天的查房中，一位重症感染患者是查房的重点，在讨论患者的抗感染治疗方案中，胸心外科主任问到我：该患者应选择哪种抗感染药物？

怎么办？这是在问我的意见和想法啊！我赶紧在大脑中搜索该患者的信息：患者是因大量的液气胸，慢性脓胸急性发作，严重肺部感染，双下肢严重水肿转入胸心外科。入院后经验性使用抗菌药物哌拉西林他唑巴坦钠（先奇），3.375g，一日三次静脉滴注，但感染控制不佳，患者连续深夜寒颤高热（最高温度达到 42℃）。胸水细菌培养结果显示：优势菌：牛链球菌 + 球菌。

联想到牛链球菌为 D 群链球菌，感染者多数为中老年人、衰弱或肿瘤患者。此类菌群对青霉素的敏感性较低，且近年来耐药菌株不断增加。虽然先奇的抗菌谱中明确包含牛链球菌和其他多种球菌。但基于以下两点应该考虑更换抗菌药物：

1. 药敏试验结果显示氨苄西林和青霉素均为中介反应，提示半合成青霉素类药物哌拉西林很大的程度上也是中介反应，在添加 β- 内酰胺酶抑制剂他唑巴坦的这种配伍下加大该抗菌药物的用量也许是有效的，但 MIC 相比其他敏感药物数值较高，且患者目前此药的使用效果欠佳。

2. 患者因双下肢水肿和胸腔积液长期使用强效利尿剂呋塞米注射液。同时该患者连续血生化结果显示其处于低钾状态。而先奇的使用注意事项明确有对同时使用利尿剂的患者要警惕低钾血症的可能。

在体外试验敏感的抗感染药物中，目前医院使用的静脉用药有头孢曲松、头孢吡肟、万古霉素。头孢曲松为第三代头孢，敏感菌群包括肺炎链球菌、无

乳链球菌和其他多种溶血性和不溶血性球菌。头孢吡肟为第四代头孢菌素，体内球菌的抗菌谱比头孢曲松的球菌抗菌谱要窄。万古霉素主要针对金黄色葡萄球菌、肠球菌、棒状杆菌等的严重感染。

虽然心中有了答案，但我还是比较忐忑，担心自己的想法与大家的有所出入，不过还是鼓起勇气我说出了自己的意见——使用头孢曲松！

经过讨论，胸外科主任认同了我的建议，为此我心中暗自兴奋！

遗憾的是患者因个人原因在感染刚有所控制之后，主动要求转回家乡治疗。经主治医生沟通无效后出院，没能继续得以追踪治疗。

经过这件事情后，我意识到学习的路上不要害怕说错，相反要大胆的说出自己的想法，才能与临床医生有效的沟通，从而得到临床医生的认同。真是"路漫漫其修远兮，吾将上下而求索"！

点 评

日记通过记录药师初入临床时心情的忐忑和不自信，而后结合自身所学和药敏实验结果为临床提供了合理的治疗方案，并最终为临床所接受，自身也被临床认可的过程，提示广大临床药师工作中要勇敢走出第一步，敢于说出自己的想法。 （苏乐群）

2010 年 5 月 10 日　星期一，晴

基层医院临床药师的信仰

◎ 刘　洋　北京市房山区第一医院

我是一名临床药师，在北京市一家二级医院药剂科工作。与绝大部分二级医院一样，我院临床药学工作处于起步阶段，许多工作还摸不着头脑。与三级医院相比，临床药师数量少（就我 1 人）、素质不高（药学本科毕业），况且医生对于临床药师工作的认知情况几乎为零，一个药师如何能左右医院的药品使用呢？在许多人眼里这个工作很虚，没有太大的意义。与医生相比我的临床知识少得可怜，虽然在医院里也穿着白大褂上班，患者见了也叫"大夫"，但总感觉自己像是狐假虎威。我刚刚在这个岗位的时候，那种感觉完全可以称为煎熬。

现实的打击使我萌发了外出进修的打算，我把这个想法告诉了科主任，他对我非常支持，于是我便在天坛医院药剂科开始了半年进修生活。在那里我学到了很多，对于我院临床药学的发展也慢慢地有了自己的设想。俗话说万事开头难，但我充满信心。虽然药师的临床知识很少，可我们的药学知识很丰富，对于临床药物的掌握才是我们的专长。

进修结束了，我院的临床药学工作正式开始了。一天上午，突然接到了医务科的电话，通知我到神经外科会诊，放下电话，我感到了前所未有的紧张，这是我第一次会诊，虽然在杂志上看到过有关临床药师会诊的文章，但真到自己时还是有些不知所措。我怀着忐忑的心情按时来到了神经外科医生办公室，找了把椅子坐在了办公室的角落里。神经外科主任介绍了患者病情：这是一名脑出血患者，生命垂危，由于肺部感染使用了抗菌药物，在用药后的第二天出现了全身大面积的皮肤黏膜剥脱，尤其是患者头面部及四肢皮肤出现了大面积的糜烂。接着我们到病房观察了患者的病情，据科室护士长说，她从事了20 多年的护理工作，这么严重的皮肤损害情况也是第一次遇见。医生高度怀疑是由于抗菌药物导致的不良反应。

回到办公室在病例讨论的过程中，每名参与会诊的人员都要发言，提出

相关的治疗建议。皮肤科医生提出了皮肤病治疗方案，护理部主任提出了特殊护理方案，感染科医生提出了控制感染的方案。最后，大家的目光全都落在了我的身上，我感觉自己的心跳正在加速，仿佛一个不会游泳的人突然落水，如果什么都说不出来，那么后果将不堪设想。根据我对患者的观察，以及对于严重药品不良反应的了解，我忐忑地提出："从药学角度出发，这有可能是Stevens-Johnson syndrome（斯-约综合征），一种罕见的严重药品不良反应，但由于患者使用的药物种类较多，我还不能确定是哪种药物引起的，我要回去查一下。"发完言后我感到面部皮肤通红，不知道自己说得对不对，这样的说法会不会令同事取笑。但我换个角度又想，反正事已至此，就别想那么多了，还是赶紧研究一下使用的药物吧。随即我查看了患者病例，记录下使用的全部药品并马不停蹄地回到办公室查阅相关资料。经过查阅相关文献，我列举了患者使用过的有可能引起严重皮肤损害的全部药品清单，根据患者使用的时间顺序以及发生概率，通过与主管医生的交流，我们共同认为还是抗菌药物的嫌疑最大。

与此同时，由于我院缺乏治疗相关疾病的经验，特地从友谊医院皮肤科聘请的专家也到了。专家也同意我们对于病情以及药物的判断，根据专家建议更换了安全的抗菌药物，重新制定了治疗方案，并对护理方面做出了指导。事情到这里，如果按照电视剧的情节患者应该逐渐开始康复了，但现实却是那么残酷，由于患者脑出血病情十分严重，加之肺部感染以及严重的皮肤不良反应，两天后去世了。

事后，神经外科医生对我的工作表示感谢，可是我感到很惭愧，我并没有对患者的病情做出什么帮助。唯一的贡献可能就是判断对了Stevens-Johnson syndrome，列出了可疑药品清单。作为一名初出茅庐的临床药师，我的信心受到了严重的打击。

时间慢慢流逝，我经常回忆起这件事，试图从中找到一些对于临床药师工作的某些启发。假设患者只是单纯的药品不良反应，没有任何其他疾病，通过我对于药品不良反应的正确判断，医生可能会制定明确的治疗方案，患者有可能就会治愈。作为一名药师，我的能力有限，但一定要掌握药物的各项特性，尤其是对于医生相对薄弱的环节，比如药品不良反应、药物相互作用等，只有这样才能与医生、护士一起形成一个强大的治疗团队，此刻的我深刻体会到了"一滴水只有到大海里才不会枯竭，大海是靠每一滴水组成的"这句话的深刻含义。药师的能量虽然有限，但我们不能失去信心，尤其在临床药学的起步阶段，药师必须有职业的信仰，有了信仰我们才能具备战胜困难的勇气与力量。药物是天使与魔鬼的完美化身，如果问我信仰什么，我会说"坚信临床药学的未来"。

点 评

　　在基层医疗机构临床药学目前尚在起步阶段，临床药师水平的提高要靠自身的辛勤努力和奋斗。本文作者回顾了第一次参与1例严重药品不良反应的会诊情况，忐忑中有勇气，不安中有信心。最后临床药师通过对该患者用药情况进行梳理，按发生风险的高低排查，为临床药源性疾病的诊断提供了帮助，并从中领悟到扎实的知识基础、良好的团队合作及坚定的职业信仰，是临床药师工作的保证。相信通过每一位临床药师的不断努力，我们一定能够为患者的用药安全起到保驾护航的作用。　　（秦　侃）

作为一名医院药师，我们是用药安全的监督者，是有效用药的研究者，是用药经济的实践者。处方审核、药品调配、药品不良反应监测、药品质量管理、药事管理，这些纷繁的工作都需要我们耐心细致地完成。

药师工作杂录篇：

了不起的 superpharmacist

2013 年 7 月 25 日　星期四，多云

处方点评的苦与乐

◎ 贾　颖　河北省大厂回族自治县人民医院

今天我在门诊处方点评小结的文字后面添加了一个帕累托分析图，挺有成就感的。

为开展处方点评工作，我反复地认真学习《医院处方点评管理规范（试行）》，感觉跟我日常门诊药房的调剂工作差距是很大的，甚至需要发挥我的想象力来帮助理解其中的内容。我还反复地看了吴永佩主任《处方点评与药物临床应用评价》的课件，希望从专家那里得到指点、启发和更直接些的帮助。可是第一次点评我还是闹了笑话，我把随机抽取的 100 张处方按照处方点评工作表填写好，最后发现无法进行结果统计，因为我仅登记了不合理处方的信息。

还好，那都是我自己在摸索着干，笑话只有我自己知道。我明白：什么事都需要亲自去尝试，只有实践才能发现问题和错误，设法解决或及时纠正，能力在过程中才会得到不断提高。初始没电脑，完全手工填写点评表，手工统计，慢！不过"瓶颈"却是在合理与否的判定上。实施点评判定要求的技术含量很高，明显感觉自己知识的积累远远不够。于是不得不再次反复学习《处方管理办法》等，查阅相关药品的说明书，向临床医师咨询不明白的诊疗方面的问题，做不合理处方分析笔记等。

处方点评结果要与绩效挂钩，尽管医院制定的处罚标准很低，但不合理处方通报处罚时常还是会惹恼一部分医生。"处方点评工作应坚持科学、公正、实事求是的原则。"但实事求是地说，做到客观、准确真的不是件容易的事。我在点评时是谨慎的，以笃定的"不规范处方"为主，渐次是"不适宜处方"，至今"超常处方"未敢轻易判定。一方面原因在于个人能力和可享资源条件的限制，另一方面在于面对医生的质询时我必须要有理有据，否则后果难堪。

处方点评，从 2011 年 8 月开始到现在，两年的时间里我也总是想方设法让更多同事了解它。我学着制作课件，主动联系医务科，在组织业务学习时安

排讲课。先是《处方管理办法》《医院处方点评管理规范（试行）》。随着处方点评量的增加，意识到应该把处方中存在的普遍或典型问题提出来告诉大家。后将不规范处方经扫描插入课件，再后来将不适宜处方实例分析做成课件等。我发现这样的学习效果远好于单纯条款的学习。虽然我的讲解深度不够，但是我确实收获了不少无形的东西，比如认同、尊重和信心。

我是县医院第一个有药学专业学历的人，20 多年过去了，状况并没有明显改善，相比医护队伍，药剂科更像"杂牌军"。我对"卖药的"称呼很敏感且很反感。我知道，只有不断提高自身业务素质、药学服务能力，才能赢得应有的尊重。应该说，处方点评工作对药师也是一个良好的契机。

尽管点评工作的成效不甚理想，做起来有些难，有时也会乍现孤独的感觉，我认为应该坚持。我已经用电子表格在点评，可自动填充、求和、筛选、排序，效率提高很多呢。我尝试抗菌药物专项点评了，感觉更难。但愿明年医院信息化建设到位，那该是处方点评的春天到了吧！

点 评

处方点评是促进合理用药的手段，也是临床药学工作的基本技能。基层医院药师在处方点评时最初遇到的问题主要是因为临床知识的缺乏，容易和医生产生分歧，给工作带来困难。作者没有知难而退，而是不断学习、不断沟通、不断改进，特别是通过实践工作把遇到的不合理情况与大家共享，使处方点评工作能真正为合理用药发挥作用。相信通过他们的努力，药师一定可以受到尊重，成为药物治疗团队中的一员。　　　　（秦　侃）

2012 年 5 月 3 日　星期四，晴

处理一起因退药引发的医患纠纷

◎ 马　萍　第二炮兵总医院

　　早上 9 点左右，一急诊患者因病情加重需要住院治疗，家属到门诊药房要求退药，当班药师立即按流程办理，但在检查退回药品时发现有一支需要冰箱保存的注射剂，告知家属按照相关规定，冰箱保存的药品不能办理退费。但家属不能理解并表示急诊医生已同意退药，药师应无条件执行，同时该家属情绪激动并在门诊大厅大声理论，门诊药房负责人耐心劝解无效。鉴于此，作为药学部负责人的我立即将情绪激动的患者家属请到办公室，了解到患者已是第三次来我院就诊，病情较重，但家属的期望值较高，因而对此前医院的多个治疗环节均有较大的不满情绪，通过 1 个多小时患者家属的充分倾诉、药师的认真聆听和相互之间的有效交流，最终患者家属表示非常理解和认可药学部的工作。

　　整个事件历时近两个小时，3 名药师参与处理解决，虽然最终患者家属满意而归，但客观上影响了药学部正常的工作秩序，通过处理这起因退药引发的纠纷，有两点体会。

　　一是我国现行的退药相关法规，在实际工作中缺乏可操作性。因为药品是特殊的商品，其安全直接关系到广大患者的健康与生命，所以在卫生部 2011 年颁布的《医疗机构药事管理规定》中第 28 条明确规定：为保障患者用药安全，除药品质量原因外，药品一经发出，不得退换。然而在实际工作中，退药的原因复杂多样，如果医院严格按照此规定执行，一概不予退药，常常会引起医患矛盾和纠纷，严重的甚至会影响到医院正常的工作秩序；而对于患者也会增加不必要的医疗经费支出，对社会药品资源亦是浪费。为了维护患者的利益、缓和日益紧张的医患关系，医疗机构均弹性地执行有关退药的法规。但对于退回的药品，药师只能检查其外观、批号和有效期等，目前尚无法保证退回药品的内在质量，如继续使用，则存在安全风险，一旦出现问题，难以追究相关责任。因此，频繁退药不仅增加医护和药学人员不必要的工作量，也加大了医院

药品质量安全管理的风险和运营成本。

此外，在药师讲解国家相关退药法规时，患者家属表明自己是法律工作者，了解一些国家的药事相关法规，他认为这些法规对患者没有约束力。事后药师认真查阅了现行的一些法律法规，其中《药品管理法》第二条明确规定：在中华人民共和国境内从事药品的研制、生产、经营、使用和监督管理的单位或者个人，必须遵守本法，但该法中没有退药的相关规定；在《医疗机构药事管理规定》中有关于退药的明确规定，但该法规约束的主体是医疗机构，没有提及患者应有配合退药的义务；在《消费者权益保护法》第二章共9条明确了消费者的权利，如第七条明确规定：消费者在购买、使用商品和接受服务时享有人身、财产安全不受损害的权利，第九条明确规定：消费者享有自主选择商品或者服务的权利；而第三章共10条明确了经营者的义务，总之该法充分体现了我国对消费者倾斜性保护的原则。

二是认真聆听、换位思考，是化解医患矛盾和纠纷的有效方法。患者到医院就医，都要经历从挂号、就诊、各种检查、缴费到取药的漫长过程，常常会筋疲力尽且有不同程度的不满情绪，因此在就医的最后环节——取药时，患者容易情绪失控，借机发泄此前就医过程中积累的不满。在今日发生的事件中患者在某种程度上，就存在着这样的情况，此时最好的解决办法就是让患者或家属充分地倾诉，我们换位思考、认真聆听，同时注意要充分体现对患者的尊重，这样才可以避免很多矛盾和纠纷的发生和发展，此时若摆事实、讲道理是苍白的、无用的，甚至会使矛盾升级。

总之，退药是一个复杂的现实问题，需要国家修订相应的政策法规、医院实施综合的管理措施来规避不合理的退药行为；作为药师应做好药学服务，确保患者用药的安全性、有效性和合理性，提高患者用药的依从性，从而减少不必要的退药。

点 评

要想使退药不再是难题，光靠现有的政策可能还不够。现在做得较好的单位的经验有：领导重视，各方联动，建立一套有利于用药安全的机制。重视源头把关和充分的过程沟通、充分了解患者的意愿、合理用药等都是必须的。

（袁锁中）

2012 年 12 月 10 日　星期一，阴

对"四查十对"的再认识

◎ 刘　佳　宜宾市第二人民医院

今天，去临床科室查完房回来，同事给了我一张处方让我看看有没有什么问题。处方大致内容是这样的：成人患者，诊断为胆绞痛，用药为阿托品10mg，立即肌内注射。拿到这张处方后，只觉得阿托品用量有问题，但具体该用多少和这张处方会导致什么后果也答不上来。

接下来，我们查阅了阿托品的说明书才发现：阿托品在用于治疗内脏绞痛和解救有机磷中毒时的用法用量是不同的。在用于治疗内脏绞痛时，可以皮下、肌内或静脉注射，成人常用量为每次 0.3～0.5mg，一日 0.5～3mg，一次的极量不能超过 2mg；在用于解救有机磷中毒时，肌内或静脉注射 1～2mg（严重有机磷中毒时可加大 5～10 倍），每 10～20 分钟重复，直至青紫消失，继续用至病情稳定，然后用维持量，有时需 2～3 天。阿托品剂量不同，会导致不同的不良反应：0.5mg，轻微心率减慢，略有口干及少汗；1mg，口干、心率加快、瞳孔轻度扩大；2mg，心悸、显著口干、瞳孔扩大，有时出现视物模糊；5mg，上述症状加重，并有语言不清、烦躁不安、皮肤干燥发热、小便困难、肠蠕动减少；10mg 以上，上述症状更重，脉速而弱，中枢兴奋现象严重，呼吸加快加深，出现谵妄、幻觉、惊厥等；严重中毒时可由中枢兴奋转入抑制，产生昏迷和呼吸麻痹等，最低致死剂量成人为 80～130mg，儿童为 10mg。再看这张处方，诊断为胆绞痛，但用量却是解救有机磷中毒的大剂量，这样的后果会出现阿托品化，导致上述严重不良反应。

听主任讲，这张处方由医生开出之后，门诊药房人员审核过后也发出去了，最后是由一名经验丰富的老护士拦截下来的。如果不是护士拦截下来了，那将是一起严重的医疗事故。事后，主任把处方给了我院所有药学人员看，但除了经验丰富的老药师，很少有年轻的药学人员包括临床药师发现问题的严重性。这件事过后，主任决定通过每月说明书考核的方式来提高我们的业务水平。

药学人员虽然对"四查十对"已烂熟于心：查处方，对科别、姓名、年龄；查药品，对药名、剂型、规格、数量；查配伍禁忌，对药品性状、用法用量；查用药合理性，对临床诊断。但是，在一线工作中，要真正做到"四查十对"，需要我们拥有相当的专业知识储备和实战经验的累积。所以，任重而道远，我们要继续努力提高自己的业务水平，做一名合格的药师，为患者的用药安全贡献自己的一份力量。

点 评

这个案例很好地说明了药物应用的复杂性以及药物应用的风险性，作为药师应该注意到这样的问题，很多药物都存在不同疾病有不同的用法和用药剂量，也恰恰说明药师审核处方的必要性，审核诊断与用药的相符性——不仅关注药物作用，还要关注药物剂量以及给药途径和方法等各个方面，才能保障用药安全，这个职责药师责无旁贷，为此要多学习，全面掌握药物知识才能胜任此项工作。

（吴玉波）

2013 年 10 月 9 日　星期三，晴转多云

明确中医诊断，熟知中药药性，是西医正确使用中成药的关键

◎ 程顺峰　首都医科大学附属北京朝阳医院西区

　　上午我在西药房发药窗口，一位患者王某，男，56 岁，来到窗口咨询，他说自己感冒都十天了，也吃了十天的药，但是感冒不仅没有好，反而加重了，是为什么？我听了老人的叙述，又看了老人的上次开药底方。处方开方时间有两次，一次是 9 月 29 日，一次是 10 月 4 日，两次开方医生都是同一医生，内科西医张医生，所开药品种类、规格、数量都一样：感冒清热颗粒 12g×10，一次 12g，一日 2 次，口服；复方盐酸伪麻黄碱缓释胶囊 10 粒 ×1 盒，一次 1 粒，一日 2 次，口服。我又详细问了老人的感冒症状，他说感冒开始时症状较轻，感觉头胀痛、四肢痛、咽喉吞咽不爽，身感发冷，医生两次开的药都吃完了，但感冒不仅没有好，反而感觉加重了，发热加重，体温有时达到 39.6℃，咳嗽有黄痰，流浓黄鼻涕。

　　我听完老人的叙述就明白了，老人初患感冒应为风热感冒，但老人十天来所用抗感冒药感冒清热颗粒是一种疏风散寒、解表清热、主要用于风寒感冒的中成药。老人感冒的治疗方案不正确，问题可能是医生临床诊断错误，将"风热感冒"误诊为"风寒感冒"，所用药物也就成了药不对症。问题也可能是医生临床诊断为"风热感冒"，所用药物错误，中成药药性理解有误。

　　这次我建议老人挂中医门诊号，看中医医生。

　　由于其他工作，没有紧盯老人，但 10 月 13 日也就是老人看中医后第四天在医院大门口巧遇老人，询问老人感冒情况，老人说感冒基本好了，不发烧了，不咳了，痰也基本没了。老人还说了谢谢。

　　药房窗口药师只凭医生处方的诊断"上呼吸道感冒"，是分不清"风热感冒"和"风寒感冒"的，所以对这类处方药师在发药窗口不太好把关。如果不是老人来找我咨询，我也不可能帮他发现潜在的用药问题。我们该做些什么

减少更多这类问题的发生呢？

👓 点 评

　　随着医院大量中成药的应用，中西医在理论基础和对药物认识上的差异导致临床不合理用药等问题也逐渐表现出来。临床药师若能够对常见病症如感冒的治疗常见误区有所了解，区分风寒感冒和风热感冒症状的差别，将能够协助西医医生把好关，降低用药风险的同时提高治疗疗效。作者提出的问题也令人深思，希望能通过医生和药师的整体水平的提高和就诊流程的优化解决此问题。

（郭代红）

2014 年 1 月 27 日　星期一，阴

暖暖的感动

◎ 黄　佳　首都医科大学附属北京天坛医院

　　一大早我打开邮箱，一个题为"谨以两幅自拍照片给二位拜年"的邮件赫然出现在我眼前。邮件中写到："黄药师、徐主任：甲午马年将至，特将两幅兰花照片（两幅照片的题名分别命名为：白衣天使，高雅幽兰和治病救人，普济众生），敬献二位，权作给您拜年。谨祝你们全家幸福，顺利，安康。再次感谢二位的细心诊治，谢谢！您的患者徐某 2014 年 1 月 26 日。"看到这封邮件，我非常地感动，如果是相熟许久的朋友发来，也许我不会有这么多的感动，可这是我一个认识不久的患者徐老师发来的。

　　徐老师今年 75 岁，每次他来抗凝门诊就诊或者他给我来电话、来邮件咨询，我对他进行电话随访，我都会亲切地称呼他为徐老师。徐老师最初是 2013 年 11 月来我们抗凝门诊就诊的，自此我就跟徐老师开始保持了长期的联络。徐老师是一位十分令人尊敬的长者，在我俩交流过程中他很谦和，总是笑盈盈的。徐老师也是学医学出身，从事医学编辑出版工作多年，现已退休。因为他服用抗凝药物的时间并不长（2013 年 11 月开始），而他本人又有医学背景，对于这样的患者，作为抗凝门诊的医师和药师，一方面我们对他的用药依从性很放心，专业方面很好沟通，另一方面我们深知在为其提供医学服务和药学服务时更要得到他的认同。

　　徐老师的简要抗凝门诊治疗经历如下：于 2013 年 10 月份体检时发现心房纤颤，于 11 月 14 日开始抗凝治疗，11 月 19 日，首次来我院抗凝门诊就诊。我作为抗凝门诊的药师，为徐老师建立了患者信息档案，对其治疗经历和用药情况做了详实的记录，对他现有的用药知识进行了评价，并对其做了详实和有针对性的用药教育，安排了基因型检测，同时将《华法林抗凝治疗临床药师指导手册》等相关资料和我的联系名片也送给他，告知回家阅读，若有其他问题，可与我随时联络。

　　2013 年 12 月 3 日，徐老师来抗凝门诊复诊时，他本人没有提及他眼部的

不适，但是作为抗凝门诊的医生和药师，我们对使用抗凝药物的血栓和出血症非常关注，虽然检测本次为 INR1.41（尚未达到目标值），但我们注意到他左眼结膜有充血表现，于是立即建议他到眼科就诊，经眼科医生确诊为结膜下出血，排除其他因素，这属于华法林引起的不良反应。我们告知他要密切注意结膜下出血的情况，虽然目前 INR 还没达到目标值，但鉴于结膜下出血的情况，用药剂量肯定不能增加，可暂先维持原剂量方案，并密切观察结膜下出血情况，观察出血是否逐渐缓解，出血如有加重，立即来医院就诊，并且跟他解释，INR 是一个监测患者安全用药的有效指标，但是出血时间点与 INR 值有时是不同步的，在监测 INR 的同时还需要结合不同个体患者的其他体征。因此第二日又约徐老师来医院，为他做了快速 INR 检测，INR 值为 1.5，同时观察到其结膜下出血症状稍缓解，告知仍按原方案服药，有何不适可立即来医院就诊。自此之后，从 2013 年 12 月 5 日、6 日、7 日接连几日，我每天都会给徐老师打电话进行随访，了解他的情况。随着徐老师眼结膜出血逐渐消退，接下来的时间里，我们根据其继续监测的 INR 值，参考其基因型检测建议用量，相应地给徐老师调整用药剂量。此后，我们一直保持着电话和 E-mail 的联络，每一次联络，徐老师都表示：你们这个门诊对病人太好了，对病人非常地关心，非常感谢二位啊！

　　我参加抗凝门诊工作近 11 个月了，也结识了不少的患者，认真对待每一名患者。他们每一次来就诊，我都会热情耐心细致地对他们进行用药宣教，解答他们的问题，也经常会在门诊以外的时间接到患者的来电、短信咨询，都会根据患者的问题，及时耐心细致地予以解答。在马年新年即将到来之际，收到患者这样的感谢邮件，我也非常感动，我想能够得到患者的认可和肯定，为患者治疗带来益处，让患者满意，那么，我们所有的付出就都是值得的！

🕶 点　评

　　通过在抗凝门诊和一个患者沟通交流的典型例子，展现了临床药师热情耐心细致的工作，切切实实为患者解决实际问题，赢得了信任和认可。临床药师努力增强专业技能的最终目的就是为了更好地服务患者，只有通过和患者不断地沟通交流，发现和了解患者用药中的问题，才能将药学服务落到实处，希望未来有更多的药师门诊，为患者用药排忧解难。

（秦　侃）

2014 年 1 月 7 日　星期二，多云

拓展知识面，做好门诊咨询工作

◎ 唐帷微　武警重庆总队医院

　　今天在进行门诊用药指导时遇到一个新问题；患者程某，男，79 岁，患有脑梗死、糖尿病、睡眠障碍，服用的药物品种较复杂，平时在为其进行用药指导的时候，就觉得这位患者希望对药品的相关信息了解得很清楚，给人的印象他对医疗知识也是比较关注的，因此平时在为他进行用药指导的时候都是尽量详细地为其解答他提出的问题，以满足这位老年患者的需求，以为这样就算做得很好了。但是今天他咨询我：缺钾的临床表现主要有哪些？如果缺钾需要怎么治疗？如果用食物补充钾，哪些食物含钾较高？面对他的问题我完全没办法回答，只知道其中的一个临床表现是四肢软弱无力，其他的临床症状都不是很清楚，虽然知道用药物怎么进行治疗，但是食物中含钾较高的有哪些并不清楚。经过上网查询之后了解到，缺钾的临床表现主要有：四肢软弱无力，软瘫，腱反射迟钝或消失，严重者出现呼吸困难；神志淡漠，目光呆滞，嗜睡，神志不清；恶心，呕吐，腹胀，肠麻痹；心悸，心律失常；水果中香蕉、橘子含钾量最高；豆类中黄豆含量最高；蔬菜中含钾多的有菠菜、土豆、山药、芹菜、莴苣、黄豆芽、韭菜、青蒜、芹菜等。于是我就告诉他如果他有上述的一些症状，就需要进行血清钾浓度的检查，如果低于了 3.5mmol/L，就有必要进行钾的补充，如果血钾浓度不是太低就可以在平时的饮食中偏重于以上的这些食物，必要的时候使用药物补充，同时积极进行钾缺乏的原因查找，从病因进行治疗。

　　通过这件事，让我意识到目前门诊用药咨询对临床药师的要求也越来越高了。随着生活水平的不断提高，人们对健康关注程度也越来越高，在这种情况下为门诊患者进行用药指导的时候就需要能够提供更多的、更加有用的信息，也需要我们有综合处理问题的能力，对各方面的知识都要不断地加强，并且对这些知识加以灵活地运用，才能够满足目前患者对药物使用、注意事项、禁忌等相关信息的需求，并且有时候需要为患者提供临床与药物相结合的问题，这就需要我们在解决问题的过程中不断提高自身的能力，以满足门诊患者

的需求。

点　评

　　门诊用药咨询工作对药师来说既是机遇又是挑战。同本文药师一样，很多人在此岗位工作能够找到自信，但当其遇到一时解答不了的问题时，又会发现其知识的欠缺和能力的不足。因此对在咨询窗口工作的药师个人来讲，需要更多的工作实践，不断积累经验，同时带着问题丰富专业知识；对药学部门来说，积极创造工作条件，配备软件、开通网络、配置专业书籍，根据患者需求，条件成熟的可考虑开设门诊用药咨询室。作为一个团队，承担咨询窗口工作的药师们应定期开会，根据工作记录，梳理、研讨遇到的各种各样的问题，找出工作中存在的不足，共同分享经验，持续改进。想方设法把此项工作做得更好！　　　　　　　　　　　　　　　（付秀娟）

2014 年 1 月 9 日　星期一，晴

我的平凡一天

◎ 金 彦　哈尔滨市儿童医院

　　早上刚到医院，就发现办公室被大水给"侵袭"了，大家马上在通知总务部门及时查找原因解决这一突发事件的同时，抄起笤帚、搓子、拖布、水桶齐上阵。昨天是腊八，哈尔滨的冬天你懂的。昨晚气温太低，室外的排水管冻裂结了冰，水排不出去只好流向室内！处理完这一突发事件，大家纷纷赶向自己的岗位、各自的病房。忙碌的身影即刻消失，室内安静了下来。

　　扫水的同时，我还接到了两个药物咨询的电话。PICU 的医生护士不理解我们的医药信息参考，维生素 K_1 大家习惯了静滴，现在就不可以，一般情况只能肌内或皮下注射。其实这是很长时间前的事了。国家局发布信息，我们就制定了信息参考发给各病房，儿童医院人员少、任务重是现实，简单说明后，不是每位医生都会仔细阅读参考内容。但大部分病房，已理解安全用药的意义，也能正确执行维生素 K_1 的用法了。

　　周主任可能是很久没用维生素 K_1 了，今天有患儿需要，他按新的给药途径下的医嘱。护士执行时不理解，去找了周主任，主任于是给我打电话。现在是一年中最忙碌时期，患者人数猛增。如果这样执行将增加护士的工作难度、强度。我给周主任详细地说明情况后，他觉得有道理，决定去做护士的工作。

　　我感到很惭愧，我的工作还可以做得更细致。教会护士正确使用药物，也是我们临床药师职责所在。但人员不足、精力有限等诸多客观问题挡在我的面前。这些也都是美丽的借口。我在思考，我们还可以在哪个环节加强、改进，能真真正正地把一些警示、建议落实到实处。如果不能及时解决规章制度落实过程中发生的一些新问题，那么，矛盾、冲突就会像今早的大水那样，只能流向室内。大家还要放下手中日常工作，处理水患。

　　这些人，这些事，不时出现在我的脑海。如何面对？如何解决？

　　临床药师现在的核心工作是合理用药，我在想，上临床在患者的床头与其沟通用药真是我们临床药师现阶段工作的中心吗？

不良反应监测、处方点评、每月上报合理用药、细菌耐药、抗菌药物使用等等数据，这诸多事务性的工作，也是我的工作范畴，势必会减少我们去临床的时间，分散我们的精力。临床药师多少会有些抱怨完不成临床实践任务。但我想，这些不正是我们工作的宗旨和核心吗？这些事务都来源于我们的临床实践，的确需要耗用我们的时间，但这些总结出来的东西，正可以反过来回到临床实践当中去再利用啊！规范了医生的用药习惯，教会了护士如何正确为患者用药，比教会某一位家长正确为自家孩子用药，现阶段更有实际意义。一家医院毕竟是医生和护士的人数远远超过了我们的临床药师。多年的临床经验、习惯都是从实践中得来的，不无道理。应该适应他们的临床思维，发现问题解决问题。只有他们的执业行为规范了，我们走向病房，去为患儿服务才会更踏实，制定个体化给药方案才更有实际意义，也才最有可能实现。

想到这些，我的心平静了，不再纠结于每天疲于奔波是否有价值，只要每天都比昨天有进步，不就是很好的价值吗？现在好了，心里敞亮了，可以安心睡上一觉，去迎接又一个美好的一天！

点 评

　　本文分析了目前各医疗机构临床药师的工作现状，思考临床药师如何开展工作更能体现其价值这一问题，从而阐述临床药师存在的必要和必然。

（吴玉波）

2008 年 5 月 7 日　星期三，晴

药品不良反应监测的感悟

◎ 刘 洋 北京市房山区第一医院

今年，主任把我定为我院的药品不良反应联络员。说实话我刚开始没有太在意，虽然药品不良反应监测是临床药师的一项基本工作，但我总感觉这种监测属于"事后诸葛亮"，没什么意义，只不过增加一些报表数量，在药监局会议时不显得那么尴尬。前几天，根据会议通知，我第一次参加了北京市药监局举办的药品不良反应联络员培训班，培训班上我被一个个药品不良反应的案例深深触动，通过聆听老师们的课程，我对这项工作的认识也彻底地转变了。

首先，对于新药来讲，由于上市时间不长、药品不良反应发生概率较低以及适用人群较少，故某些不良反应我们是无法在临床试验中发现的，有的不良反应甚至会隐藏几年、几十年，人们只有时刻地监测、科学地分析才能捉住它。"沙利度胺"事件就是一个深刻的教训。这种监测就好像警察办案，茫茫的人海中揪出犯罪嫌疑人，然后再根据相关证据给嫌疑人定罪，这是一门严谨的科学。

对于严重的不良反应我们更要谨慎对待，即便这种发生率很低。说实话，严重的药品不良反应往往会伴随着医疗纠纷，会给患者带来真正意义上的并且是巨大的身体与心灵上的痛苦。绝大多事患者不是医学专业人群，在治病时出现了其他状况会很令人费解与恼怒。我们只有了解药物的特性，才能够事前提防。哪怕是真的发生了，至少可以令患者知情，可以按照正确的治疗方式进行救助。

在工作中，我碰到的绝大多数都是一些常见的、轻微的药品不良反应。很多医生、护士经常对我说："这种不良反应我们都知道，有的甚至连患者都知道，我们还用上报吗？上报有什么意义吗？"是啊，我开始也觉得没意义，但是当我们深刻研究一些药害事件之后，就会发现还是很有意义的。我们国家药品厂商很多，水平不一，还有许多特色的中药注射剂。有些药品发生不良反应的发生往往是药品质量所造成的，比如说药品纯度低、杂质多等，并且这些不

良反应许多都表现得很轻微。如果我们忽略了它，就可能会错过一个大漏洞，要知道，同厂家同批次的药品不止一家医院使用，假设在同一时期，这批药品均发生了许多类似的药品不良反应，那么很有可能就说明是药品的质量发生了问题。"不以善小而不为"这句话在这里被很好地诠释。

以上这些就是我对于药品不良反应监测工作一点粗浅的认识，每个药品都会发生不良反应，而我们要做的就是知己知彼、防患未然。

点 评

药品不良反应是临床药师工作中非常不起眼的一项工作，经常被忽略。日记中反映出来大多数医务人员对不良反应的认识和态度，药师从不同角度为大家说明了不良反应监测的意义和价值，进一步说明了药师介入药品不良反应监测工作的必要性。

(蒋玉凤)

2013年12月20日 星期五，多云

一次退药风波

◎ 胡玉红 北京市房山区中医院

今天我值夜班，刚刚收拾完卫生，就有人敲窗户，我把窗打开，没等我说话，"啪"的一声，四盒硝苯地平控释片摔在我面前。"把这药给我退了。"病人气呼呼地说。我把药拿过来仔细查看，没有过期，除一盒打开外，其余外包装都完好。"请问您是今天拿的药吗？"病人说是昨天拿的。我立即查阅昨日处方，病人叫刘某明，52岁，患高血压，大夫开的就是硝苯地平控释片，我们没有发错，于是我便问："您为什么退？"病人说："我吃不了！大夫让我吃半片，我掰不开，老伴用锤子砸才砸开，我吃了半片，剩下的半片飞到天花板上去了，就这半片吃了胃疼了一宿。"我不禁想笑，然后便耐心地跟病人解释，这种控释片是不能掰开吃的，掰开以后就破坏了药物的结构，使药物的有效成分不能定量释放，对胃有刺激作用，并且很危险，我们的这位大夫因为年龄比较大了，对控释片有可能不太了解，请他明天找这个大夫说明情况，改变服法或更换药物。病人听完连声说谢谢。

控释片是对药物释放要求相对较高的制剂，结构特殊，多见于心血管科制剂。它是在单位时间内有着比较恒定的释放剂量，以维持血药浓度恒定，药效更持久，所以需整片吞服。

通过今天这件事，我深深地感到，作为一名医务人员，要不断地学习专业知识，与时俱进，对病人负责。我们药剂人员更要不断学习，为临床合理用药发挥我们的作用。

点评

缓释片、控释片、肠溶片以及各种类型药物制剂的剂型特点，使用中的注意事项是药师应掌握的基本功。药师可以充分利用自身的优势，服务于患者、服务于临床，逐步参与到患者的药物治疗中去，通过实践不断丰富自身的药学实践知识，才能有效地发挥药师在合理中的作用。 （蒋玉凤）

2013 年 12 月 4 日　星期三，晴

一件令人记忆深刻的小事

◎ 李文华　北京市房山区中医医院

"速效救心！速效救心！"窗口突然传来急促的喊声，我们几个人不约而同地转向那边，只见一个 30 来岁的女人把头伸到窗口哭喊着，我转身拿了一盒速效救心扔了出去，她抓起药跑了。这一切也就发生在十几秒的时间里。

下午快下班时，我们几个七嘴八舌的议论起来：

"那人怎么没回来补钱呢？不会是骗子吧！"

"不会，看她急成那样！还流眼泪呢！再说骗一盒速效救心，也不至于！"

"她还系着围裙呢！肯定是附近饭馆儿的。"

"也许，正处理病人，顾不上！明天就来了。"

"没准儿人家太忙，忘了。"

"病人不知道救过来没有？"

"……"

可一连几天也不见那女人的身影。

这是发生在 10 年前的一件小事，聊天时偶尔会提起，其实也不知道当时做得对不对，有时想如果再遇到类似的事，我还会这样做吗？直到去年，我院急诊大厅悬挂了院长和急诊医生共同签名的"先救命，后交钱"的承诺牌匾，心里终于豁然开朗。

对医院而言：抢救生命重于一切！

点　评

这个患者是幸运的，因为她（他）遇到了一个善良的药师。怀揣善良之心，积极抢救病患，这就是我们临床药师的良知。除了积极提高我们的专业水平，每个药师的服务都更加人性化、充满人情味，那才是广大患者的福音。

（蒋玉凤）

2013 年 9 月 7 日　星期六，晴

做好处方审查和用药交代

◎ **杨秀珍**　新疆乌鲁木齐市水磨沟区人民医院

　　今天是我的门诊 24 小时班，像往常一样，我在药房的发药窗口前，重复着熟悉的处方调配、药品发放工作。患者不是很多，零零星星的。下午 4 点多，有一个患者来到窗口，将处方递给我，我习惯性地审查处方，患者 ×××，女，61 岁，诊断：关节炎，用药：云南白药气雾剂。核对电脑，也是一致的。没有不合理之处。一边给她发药，一边进行用药交代："回去把药喷在关节处，一天两次……" 她不经意地答应着："啊哦，我喷到嗓子里……" 我一听，很诧异，突然警觉起来，这个药怎能喷到嗓子里？！ 急忙瞅了她一眼，她的脸上没有任何表情，只是在把药往塑料袋里装着。我连忙问："你是哪儿不舒服？" 她回答："我有哮喘。" 我联想到我院的另一种药：硫酸沙丁胺醇气雾剂。我院门诊药房现仅有这两种喷雾剂型！ 我找到大夫，大夫说："她说要喷的，我就给她开了云南白药气雾剂，退药重新开吧……"

　　我没有再说什么，回到药房，回到窗口，平静地办退药、重新发药，但是我心里很不平静，从心灵深处感受到药房工作的重要和高尚，我今天避免了一个用药错误。

　　有很多人觉得药房工作很简单，发个药没什么了不起，药剂工作也一直不被人们重视，甚至有时自己忽略了自己，可是通过今天的事情，我突然又找回了自信，感觉到自己工作的重要，如果失去了药师的把关，患者的用药安全将受到更大的威胁。

点评

　　把每一件简单的事做好就是不简单；把每一件平凡的事做好就是不平凡。药师在门诊处方审核中运用药学专业知识和技能，截留不适当处方；适时对患者开展用药教育，提高用药依从性；借助与医、患间的沟通宣传，使越来越多的人了解并认可药师工作的重要性……。而能够通过寥寥的片言只语，在处方审核和用药教育短暂接触过程中，抓住细枝末节，准确识别、处置潜在的用药错误问题，避免药品不良事件的发生，说明药师的工作看似简单平凡，但只有真正用心才能做好。

（郭代红）

2013 年 9 月 23 日　星期一，晴

"多事"是必要的

◎ 孙　园　新疆石河子人民医院

今天是我轮班在门诊做咨询的日子，由于药品的保存条件限制，20℃，阴凉，通风，我们无法感受到秋日里的煦暖阳光，但丝毫也没有减弱我们工作的热情。

门诊上忙忙碌碌，我没有一丝懈怠，忙于解释患者医事、药事的各种问题。下午 13:30，门诊大厅的病人渐少，我发现一位在等候台上的青年男子低头安抚着一名中年男子，时不时焦急地张望，像是在寻求帮助。我走上前去询问。青年男子说，中年男子是他的父亲，早上有头晕症状，看过医生后正在等待 CT 结果，要等到下午结果才能出来。"刚才还能说话，现在好像昏迷了，不知道怎么办才好，父亲前面还要求回家，也不知道什么病，重不重。"直觉告诉我这名中年男子病情很重，现在已经有意识不清的状况。我急忙通知急诊科，抢救的紧张与繁忙是再熟悉不过的场面，不想多说，患者被紧急收治入院。

CT 结果显示患者颅内出血，就诊时医师要求患者快速检查，但是周一患者较多，排队检查等候了较长时间，年轻的儿子并没有意识到严重性，险些耽误了病情。

作为一名医务工作者，无论是药师还是医师，首先要把患者的利益放在首位，急患者之急，即使没有处理治疗的能力，但是不能放过任何一个细节，安慰和"多事"是必要的。

点　评

作为医务工作者的药师，应当有职业敏感性，不怕"多事"，遇到事情，尽自己所能帮助他人。在医患关系之间充满了误解和沟通不畅情况的当下，作者的这份医者仁心难能可贵。　　　　　　　　（付秀娟）

2014 年 1 月 20 日　星期一，晴

"你选对了么"

◎ **聂 飞** 吉林省九台市人民医院

再次从病案室搬一大摞纸质病历回来，开始进行每月一次的住院医嘱点评工作。由于头孢替唑钠在本院一直处于使用金额排序和数量排序的首位，为了调查头孢替唑钠的使用合理性，开展了这次对头孢替唑钠的专项点评。

在我看过几本病历后发现了一个问题，头孢替唑钠到底应该选择哪一种溶媒？溶媒量多少合理？滴速如何？我看到的病历中出现的情况是这样的：

2.0g 头孢替唑钠 +250ml 0.9% NaCl，30～40 滴 / 分。

这种溶媒的选择是否合理呢？液体量是不是偏多？带着这些疑问，我查阅了该药的药品说明书及相关文献，同时请教了我的老师，得出了一个普遍认同的结论：

注射用头孢替唑钠说明书中规定，使用 0.9% 盐水或者 5% 葡萄糖溶解均可，在溶媒的选择上没有问题。但病历中液体用量偏大，头孢替唑钠的半衰期约为 40 分钟，并且在水溶液中不稳定，易水解，应在临用前配制，因此头孢替唑钠的滴注时间应控制在半小时左右，不超过 1 小时。而病历中 250ml 液体量，每分钟 30～40 滴，总滴注时间已超过两小时，既无法维持有效的血药浓度，也可能导致水解产物增多，易引起不良反应。建议，头孢替唑钠的溶媒体积控制在 100～150ml。

除了头孢替唑钠存在溶媒量过大的问题外，还出现肌氨肽苷溶媒量过小的问题。肌氨肽苷 10ml+150ml NaCl，这种情况下溶媒量小，导致药物浓度过大，易出现不良反应。建议选择溶媒 500ml，滴速 40 滴 / 分，同时要严格控制滴速，避免不良反应的发生。

发现问题就要解决问题，我们及时对出现此类现象的医生进行干预，与其分析液体量多少对于药效的重要影响，医生最终也认可了我们的正确性，保证今后严格按照说明书规定选择合理的溶媒，认真考虑液体量对患者的影响。

通过此次的住院医嘱点评，发现医生在药物的溶媒用量上存在一定的误

区,医生往往只注重药物的选择合理性,而对各种溶媒的理化性质了解甚少,对于溶媒的选择随意性很大,这不利于患者的用药安全。医院应该对此现象加以关注,促进医院的合理用药。

点 评

临床药师是医疗团队中的一员,在临床治疗过程中对患者的用药安全、合理、有效应起到重要的作用。本文作者通过所学的药学知识,分析药品与溶媒之间的相互作用,以及溶媒的配伍和滴速的问题,为避免药品不良反应以及达到更好的药效起到了重要的作用,并得到了医生的认可,体现了临床药师的价值。

(蒋玉凤)

2014 年 2 月 12 日　星期三，晴

从处方点评中学到的

◎ 王秀云　北京市房山区第一医院

　　我院开展处方点评工作已经多年了，从中我们积累了大量的知识和经验，在与临床医生沟通的过程中也收获了很多。

　　上周处方点评时，我们发现有一张这样的处方：患者的诊断是糖尿病，糖尿病眼底病变，开具的药物中包括二甲双胍。通过查询药品说明书，我们发现糖尿病眼底病变时是禁止使用二甲双胍的。于是我们便理直气壮地把这张处方定为了不合理处方，并且交到了医务科。

　　到了开会通报的时候，内分泌科主任却有不同的意见。他认为糖尿病眼底病变是可以使用二甲双胍的，他们在临床工作中，轻度的糖尿病眼底病变可以开具，并且主任说，他看到的二甲双胍说明书并没说禁止使用。

　　"啊？没写？可是我确实看到了！"我一时无语了。

　　我到中心药房拿到二甲双胍说明书仔细查看，发现我院有华润双鹤的"盐酸二甲双胍片"（修改日期：2012 年 06 月 05 日）和北京利龄的"盐酸二甲双胍肠溶片"（修改日期：2012 年 10 月 01 日）两种规格。其中华润双鹤的"盐酸二甲双胍片"确实明确写着是禁用的，而北京利龄的"盐酸二甲双胍肠溶片"却没写禁用。"怎么回事？说明书在 2012 年 6 月 5 日后修改了吗？"我更迷惑了。

　　回到办公室我们开始在网上查询资料，查了很多，还是不够明确。那么不可以使用的理由呢？我决定以理服人，我决定找到证据。

　　我又咨询了其他同学、同事，同时在网上也咨询此事。

　　第二天，一上班，我终于得到了一个我认为是比较正确的，又使我豁然开朗的答案。

　　糖尿病肾病和糖尿病眼底病变是糖尿病患者的严重并发症。大量资料显示此两种并发症常常是并行的，并且它们有相同的病理基础就是微血管病变。患者糖尿病眼底病变时，可能已经有糖尿病肾病或是糖尿病肾病的高危险期。而二甲双胍直接以原形经肾脏排泄，当肾功能损害时易发生二甲双胍与乳酸

在体内蓄积,从而增加乳酸性酸中毒风险。一般说来,糖尿病眼底病变到了增殖期的时候,就不能使用二甲双胍了。

终于基本上弄明白了,这个过程中我也学到了很多。有的时候,说明书上只是说明了禁用,却没写明为什么禁用,也没写明病变的什么时期、什么阶段禁用,这需要我们用心探讨才能弄清楚。对于半路出家的我们临床药师来说,还真是不容易。

通过这件事,我不但学到了有关糖尿病眼底病变的知识,还明白了药品说明书也有其局限性。药品说明书虽然是法律权威,但由于药品说明书受到版面的限制,以及更新日期可能滞后等其他原因,很多内容可能不能全部包括进去,很多内容也可能不是目前的事实真相。所以我们在处方点评的时候,不能只局限于药品说明书的内容,还要根据临床工作中实际情况及其他文献资料综合考虑,再作决策。

点 评

> 在医院开展处方点评工作时,如果仅仅凭借药品说明书,可能往往会使处方点评流于表浅。若能通过多学习临床病理生理学及相关疾病诊疗指南,积极寻找循证药学证据,才能使处方点评工作更加深入和准确,更加具有说服力,增加临床的接受度。
>
> (蒋玉凤)

2014 年 2 月 19 日　星期三，晴

第一次给医生"上课"

◎ 吴　越　四川省人民医院

现在时间是下午四点，院领导、卫生厅领导以及童主任正热情地鼓励大家各抒己见，讨论我们药学部成为重点专科后未来科室的发展规划。可是我控制不住地分心了，不时地看看手机，听到自己的心跳在加速，因为四点半的时候，我将去金卡病房为医生护士们讲解抗菌药物使用强度和抗菌药物的 PK/PD 在临床上的应用。

昨天下午杨老师让我带着 U 盘去办公室找他时，我万万没想到杨老师居然是让我代替他去讲课。这是我进入临床药学组的第 7 个月，在这 7 个月里，从每天到呼吸科参加查房开始，我慢慢地学习临床知识和医生的思维方式，虽然也会课后补习，但至今仍然觉得知识欠缺，在医生面前始终会觉得有些胆怯。而我的老师杨老师是一位成功的临床药师，可以在谈笑间为临床轻松解决许多用药问题，他的光辉伟岸的形象，我自觉望尘莫及。

但是杨老师竟然笑呵呵地说："明天的会议我走不开，你帮我去给金卡病房讲下这个课件。"接过 U 盘的时候，一方面我很开心，杨老师总是乐意给我们很多锻炼的机会，另一方面也很担心，心想我会不会出丑丢脸？

时间快到了，我给杨老师打了个招呼，悄悄走出热火朝天的讨论室，往第三住院大楼走去。一路上，心里始终在打鼓，虽然 DDD 和抗菌药物的 PK/PD 是我们药学专业知识，在这方面我有信心，但是对于医生本能的崇敬和畏惧，使我害怕自己会结巴，讲不好，对不起杨老师的信任。不知不觉间来到金卡病房所在的 19 楼，进入学习室，有的老师仍拿着病历本在讨论，气氛很融洽。有的老师笑着问我："听说情人节的时候你们科室有妹妹收到了 999 朵玫瑰花？"本来很紧张的我，在交谈中不知不觉间也放松了下来。接着胡老师招呼各位医生护士坐下来开始今天的学习，整个过程都是边讲解边提问。讲完 DDD 计算公式后，我们用金卡病房自己的病例来一起计算。讲了浓度依赖性抗菌药物和时间依赖性抗菌药物的特点以及由此而需要采用的给药方式后，大家都

点头表示赞同。一个小时不知不觉间就过去了,最后大家纷纷表示收获颇丰,希望自己科室也可以配备临床药师。卢老师还问我:"以后遇到问题可不可以请你们来会诊?"

结束后走在回家的路上,我的心里美滋滋的。今天我迈出了成为临床药师以来的一大步,这次讲课不仅打破了我一直存在的胆怯心理,同时也让我认识到,只要我们能够为临床提供自己力所能及的帮助,还是会很受医生护士们欢迎的,这是对我们工作价值的一种肯定。我很庆幸自己选择了这样一条工作道路,我一定会坚定地走下去,希望有一天能够成为和杨老师一样优秀的临床药师。

点 评

　　成为一名优秀的临床药师的梦想并不遥远,榜样就在自己的身边,只是需要自己抛弃掉胆怯,勇敢地迈出第一步! 带着对这个专业的热爱,用心去体会怎样是"以患者为中心",全身心地投入到临床工作中,沿着这一条工作道路坚定地走下去,光辉伟岸的形象即是作者的明天。 (郭玉金)

2012 年 4 月 7 日　星期六，晴

沟通是一剂"良药"

◎ 敖　丽　大理州弥渡县人民医院

今天眼光明媚，医院里病人很多。门诊药房每个取药窗口的病人络绎不绝。大家都处在紧张的工作状态中，严格按"四查十对"执行，认真收方、审方、调配、核对、发药，忙得几乎没有喝水的时间。

下午我在调配处方时接到一张儿科处方，患者是一小男孩，诊断为上感，处方中开具柴胡注射液两支，用法为肌注 2ml，一天一次（我院所用柴胡注射液规格为：安瓿，每支装 2ml，根据说明书用法用量：肌内注射，一次 2～4ml，一日 1～2 次）。当时，我看到这处方中柴胡注射液是对症治疗，用法用量适宜，但是肌注 2ml，却开了 4ml，这样就剩下 1 支。于是，我把患者的妈妈（以下简称妈妈）喊到窗口问："医生有没有告诉你家是两天的针？"妈妈回答："没有。"对此我就有疑问是否医师忘了交代或者是写错了。我耐心对妈妈说："你家需要打一针小针，医师处方上写了打一支，可是却开了两支，麻烦你到看病医师那请她帮你看下处方，问一问要一支还是两支？"妈妈听后就拿着处方第一次去找医师，一会妈妈回来告诉我："上面的医师说就打一支一天的，她写错了。"可是，当我接过处方一看，处方上没有任何改动（依然是两支，用法没变），我觉得这不对，处方还是应该修改并签字。我再次让妈妈去跟医师沟通修改下处方，妈妈第二次去找医师修改处方。没过多会，迎面走来一位气势汹汹的医师，忽然把一张处方"啪"放在我面前，很气愤地说："你们就是为难人，让病人一次次地跑，我已经写明打一支，你们就发药就行，为啥要这么为难人？"此时，我被吓了一跳，可我还是平心静气地跟那医师（以下简称医师）说："这处方上开了两支，这样就剩下一支了。"听完我说，医师更生气，大声对我说："另外一支我让病人拿回家丢了，就几角钱而已，你照发就行。"然后，我告诉她："这样那就请在医嘱旁再次签名。"医师回答"不用签，签啥签。"说完医师转身就走了。整个事件大概持续了 5～6 分钟，考虑到患者发烧，我还是把柴胡注射液发给患者，让患者尽快接受治疗。

事后，我认真反思整个过程："我审方有问题？我没交代清楚？我真是故意为难医师吗？还是……"我想来想去没想明白。直到一天有同事跟我再谈起那事，她说："当时你应该亲自去跟医师沟通，说明情况并请医师修改，这样医师可能更好接受。"我顿时恍然大悟，原来是我缺少跟医师直接沟通的环节，因为患者在给医师转达问题的过程中可能会没说明白或表达时语气让医师感觉我们药师在教他们开处方，这样会让医师们产生反感（一拿药的居然指挥我怎么开处方），就不愿意去修改。

由以上我们可以清楚地看出：在医院，药师与医师的职责同样是治死扶伤，使命是一致的。但是，大家交流甚少（医生觉得药师只需按处方发药），甚至由于药师偶尔将处方打回修改，会令医师产生反感。因此，为了创造医师和药师之间和谐的工作关系，我觉得沟通是一剂"良药"，通过沟通，大家互相理解并互相支持工作，为患者提供优质的服务。

点 评

处方审核是法规赋予药师的责任和权力，对保证用药安全有着十分重要的意义，是医疗流程中必不可少的一环，决不是医生药师你我之间的事，这才是当下争论不休的医药分业的核心。国家制定有"处方管理办法"，一就是一，二就是二，谁都得依法按规行事不是？

处方当属重要医疗文书。疑问处方处理不该因人理解而异，应按制度、流程，规范进行。反思是多方面的，医院、科室肯定是管制度的，药师要考虑制度执行力、沟通技巧等相关方面。认识到，就着手解决，反思才有意义。

（袁锁中）

2013 年 06 月 25 日　星期二，雨

加强与护士的沟通，杜绝药物配伍禁忌

◎ 谭　谡　武警重庆总队医院

现在刚好 21 点过，外面还下着雨，百无聊赖，想到上个星期今天的现在，我还在医院忙碌，突然有点感触，于是写下这篇日记记录一下自己的感悟。

一个星期前下班后，我突然接到了我所在的肝胆外科的护士长的电话，说是有个患者在输液的过程中，液体出现了白色沉淀，患者在科室闹，叫我来科室看一下。我立即赶到科室，看了医嘱单后就明白了原来是复合磷酸氢钾注射液和葡萄糖酸钙注射液配在一起输造成的，复合磷酸氢钾注射液在肝胆外科中有着广泛的使用，且多和其他药物同袋使用，以减少输液时间，减轻患者痛苦，但复合磷酸氢钾注射液是严禁和含钙注射液配伍的，因配伍时易析出沉淀。这是科室的责任，虽然跟我关系不大，但事已至此，我也不得不硬着头皮去跟患者及其家属解释，首先是让患者安心，告诉患者虽然输液袋里面出现了白色沉淀，但我们使用的精密过滤输液器的过滤介质为核孔膜，过滤精度高，再加上发现白色沉淀后就立刻停止了输液，所以那些沉淀微粒绝对没有进入到患者的血管里；然后是给患者做思想工作，让患者明白这件事情既然已经发生了，就应积极地配合我们的处理，吵闹对病情是没有任何好处的。最后，再加上科室主任的安抚，患者和家属的情绪才逐渐平静了下来，又继续开始治疗。

回到家已经很晚了，但我还是在想怎么会出现这种情况，思来想去，我认为在科室医生关注的是患者的病情变化，应该使用何种药物，药物的疗效如何，而对药物的配伍、不良反应和用药安全还是缺乏重视，并且我每天都要审核医嘱，发现问题会及时和医生沟通，可能反而让医生养成依赖性，认为有问题的医嘱我会成为最后一道防火墙提醒他们，但时间有限，对于每一个患者的每一条医嘱单靠我一个人的审核，那就非常有可能让个别问题医嘱执行下去，发生问题。如何才能避免这种现象再次发生呢？

从我刚到肝胆外科就发现医生习惯把一些有配伍禁忌的药物开在一起，

前段时间也发生过多种微量元素注射液和维生素C注射液在配药过程中出现黑色的情况,幸好只是在配液过程中,并没有给患者使用,我平时也反复跟医生沟通过药物配伍禁忌方面的问题,但收效甚微,医生的用药习惯不是轻易就可以改变的。既然医生这边暂时不能避免这种情况,那护士在配药工作中就应该更加重视药物之间的配伍禁忌问题,因为所有药品的配制都是护士去完成的,如果护士发现了问题,能及时通知医生,那也可以杜绝问题的发生。我以前在药物配伍这方面与护士沟通得不多,想想以后还要加强这方面的交流。想到就做,第二天我就找到护士长,麻烦她组织全科的护士利用下午快下班的半个小时时间把科室常用药品的配伍禁忌学习了一下,同时我也把几种药品的配伍禁忌做成表格贴到科室药物配制间的墙壁上,方便护士在配药期间查询。我想通过这些措施和我的不断努力,应该能把药物配伍方面的问题完全杜绝。经过了一段时间的实践,科室再没有出现过药物配伍方面的问题。从这件药事事件中,我体会到,只有临床药师工作重心在临床一线,才不至于出现药物配伍禁忌的问题。

附:

表1 不宜与复合磷酸氢钾注射液配伍的临床常用药物

药物	配伍结果
葡萄糖酸钙注射液	白色沉淀,不能合用
维生素 K_1 注射液	黄色沉淀絮状物,不能合用
硝酸甘油注射液	白色浑浊,不能合用
注射用甲磺酸加贝酯	白色浑浊絮状物,不能合用
阿莫西林、盐酸万古霉素、地西泮、氟哌啶醇、罗通定、甘露醇、甲泼尼龙琥珀酸钠、脂肪乳、阿昔洛韦、核黄素、多巴酚丁胺、长春西丁	经证实,与复合磷酸氢钾注射液有配伍禁忌,不能合用

表2 不宜与多种微量元素注射液配伍的临床常用药物

药物	配伍结果
头孢哌酮	两药混合后液体可立即变为"砖红色",1小时后出现片状"砖红色"絮状物,放置24小时后无变化,摇晃振荡均不溶解
头孢曲松	临床用药时可发现两药接触时出现淡黄色变色现象,随之颜色逐渐加深
氟罗沙星	两药混合后立即出现黄色变化,放置1小时后颜色不变

续表

药物	配伍结果
西咪替丁	两药混合后立即变成浅绿色，经摇晃后不消失，静置 24 小时不溶解，且液体颜色无改变
泮托拉唑	两药接触后立即出现白色絮状物，静置 1 小时后，液体变为淡红色，但白色絮状物不消失
维生素 B_6	用注射器抽取多种微量元素注射液 2ml，与 2ml 维生素 B_6 药液混合后立即变成了黄褐色。静置 24 小时后也未变澄清
维生素 C	将多种微量元素注射液和维生素 C 同时加入 5％ 葡萄糖溶液中，溶液立即变成了黑色，静置 24 小时未变澄清。护士在配液时用抽吸过维生素 C 注射液的一次性无菌注射器抽吸多种微量元素注射液，注射器内药液立即变成黑色，经摇晃不消失
丙氨酰谷氨酰胺	丙氨酰谷氨酰胺注射液和多种微量元素注射液直接混合配制时变为浅绿色，无沉淀或混浊，放置 24 小时，颜色仍是浅绿色

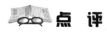 点 评

　　本文的"驻科药师"探讨了"杜绝药物配伍禁忌"的问题，在这方面药师有优势，此项工作非药师莫属。临床药师总觉得到临床不知做什么，为保障患者用药安全，此项工作就是应该做的工作之一，怎样开展工作，怎样把工作做好，各家的临床药师已经在此方面向本文作者一样，在积极探索。做配伍禁忌表，培训医、护人员，积极处理实际发生的问题，审部分医嘱等，很好！如果考虑建立一个良好的工作机制：比如配伍禁忌表多长时间更新一次，培训多长时间做一次，哪些医嘱必审，没有配伍使用过的药物配之前是否考虑必须经驻科药师审核，如出现问题实行差错报告制度等是否更好。总之，此项工作应该是临床药师的常规工作内容之一。　　（付秀娟）

2013 年 7 月 5 日　星期五，小雨

头晕，究竟是谁惹的祸？

◎ 黄　桦　昆明医科大学第一附属医院

　　5 天前，83 岁的外公因为"胸闷、气促、胸痛、头晕"住院了。根据入院后的各项检查结果，主要诊断为老年钙化性瓣膜病和慢性阻塞性肺疾病，并给予了相应的治疗措施。到目前为止，除头晕外，其余症状都得到了较明显的改善。

　　今天早上八点，我早早地来到病房探望外公。他刚吃完早饭，正准备服用盐酸坦索罗辛缓释胶囊（哈乐）。因为前列腺增生引起的排尿障碍，外公服用这个药已经快半年了。吃完药，外公又躺下了。我一边陪他聊天，一边随意翻看着盐酸坦索罗辛缓释胶囊的说明书。突然间，几个字拉动了我职业的神经："不良反应：……偶见头晕、头痛、蹒跚感等症状……"。我顿时联想到外公住院那天的描述："头晕快半年了，刚开始还能走走，活动活动，最近这一个月一走路就跟踩在棉花上一样，浑身软绵绵的，头晕得走路都走不稳。"外公头晕的时间不正好和吃这个药的时间差不多吗？药师的职业习惯瞬间让我把外公的头晕和盐酸坦索罗辛的不良反应联系在了一起。于是，我问道："外公，医生让您吃哈乐的时候，有没有交待过具体的服药时间呢？"外公想了想，说："医生只说每天吃一次，一次吃一颗，没说什么时候吃。我第一天是早上八点吃的，所以以后就都是这个时间吃了。"外公是个依从性极好的患者，对医生的话向来是言听计从。紧接着，我给外公说明了我的想法："服用哈乐这个药可能会引起头晕，如果是白天，尤其是早晨吃药的话，头晕的症状会更明显。而这种会引起头晕的药如果改为晚饭后或者睡前吃，那么白天头晕的症状会减轻很多。""你的意思是说，我头晕是吃这个药造成的？"外公将信将疑地看着我。我赶忙解释道："您都住院 5 天了，该做的检查、治疗都做了，该用的药也都用了，但是头晕一直没有明显的好转，是吧？"外公点点头，我接着说道："那我们就来试试吧，从明天开始，把哈乐改为晚饭后吃，看看您头晕的症状会不会有好转，您觉得如何？"外公想了想，说："好吧，那我们就试试。"

　　外公已经说服了，但是我的想法是正确的吗？这还有待事实的考证。

后记：2013年7月9日，外公出院了，他高兴地对我说："你真是一语中的！你跟我说明情况以后的第二天，我就把吃药时间改成了晚上，之后头晕就渐渐消失了，原来我的头晕真的是哈乐惹的祸呀！"听着外公的赞许，看着外公堆满笑容的脸，我的心里真是美滋滋的……

我们身边的每一位患者又何尝不想得到我们亲情般的关怀呢？有时一个善意的提醒，一次耐心的指导就能让患者免受不科学用药带来的药物不良反应的困扰。作为一名药师，能够帮助更多的患者解除病痛是我们的最终目标，帮助患者科学合理地使用药物是我们的主要职责，而细心和耐心则是我们完成使命不可缺少的一剂良药！

📖 点 评

神经精神系统的不良反应对于盐酸坦索罗辛来说发生率在 0.1%~1% 之间，属于偶见，主要表现为头晕、蹒跚感等症状。"外公"描述的症状无疑是坦索罗辛导致的了，但他不能停药，本文作者仅仅通过改变一下服药时辰，就解决了"外公"的困扰，看来药师的作用还真是"无处不在呀"。

(张 峻)

2013 年 9 月 17 日　　星期二，阴

小细节彰显大关怀

◎ 王　静　德阳市人民医院

　　查房中，一位来自农村的癌痛老妇人很坚决地拒绝使用麻醉药品，事件的缘由是医师向她讲解出院以后可以去门诊开具麻醉药品，但是需要办理"毒麻卡"。她一听到"毒麻"两个字就不乐意了，说那是毒品，是会上瘾的东西。于是我们一群人又仔仔细细地给她讲解了一遍关于麻醉药品的相关知识，并且在说服过程中用"疼痛药品卡"来代替了"毒麻卡"这几个字。就这样简简单单的一个替换，老妇人一下子就理解了，立即同意使用。她告诉我们，"疼痛药品卡"就是止痛药品卡嘛，用来止痛的药物，当然能够接受了。

　　这很小的一个细节却大大触动了我，让我深刻体会到医务工作者给予患者的不仅仅是疾病的治疗，还有心理、情感上的关怀。而这种人文关怀，在我们肿瘤科里随处可见，医疗上不仅有医护人员的查房，也有临床药师的查房，患者享受到的不仅有医务人员提供的诊治服务，也有药学人员提供的用药服务，这让患者感受到了我们对他们的重视、关怀。除了这些专业服务，在生活上还有护理人员温暖的关心，护士在为患者进行护理操作时，如涉及患者私密部位则及时采用屏风或隔帘遮挡，气候寒冷时及时为患者增加被盖。同时在肿瘤科里，随处可见醒目的指示牌、提醒牌以及癌痛相关知识的宣传栏，护士站上摆放了新鲜的绿色植物，这一切的努力只为了给患者创造一个优美、舒适、安宁、温馨的治疗环境。

　　癌痛患者的人文关怀，不仅加强了医患沟通、交流、理解，使患者感受到关怀，增加了对医护人员的信任，提高了对疾病的认识，积极主动配合治疗，提高了治疗效果，更改善了患者乃至患者整个家庭的生活质量。因此，人文关怀护理对提高癌症患者的生活质量和满意度、促进医患关系和谐具有重要的意义。

　　而对患者的人文关怀并不是一句口号喊喊而已，也不是说非得要在大事件上才能体现，就在我们日常工作中，一个眼神，一个微笑，一句话，一个动作，每一个生活小细节，都是展示我们医务人员对患者关怀的大舞台！

点 评

　　这篇日记给我们展示了临床药师在临床实践中遇到的患者用药依从性问题，用药依从性直接影响临床疗效，临床药师在临床用所掌握的药学知识与患者及其家属进行良好的沟通，提高患者用药的依从性，从而提高药物治疗效果，这正是临床药师该做的工作。

（吴玉波）

2013 年 5 月 8 日　星期三，晴

小小的肠溶胶囊事件

◎ 朱裕林　蚌埠医学院第一附属医院

　　上午查完房已经 11 点了，经过护士工作站时护士长就远远地叫住了我："朱药师，看看是不是你们的药有问题？"我一愣，心想难道出现了不合格药品吗？转过头一看，护士长旁边还有两位 60 多岁患者模样的人。其中一位男士手里拿着一盒药品，神情气愤地正诉说着什么。我快步走过去，护士长赶紧拉住我："朱药师，你们的胶囊吃下去怎么不消化？"同时一旁的两位患者转向我略带气愤地开始诉说了，听了一小会后，我明白了，原来是这么回事：患者早上 8 点口服 4 粒药后，上午 10 点多和 11 点时打饱嗝后分别吐出 1 粒胶囊，与 8 点服下去的一模一样，完好无损，正为这样一家正规医院药品有质量问题表示愤愤不平。我拿过药盒一看：胸腺肽肠溶胶囊。

　　我问患者：以前有没有类似吐出胶囊的事情？回答：去年曾有过。

　　最近胃口怎么样？回答：总是感觉不到饿。

　　经常打饱嗝吗？回答：经常打饱嗝，已经有两年了。

　　吃东西消化好不好？回答：消化不好，胃口也不好。

　　经过简短的询问，我这下心里有数了。遂向患者解释：一般的胶囊在胃内就分解了，而您吃的胶囊是肠溶的，主要在小肠内分解，在胃里最少能待两个小时而不分解。根据您的情况，消化不好还经常打饱嗝，很可能是胃动力不好造成食物或药物在胃内滞留。所以不是药品有问题，而是您的胃动力不好造成的，建议看看消化科门诊。经过一番解释，患者恍然大悟，还为刚才的态度表示歉意，原来"胶囊"和"肠溶胶囊"是不一样的。

　　通过这次肠溶胶囊事件的小插曲，我深刻体会到临床实践的重要性，药师通过临床实践的桥梁，将药品与患者有机地结合起来，所学的知识不仅仅是刻板的书籍和说明书的内容，将药物知识因人而异地灵活应用更能体现药师在临床的价值。

点 评

　　以患者为中心的医院药学服务新模式要求药师从幕后走向前台，为患者提供专业化、个体化的药学技术服务。而随着药剂学的发展，新制剂层出不穷，但患者知识有限，仍以旧观念理解服药和药物作用。结合患者临床表现，从药物剂型的吸收特点，为患者提供个体化的药学服务，体现了药师扎实的专业知识，真正做到为患者及临床医务人员答疑解惑，提高了患者用药的依从性。

（郭代红）

2013 年 11 月 3 日　　星期二，晴

由匹维溴铵服用方法引起的思考

◎ 徐军华　龙岩人民医院

匹维溴铵片在消化科来说也算常用的药物,但其用法比较特殊。根据药品说明书示匹维溴铵片应用足量水(一玻璃杯水)整片吞服,切勿掰碎、咀嚼或含化药片,同时宜保持直立体位在进餐时服用,不要在卧位或睡前吞服,以免药物停留在食管造成食管黏膜损伤。

但早上去消化科和患者做用药教育期间,发现好几位患者对匹维溴铵片的服用方法不懂。询问患者护士有没有交代,患者说护士是直接把药给他们但没有交代怎么服用。事后和护士交流时发现护士对该药服用方式也不了解。

就这一情况,我觉得主要原因有四:一是药剂科做得还不到位,特殊用法没有特别标识,也没有信息化;其次是医生,开医嘱时没有标明用法或者医生自己本身对该药的用法也不了解;三是护士只是例行发药,对自己发的药怎么服用不懂,把药给对患者后基本上没有进行用药交代;最后也是比较重要的一点是自己没有做到位,没有跟临床科室的医务人员沟通好,没有及时对患者进行用药教育。

故针对上述原因,我想可以做些工作来防范这类事件再发生。

第一是和科室主任沟通,相关药物特殊服用方式在院内网进行定期提示,并使之信息化,医生开药时进行特别提示。除此之外,病区药房发药时特殊的药物宜另外包装。

第二是和医生沟通,交代医生开药时要关注药品说明书提示,开医嘱时特别的药物要注明服用方式。

第三是定期和护士进行沟通,可以以小讲课的形式对特殊的药物、特殊的服用方式进行讲解,以便护士在发药时能够对患者进行比较详尽的用药交代。

第四是我想自己以后要及时和患者沟通,对患者的用药进行相关的教育,从而使药物在正确的服用方式后起到最好的疗效,以致患者病情能够更早地得到缓解和恢复。

点 评

　　这位药师提及的案例告诉我们：药物的特殊用法也是药师关注的一个重点，因为药师更加了解为什么要这样用的道理，同时对药物的毒副作用掌握得比较全面，能给医务人员和患者讲清楚。所以临床药师的职责之一是指导护士正确用药在这个案例中体现得淋漓尽致。另外也反映出发药交待的必要性。

（吴玉波）

2013 年 4 月 8 日　星期一，晴

剂量需要调整吗？

◎ **高云玲**　福建省福州肺科医院

每个周一都是工作最紧张也最情绪化的日子。原因何在？周末综合征啊！虽然我深深地知道，对待工作，我们应该要有"夏天"般的热忱，对待患者，应该本着"全心全意"服务的态度。可是，落到实处又谈何容易呢！

今天也不例外。一大早，佩戴齐全后如一阵风般地来到呼吸科准备参加例行的早会、查房、做用药教育等，正疾走间，有一辆黑色小轿车在我面前戛然停下，吓得我出了一身冷汗。"会不会开车！"心里正骂着，突然从车上下来个风风火火的中年人，似曾相识。

"高药师，你好！"

"您是？"

"我是曾经住在呼吸科的江××。"

"哦，您还好吗？过来复查的吗？"

"是啊，前一段时间 INR 都控制得很好，这两天手背上下有点瘀青、刷牙时有点出血，不知道有没有问题，想过来看看。另外，我把你给我的用药教育单弄丢了，能不能再给我一张？"

"没问题！您先做检查，回头我再给您一份。"

这是位肺栓塞的患者，曾经因为对华法林不敏感，INR 控制不佳，我曾为他做了很长时间的用药监护。INR 达标后，已经出院 3 个月了，这下又杀回来，真为他捏了把汗！

上午十一点多，江先生拿着 INR 检验报告单，一脸愁容地走了过来。

"高药师，我都按你用药教育单上写的严格执行，为什么 INR 还会波动？这不，都 3.57 了，该怎么办？"

"那您给医生看过了吗？"

"看过了，医生说要调整华法林用量，你帮我找找有没有别的什么原因。"

在为患者担心的同时，心里一股被信任的暖流涌遍全身。是的，这也许就

在的问题，这让我更深刻地意识到自己所做工作的意义的所在。

抱着对自己工作的热情，接下来我依次去了消化内科门诊以及呼吸内科门诊，与存在问题的处方医生反馈结果，开始投入到一天忙碌又充实的临床药师工作中去。

作为我院临床药师队伍里的一员，负责点评我院抗菌药物及临床查房等相关工作已快1年，对于这份工作我有一些深刻的体会：

刚开始点评处方时，曾有一些临床医师私下有抱怨，个别管理部门负责人有些思想负担，但医院领导公开在大会上反复宣讲，表明医院领导的态度和决心，使抗菌药物处方点评工作得以顺利开展，所以说，领导的高度重视和大力支持为抗菌药物处方点评工作的顺利开展提供了强有力的保障。现在处方点评工作已深入人心，得到了绝大多数医师的拥护和支持。

同时，在处方点评的工作中我受益良多，这份工作不仅提高了我的业务专业水平，为我进一步参与临床实践活动提供保障，与此同时和医师面对面的交流在促进相互用药知识水平的同时还提高了我与他人的沟通能力，为我将来能够直接指导患者用药打下了坚实的基础。

最重要的是，这项工作对于提高我院合理用药的水平起到了推动作用，很大程度上改善了我院抗菌药物不合理使用的情况，使我院门急诊抗菌药物处方不合理使用率由原来的31.5%下降到了20%，不但提高了临床医师合理用药的水平，更重要的是保障了患者的用药安全。

当然，尽管目前我院在抗菌药物合理使用上取得了初步成效，但任重而道远，仍需我们坚持不懈地把这项工作深入开展下去，真正达到处方点评的目的。孩子是祖国未来的花朵，希望通过我们的努力，可以让这些可爱的小花朵绽放得更加灿烂！

点 评

处方点评是临床药学工作的重要内容之一，对促进临床合理用药、改变医生用药行为发挥着重要作用。该药师将处方点评结果与医师沟通交流，利用所掌握的药学专业知识说服医生，取得了医生的信任和认可，改变了医生的处方行为，促进了临床合理用药，临床药师因此而增强了自信，在保障患者安全合理用药方面迈出了可喜的一步。 （吴玉波）

2013 年 11 月 6 日　星期三，多云

得了癫痫，我是不是就不能做妈妈了？

◎ 吴　迪　昆明医科大学第一附属医院

今天我做咨询时碰到这样一对年轻夫妇：妻子患有癫痫十余年，一直在服用丙戊酸钠，本次丙戊酸检测的血药浓度值为 49.5μg/ml，略低于正常范围。我询问了一下患者近期的用药情况，以排除近期漏服的可能。

"我一直在按时按量用药。"妻子说，"只是以前的用药剂量是现在的一倍，用药后已经七八年没有发过病了。但是因为我最近有计划要怀孕，担心用药剂量太高对胎儿会有影响，所以三个月前在咨询医生后将剂量减了一半。"

这句话立刻引起了我的警觉，因为丙戊酸钠缓释片的说明书中明确指出"丙戊酸可能会增加胎儿发生畸形的风险，因此除非明确需要，不应在育龄妇女中使用"。于是我询问患者"你已经七八年病情控制良好了，医生是否考虑过给你逐渐减量停药？""有过两次，但是药量减少或停药几个月后病又会复发，所以就长期用下来了"。

"那有试过别的抗癫痫药吗，比如拉莫三嗪？"

"没有，因为服用丙戊酸后病情一直控制得很好，所以没有用过其他药。"

"那您的血药浓度现在偏低，"我向他们解释道，"也就是说您现在的用药剂量可能没有达到有效的治疗剂量，需要再增加一些。但是，如果您考虑要怀孕，我建议您就不要再继续服用这个药了，因为有临床资料表明，这个药会增加胎儿畸形，特别是神经系统发育缺陷的可能。"

"那我把这个药停了再怀孕可以吗？"患者明显开始焦虑了。

"您也提到过，您之前两次停药后病都复发了，而且由于怀孕期间激素水平发生改变，精神压力也比较大，部分癫痫患者发作的频率会增加。如果在怀孕期间疾病发作，对孕妇对胎儿都可能有非常严重的伤害，特别是您如果现在突然中断丙戊酸治疗，可能会引起比较严重的后果。因此我建议您在临床医生的指导下，逐渐降低丙戊酸的用量，用另一种临床证明在孕期使用相对安全的抗癫痫药，比如拉莫三嗪，逐渐替代。这样一方面能保证怀孕期间不会由于

疾病或疾病的并发症得不到很好的控制而对您和胎儿产生伤害,另一方面也尽量将药物对胎儿可能产生的影响降到最低。"

"那如果拉莫三嗪不能很好地控制我的病怎么办,可以再加用很低剂量的丙戊酸吗?还是说得了这个病我就不能当妈妈了?"这对年轻的小夫妻显得有点失落。

"怀孕期间的用药应该尽量单一,特别是对于抗癫痫药来说,联合用药比单一用药发生胎儿畸形的风险会显著增加,所以应该尽量只用一种药。如果更换了新药以后病情确实不能得到很好控制的话,您需要请临床医生对您进行一个全面的评估,仔细权衡疾病发作和胎儿发生畸形的风险／受益比。如果确实需要继续服用丙戊酸,您也不需要太担心,通过在怀孕前和怀孕期间补充比一般人更大剂量的叶酸和维生素可以大大降低药物引起胎儿畸形的概率。因为抗癫痫药对胎儿引起的损伤多发生在神经系统和血液系统,相信您也有所了解,叶酸对胎儿神经系统的发育有着重要的促进作用,而一些维生素,比如维生素 K,对血液系统又有调节作用。所以即便是您必须要服用丙戊酸,也是有办法通过营养补充剂来对抗用药可能引起的对胎儿的伤害,所以你们不用太过焦虑,更不会因为得了癫痫就剥夺了您做母亲的权利的!但是,我还是要提醒您,作为需要长期用药的患者,你们对于怀孕的问题也绝对不能掉以轻心,所以在将用药以及自身的营养状态调整合适前,一定要注意采取保护措施,避免意外怀孕,这也是对您和您未来孩子的一种保护。"

听了我的话,这对夫妻看起来放下了心,对我再三表示感谢后,表示明天就咨询临床医生,调整用药。

看着他们逐渐消失的身影,我却开始了更深的思考。癫痫作为一种发病和治疗都极为复杂的疾病,有很多患者是需要长时间,甚至是终身服药的。这也就是说,很多从小就用药的女性患者,在青春期以及育龄期仍需要继续用药。而临床常用的很多抗癫痫药,比如丙戊酸、卡马西平、苯妥英、苯巴比妥等,都是已知能够透过胎盘,而且对胎儿发育可能会有损伤的。今天庆幸的是,这对小夫妻自己对于用药期间怀孕的问题有着很高的重视度,从而降低了悲剧发生的风险。但是对于很多其他的育龄期女性患者,特别是一些文化程度较低的患者而言,不一定会有这个意识,在怀孕前去找医生调整用药,更不会有意识地去避免用药期间的意外怀孕,这无疑大大增加了风险发生的可能性。

通过今天这位患者,我深深地意识到,作为一名临床药师,我们除了要对特殊人群有着足够的重视外,还必须对接受长期治疗的潜在的特殊患者有着足够的敏感性。比如,就长期接受丙戊酸治疗的女性患者而言,如果青春期之后出现了发胖,那么我们需要提醒患者,这可能是多囊卵巢综合征的重要危险因素之一,需要尽快完善相关性激素以及 B 超检查,以明确诊断。如果确实出现了多囊卵巢综合征,那对将来怀孕会有一定影响,一方面需要先行治疗,另一方面需要尽早更换抗癫痫药物。而对于育龄期的女性,我们有义务告知她们药物可能对胎儿产生的影响以及如何在孕前提早开始调整用药和进行营养补充,特别是要注意提醒她们在做好充分准备前一定要避免意外怀孕。

我们工作中的一点细心和一句及时的提醒也许就会使患者成为一个幸福的母亲,看来,我们能做的其实还有很多。

点 评

药物咨询非常考验临床药师的功底,患者的信任建立在临床药师的服务态度和专业知识上,帮助别人,幸福自己,还有,知识就是力量!

(张 峻)

2000 年 3 月 28 日　　星期三，晴

孩子，让我告诉你妈妈你为什么会这样

杨小英　宁夏医科大学总医院

　　这是一个 1 岁的小男孩，白白胖胖的，还不会说话，但不认生，我伸手去抱他，他竟然把嫩嫩的小手给了我。这么可爱的孩子，站在旁边的妈妈脸上却没有丝毫的笑容，这是因为她的孩子近期有多次癫痫发作，焦急的妈妈今天一早就带他来医院挂号看病。因为孩子在吃抗癫痫药苯巴比妥，医生就给他开了单子让先做治疗药物浓度监测（TDM），看看体内苯巴比妥的药物浓度是多少。

　　在等待结果报告的时候，我开始记录孩子的临床资料：男，1 岁，体重 10kg，口服苯巴比妥，一日 3 次，每次 25mg，联合服用中药制剂"癫克星胶囊"，一次 1/3 粒，一日 3 次，因近期有多次癫痫发作来我院就诊。记录完孩子的基本情况，我心里已经有了初步的判断，孩子的癫痫发作不是剂量不足导致浓度过低，而是由于剂量过大导致药物浓度过高出现了中毒反应症状。我的依据有两点：第一是小孩服用的苯巴比妥日剂量超过了正常的日剂量范围，一般儿童的日给药剂量为 3 ~ 5mg/kg，这样计算应该给的日剂量是 30 ~ 50mg，但目前是 75mg 的日剂量，这样可能会使体内苯巴比妥的药物浓度超过有效治疗浓度范围（15 ~ 40mg/ml）；第二是怀疑家长购买的中药制剂并不是真正的"纯中药制剂"，里面可能会添加一些抗癫痫的西药。

　　带着我的揣测，我和孩子的妈妈等到了结果报告，苯巴比妥药物浓度为 50.37μg/ml，已超出有效治疗浓度范围，属于药物中毒。我又借助仪器设备，将孩子吃的"中药制剂"按照可能添加的几种成分进行提取分离后进样，测定的结果吓了我一跳，里面竟然含有苯巴比妥、苯妥英钠和卡马西平三种化学成分，我开始向孩子的妈妈解释孩子为什么会这样。从孩子妈妈的口中我又得到了这样的情况，孩子前一段时间本来吃苯巴比妥片是一日 2 次，一次 25mg，由于出现了癫痫发作，妈妈在没有带孩子去医院就诊的情况下私自将孩子每日的服药次数增加了 1 次，改成一日 3 次，一次 25mg，后又经别人介绍购买"纯中药制剂"癫克星给孩子服用，认为中药对孩子产生的副作用小……这是一位

很爱孩子但却又不会爱孩子的妈妈。其实这样的人还很多很多，由于他们的依从性差，有病乱投医，这样就扰乱了正常的治疗过程，不仅耽搁病情，而且也会花掉许多的冤枉钱。最后，我给出的建议是停止服用外购制剂，遵从医嘱，重新进行用药方案调整。

孩子，你应该拥有美好的明天，希望我和你的家人共同努力，能为你的健康保驾护航！

点 评

这个案例告诉我们：患者或患者家属的用药问题实实在在地存在着，期待我们药师能够负起用药安全这个职责，尤其儿童用药的剂量、给药次数要严格掌握，中药复方的应用，一些假药、劣药的不负责任的宣传更给我们的用药安全雪上加霜，希望临床药师快快成长，能够为用药安全再加一道屏障。

(吴玉波)

2013 年 12 月 24 日　星期二, 阴有小雨

摄影棚里的平安夜

◎ **杨木英**　福建医科大学附属协和医院

今天是平安夜, 阴冷阴冷的, 这阴冷让我想起 2011 年的平安夜。

几年的用药咨询服务经历让我和同事们有了想通过拍摄用药视频达到更好地教育患者正确使用药品的想法。经过一年的筹备, 经历收集资料、写作、写脚本、准备道具、布置摄影棚等从来没有干过的事, 又与相关科室的临床医师不断沟通研究不同药品剂型的最佳使用方法, 2011 年 12 月 23 日终于开始拍摄了。

由于第一次搞视频创作, 不明就里, 还好有音像出版社好好先生猛哥的耐心指导才得以顺利进行。但 11 个用药部位 39 个剂型的使用步骤如何在镜头前完美展现不是一件简单的事, 为了日后可以剪辑到更好的镜头和画面, 可怜的模特季妹妹药师要 "使用" 好几种药物, 一个动作要重复好几次。

这一拍, 就是整整两天! 第二天晚上 11 点多才勉强收工。出门时发现天阴冷阴冷的, 满街都是圣诞的气氛。哦, 今天是平安夜! 晚饭还没吃呢, 可那种疲惫到骨头都快散了的感觉让大家只想回去好好睡一觉。那一夜, 外地来进修的季妹妹吃的是泡面, 其他人回家随便吃些饭菜倒头就睡。

人很奇怪, 越是这样艰苦的经历越让人怀念! 两年后的今天, 让在成都进修的我又不禁想起那夜。

其实那一夜只是辛苦的开始, 也只完成一半的拍摄, 另一半的内容如何演绎, 我们心中一点都没谱, 像妇科用药、直肠给药、烧伤科用药等难以用真人展示的镜头。而后续的剪辑、配音、背景音乐、美化、动漫制作等等更为细致烦琐的工作更是我们根本没有预料到的。

今晚打开电脑看这两年来写在 QQ 说说上的鼓励自己的字句, 一点点展现了我和同伴们坚持的过程。

"两年没心思打理头发了! 呵呵, 忙碌也可以省钱的! 收拾摄影间时感慨万分, 无论成与败, 付出本身就是很好的经历, 就是收获! 大家一起开心地做事真好!"

"这鬼天气,这讨厌的视频,感冒又好不了了。这种累到瘫软的感觉只能有一次,这种一看到电脑直想吐的感觉再也不要了。"

"这段时间,我经历了一些特别的角色,好几次的第一次。很累,但很开心。"

"加油,年前结束,再坚持一下,不要出问题哟!"

"让人生的每个阶段有所付出及期待,不问收获!"

......

2012 年年底,与福建电子音像出版社联合录制的用药教育视频《安全用药指南——正确用药跟我学》DVD 光盘出版发行。2013 年底,由厦门大学出版社出版发行用药指导专著《安全用药指导手册》。当同行们说"这是很实用的资料,这是药师本来就该做的事"时,我却老想起我同事在微信中说的那段话"终于正式出版了,它记录了团队两年多的努力,那个在摄影棚里度过的圣诞,那剪片到半夜、寒风中骑着'小毛驴'、哆哆嗦嗦回家的夜晚!"

点 评

这位药师叙述了 2 年前在平安夜所做的工作,经过药师自己的努力,其工作成果已经相继展现在世人面前,为指导患者安全、正确用药做出了药师的贡献,得到了同行的认可;说明临床药师可做的工作非常广泛,将来也会大有作为的。

(吴玉波)

2014 年 1 月 27 日　星期一,晴

血药浓度监测结果错了吗?

◎ 姚　勤　昆明医科大学第一附属医院

今天我做咨询时,一名来取环孢素血药浓度结果的患者问:"最近这次测得的环孢素浓度不对吧?"

我问:"怎么不对呢?"

患者:"我最近 3 个月每个月都来测,第一个月测得 91,第二个月测得 130,这次是第 3 个月,怎么才 97 呢? 我怀疑你们给我测错了!"

我没太明白患者的意思,以为是患者觉得这三次结果不一致,就先去实验室落实了今天实验有没有问题,被告知一切正常后,我告诉她:"首先,我们实验是有一整套质量控制体系来保证结果的,每次实验都要保证质控合格才会发出报告;其次,血药浓度的影响因素非常多,包括您的用药方案、采血时间、合并用药及生理病理状况等,您需要把你的具体情况告诉我们或者您的医生来分析您的结果;再次,其实这 3 个月的结果波动并不算太大,是可以接受的范围"。

我想了想又追问她了一句:"为什么您只认为第 3 次结果有问题而认为第 2 次高的没有问题呢?"她说:"第二次比第一次高是对的嘛,这次怎么低下来了呢? 我一直在吃药嘛,这次应该比第二次高才对嘛。"

哦,原来我之前都没理解她的疑惑,她是对药代动力学原理不清楚,但药物吸收分布代谢排泄这一系列过程我应该怎么通俗易懂地解释给她听呢? 我想了想,说:"就像食物一样,我们吃进去以后,被利用和消耗,我们人体会通过代谢和排泄把残渣排出体外,所以我们每天都要进食,而我们的体重并不会因此而不断增加。药物也是一样,药物研发过程中的药物排泄研究要保证药物在体内不蓄积,这对于药物的安全性至关重要。目前上市的药物,在我们身体里发挥作用后就以原形或者代谢成其他物质,主要通过肾排泄或肝胆排泄的途径排出体外,而不会在体内蓄积。所以,你规律服药的话,血药浓度应该是基本一致的,而一旦停药,药物浓度则会逐渐降低,直至完全排出体外。""哦,

原来是这样,对的对的,我明白了,谢谢你,谢谢。"

其实,医患之间出现误会是非常正常的,因为专业知识的不对等,患者往往会通过自身生活经验来对医学现象进行理解,但我们可以通过深入浅出的方式耐心讲解,化解医患之间的误会,从而构建和谐的医患关系。

📖 点 评

医患之间的误会常常是由于专业知识不对等以及沟通交流不充分造成的。《孟子·尽心上》曰:"夫君子所过者化,所存者神,上下与天地同流"。药师能用通俗易懂的语言传播知识、解除疑惑,做一名"教化者",不正是我们每个药师的职责所在吗? （张　峻）

2013 年 6 月 21 日　星期五，晴

牙痛差点儿引来"大麻烦"

◎ 陈明红　福建中医药大学附属厦门第三医院

今天又如往常一样由我做门诊咨询窗口，忙碌了一天，但是让我印象最深刻的是上午十点钟左右来咨询的一位老年男性患者，他手里拿着药袋儿，到咨询台前缓缓地从袋子里拿出两盒药，一盒是阿莫西林克拉维酸钾片，一盒是甲硝唑片，每种药盒上面都贴着用法用量以及服药的注意事项。他说，他现在正在吃华法林，想咨询一下这几种药是否能一起吃。经过了解，我才知道他半年前患有肺栓塞症，一直在口服华法林，此次是因为牙痛来我院口腔科就诊。我看了他的诊疗手册，医生诊断为急性根尖炎伴有牙龈周围脓肿，诊疗医生给他做了对症处置并开了上述两种药物，门诊处方单上的临床诊断也只写了这个诊断结果。了解清楚后，我立即给诊疗的医生打电话沟通，跟医生详细地说明了甲硝唑为肝药酶抑制剂，抑制了该患者正在服用的华法林的氧化代谢，使华法林在体内的代谢减慢，抗凝作用加强，可导致出血的风险，如需应用，要定期监测凝血酶原时间。又向患者耐心地解答了甲硝唑片和华法林的相互作用以及联合应用后可能带来的不良后果，并建议患者与诊疗医生再次沟通后再应用该药物。患者听完后很感谢地说牙痛差点儿引来"大麻烦"。

从这件事情中，我感到虽然我们临床药师平时提供的药物咨询看起来平淡不起眼，都是些"小事儿"，但是高质量地提供药物咨询可以避免许多大事，如今天发生的牙痛就差点儿引来"大麻烦"。我们知道肝药酶是生物体内一种重要的代谢酶，大多数药物都是经肝药酶代谢的，所以对肝药酶有影响的药物会影响到联合应用的其他药物的代谢。其中使肝药酶活性增强的称肝药酶诱导剂；如：巴比妥类、卡马西平、吸烟、灰黄霉素、苯妥英、格鲁米特、安替比林、利福平、扑米酮等，它们能使联合应用的相关药物加速代谢（包括首过代谢增多）而提前失效。与酶诱导剂相反，有许多药物可抑制肝药酶的活性，使联合应用的相关药物的代谢减慢，药物在体内的浓度高于正常而致效应增强，称肝药酶抑制剂，如别嘌醇、氯霉素、氯丙嗪、西咪替丁、环丙沙星、左丙氧芬、乙醇

（急性中毒时）、红霉素、丙米嗪、异烟肼、酮康唑、美托洛尔、甲硝唑、咪康唑、去甲替林、保泰松、奋乃静、伯氨喹、普萘洛尔、奎尼丁、丙戊酸钠、磺吡酮、甲氧苄啶、维拉帕米等。此案例中华法林是等量消旋酸异构体 R 和 S 的混合物，S- 华法林异构体比 R- 华法林异构体抗凝效率高 5 倍，甲硝唑主要是抑制 S- 华法林异构体的代谢清除，使华法林体内的浓度升高，增加了患者出血的风险。而且该患者又是老年人，一旦发生出血，后果会非常严重。

作为临床药师，我们不仅要不断加强学习，努力提高自己的自身素质以及临床药学业务能力，更要有良好的与患者及临床医务人员沟通和交流的能力。用我们扎实的专业知识更好地为临床为患者服务。尽可能让患者安全合理用药，从而达到用药治病的目的。尤其是联合用药时，更应该注意药物之间的相互作用，把用药风险降至最低。我们多一句的用药指导对患者来说就是多一份安全。

点 评

写有"妙手回春，药到病除"的锦旗，在各种医疗机构现在可能还不少见。但随着社会的发展，科技的进步，这句话变得不如从前那么灵验已是不争的事实。适得其反，引起不良反应的屡见不鲜；导致新殃，造成医患纠纷的，在媒体上时有披露；甚至危及生命的事件也时有发生。陈明红药师所遇到的病例就是例证。患者遇到陈药师是幸运的，是他化解了一次后果可能十分严重的"大麻烦"。药品伴随的信息比药物本身更重要，这是未来社会必须面临的问题。药师的重要价值之一是防范药物治疗中可能存在的潜在危险。

（袁锁中）

2013 年 12 月 8 日　星期日，阴

当药师的妈妈

◎ 邓冬梅　第三军医大学大坪医院

　　和往常一样，闹钟没响儿子就开始在床上喊妈妈了，这才是每天的准闹钟。儿子两岁 9 个月，自从上幼儿园后经常感冒，昨天又突然发烧了，作为临床药师，做好儿子的药学监护，给予合理用药也是我很重要的一个工作。

　　迅速给儿子洗漱完毕后，量了一下体温，腋温 37.8℃，终于从昨晚的 39.3℃降下来了，低于 38.5℃我就稍微放心了。昨晚刚发烧的时候约 38.3℃一直坚持着没有给药退热，坚守着"腋温低于 38.5℃，物理降温；腋温 38.5℃以上，物理降温＋药物降温，降温同时勿忘补水"的原则，而我通常也是这么给患儿家属做用药教育的。儿童常用的退热药，不管是泰诺林还是美林，它们虽然能迅速降低发热者的体温，但是也可能带来不少的不良反应，比如：厌食、恶心、呕吐等胃肠道反应；少数患者可出现过敏、血小板减少等。而该类药物不良反应的发生率是与治疗量和疗程成正比的，所以为了孩子好，坚守原则吧，能不用就不用，坚守住物理降温这第一道防线。作为临床药师和家长的统一体，原则与怜惜在内心里打了一架，最后理性战胜了感性，开始了物理降温。我一般习惯就是在他额头敷上冰贴，并鼓励孩子多喝水；孩子虽然发烧，但是精神很好，动来动去不利于做冷敷，所以跟往常一样，给他一张稍凉的毛巾捆在手腕处，不时给他换一张；入睡前洗个温水澡，躺在床上后用温水擦浴颈部、腋窝、腹股沟等大血管丰富部位，尽量避开胸部及腹部及颈后等部位；孩子入睡后仍然不时用约 40% 的酒精擦拭颈部和手腕部，一起期待着能够通过物理降温就把这次发烧打退下去。已经快深夜 12 点了，摸了孩子的额头还是发热，小脸也烧红了，量了一下体温：39.3℃，已经算是高热了；每次发热孩子都睡不好觉，这次也不例外，他一直在床上哼哼，翻来覆去睡不实在。考虑到目前的体温和睡眠质量，终于狠下心叫醒孩子，用了比平时吃药稍多的水喂了一剂布洛芬混悬液。约一小时后药效发挥出来了，孩子开始出汗，出汗后能摸到体温是明显下降了，虽然为体温的下降高兴，但在内心深处还是不免开始担心药物

可能对孩子造成的伤害。体温的下降不代表取得了战争的最后胜利,能烧到39.3℃应该是存在感染,而退热药是治标不治本的,我们需要对症治疗。

大家都不喜欢去医院,而我也不喜欢,更不喜欢休息日还得去医院。家里备着各种药,有含麻黄碱和对乙酰氨基酚的双扑伪麻片,退热的美林,止咳的复方福尔克定溶液,还有各种清热解毒、利咽消肿的中成药,还有头孢克洛干混悬液、阿莫西林克拉维酸钾颗粒、阿奇霉素干混悬剂等抗生素,但是一定不能因为进医院麻烦就盲目用药,对症才是治病的关键。

每天早上洗漱后的一杯白开水是不可少的,何况昨晚退热后有大量出汗,水分和盐的补充尤其重要,这个时候呼吸科主任曾经说过的一句话清晰的出现在我脑海:"要口服补充水分和电解质,赶紧来一瓶脉动",所以去医院的路上,买了一瓶给孩子,想喝水就喝点脉动吧。孩子生病了,心急但不能真急,这样的小孩一年感冒5、6次属于正常现象,而90%是病毒、10%是细菌感染引起的。很多家长习惯孩子一感冒发烧,赶紧给抗生素,其实小儿的反复感冒很多时候是因为滥用抗生素造成的。所以我今天的任务就是带孩子去儿科看看,确定一下感染部位和感染程度,除了医生的望闻问切外,血常规是必须要做的一项检查。在结合咽喉红肿,肺部听诊无异常等查体及化验指标后,医生的诊断是:病毒性咽峡炎。本着能吃药就不打针的原则,带着小儿豉翘清热颗粒、柴胡颗粒和利巴韦林喷雾剂就回家了。柴胡降温较西药温和,副作用也较少,经验告诉我,接下来的两天还可能发烧,我可千万不能再让孩子温度烧得太高,一定要避免给他吃美林。我的计划是,在孩子体温没有完全回归正常的时候给他规律服用柴胡颗粒并物理降温,并服用清热解毒的小儿豉翘清热颗粒,局部给予利巴韦林喷雾剂,观察病情变化调整用药;如果咽喉出现红肿加剧或破溃,我可能得再给他一剂抗生素预防细菌从此侵入,造成细菌感染;体温正常并稳定了就停服柴胡颗粒,若再次高热就加强物理降温,必要时还得上美林——我真是一个狠心的妈妈呀——每次给他吃美林时我都是这么想的。

孩子感冒一次,很多检查指标、体征等病情变化和用药调整的过程,就一点不落的印在了脑子里,我只觉得自己在儿科上呼吸道感染的药学监护上又积累了经验——利用自家孩子长知识,我还真不是一个好妈妈!

👓 点 评

这篇日记较好,实际、自然、有意义。淋漓尽致地展现了一位药师妈妈的专业、责任和爱心。

(苏乐群)

2013 年 6 月 29 日　星期六，晴

药师走进社区，保证群众安全用药

◎ 张传洲　青岛大学附属医院

为了保证社区居民的安全合理用药，我们跟随赵主任来到社区，举行"健康大讲堂"用药安全宣讲，对社区居民普及健康知识，并指导居民群众，特别是中老年人，如何安全用药。此次讲座吸引了一百多名社区居民前往，活动反响热烈。首先赵主任做了精彩的安全合理用药报告，课后我们青年药师们一字排开，为居民们清理家庭小药箱，咨询用药知识。

最先来咨询的是一位老大爷，70 岁左右，便秘三十多年了，现在服用的药物是聚乙二醇 4000（福松）和乳果糖口服液（杜密克）。他听说使用导泻药物可能导致黑病变，询问服用这两种药物是否可能有这个不良反应。关于引起黑病变这个问题，我对大爷解释说有关报道说刺激性泻药如酚酞（果导）、番泻叶、大黄、芦荟等可引起水电解质失衡，长期应用可导致结肠黏膜黑病变，而您应用的聚乙二醇 4000（福松）和乳果糖口服液（杜密克）属于渗透性泻药，对慢性功能性便秘，特别是老年人有显著疗效，而且不良反应发生率很低，长期应用一般不会导致黑病变，应该是安全有效的药物。但看到老大爷使用聚乙二醇 4000（福松）和乳果糖口服液（杜密克）两种药物，我当时就想是否有过量用药的可能呢，所以就留了老人的联系方式。回到科室后，立马查了相关资料，聚乙二醇 4000（福松）和乳果糖口服液（杜密克）同属渗透性泻药，国内外对照性临床研究表明这两种药物对慢性功能性便秘患者的排便次数、大便性状有明显改善作用均具有良好的治疗效果，二者无明显差异，但聚乙二醇 4000 的服用量小于乳果糖的服用量，而且花费成本低，增加了老年人应用聚乙二醇 4000（福松）治疗便秘的依从性，遂打电话给老人建议可选用其中的一种药服用，观察治疗便秘效果如何并随时就医。

来咨询的人还有很多，大家的热情特别高涨，我们也都详细的一一解答，对当时回答不了的，就留下联系方式，回来后查阅相关资料，再做出详细解答。"健康大讲堂"活动今年已开展了两场，我们将根据居民需求和建议，在讲座规

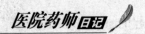

模、内容、时间等方面适当调整,定期开展此活动,以便更好地服务群众,让更多居民受益。

点 评

张传洲药师讲的情况十分真实,具有代表性,是临床药师要做的工作。药学服务进社区,考验的是药师专业知识的宽度,反映了药师日常积累的点点滴滴。

(苏乐群)

2013 年 3 月 11 日　星期一，晴

做好"四查十对"确保患者安全用药

◎ 张传洲　青岛大学附属医院

　　作为药房工作人员，每个人对"四查十对"都不陌生，这就是查处方，对科别、姓名、年龄；查药品，对药名、剂型、规格、数量；查配伍禁忌，对药品性状、用法用量；查用药合理性，对临床诊断。

　　今天是我在窗口负责发药，不到十点，人就排起了大长队，这就要求既要保证发药速度，又不能出差错。有一位家长因孩子感冒发烧就诊，医生诊断为上呼吸道感染，开了哌拉西林舒巴坦钠 1.25g q12h 配 100 毫升葡萄糖注射液，审核处方时，发现该患者未做皮试，于是嘱咐家长先带小孩去做皮试，皮试合格后再来取药。大约过了二十多分钟，小孩家长过来说皮试阳性，由于已经交费，就让小孩家长找大夫把药退掉。过后想想，如果我们药房人员没有审核出皮试结果，小孩输液出现过敏，将会是多么可怕的结果。还有一位患者因腹泻医生给开的左氧氟沙星胶囊和双歧杆菌三联活菌胶囊，因双歧杆菌三联活菌为一活菌制剂，与抗菌药物同时服用，活菌会被抗菌药物杀灭，则双歧杆菌三联活菌可能失效，这在我们看来是一个基本的常识，但患者回去后为了图省事就有可能将两药一同服用。于是我们就给患者交代说为了达到最好的用药效果，要将两药间隔两小时服用，最好先服用左氧氟沙星胶囊，再服用双歧杆菌三联活菌。虽然只是这么简单的一两句话，但对患者来说就可以保证其安全合理用药，让患者感到我们药师的责任感和对他们的关心。

　　门急诊药房窗口每天取药患者数量大，发药人员任务繁重，工作辛苦，有时人太多，一时疏忽就有可能犯错，这就更加要求我们严格遵循"四查十对"，切不可疏忽大意，简单的把药品发放给患者，以确保患者安全用药。

点 评

窗口药师每天面对大量的取药患者,工作繁重。作者通过记录一日的窗口工作,向读者阐明了药师工作不单是简单重复的体力劳动,更是需要认真仔细的技术劳动。做一名合格的窗口药师是保证患者用药安全的关键环节。

(苏乐群)

2013 年 11 月 15 日　星期五，晴

一次难忘的义诊咨询活动

◎ 吕世臣　北京市房山区良乡医院

深秋的山村，秋风送爽，红叶满山。在 11 月 14 日，世界第七个糖尿病日来临之际，由医学会临床药学专业委员会组织，区五家二级以上医院的临床药师及医师到半壁店村进行以"糖尿病合理用药"为主题的义诊咨询活动。

作为药学专业独立开展咨询义诊活动，在我区还是首次。下午两点，车子缓缓开进了半壁店村村委会的大院。

义诊及咨询活动在两点半准时开始，能容纳百人的会议室座无虚席，还有许多因晚到而只能站立的群众。活动在医学会谢老师的致辞中开始，讲座、咨询、义诊、发放合理用药宣传材料，所有人都按部就班地完成着自己的工作。

临床药师？药师组织的活动？所有的人都感到新奇与不解。"药师不就是窗口照方抓药的吗？""他们真能为我的病提供帮助？""我怎么吃药不是医生说了算吗？"随着活动的深入，参加活动群众的热情也被引燃，人们突然发现有太多与用药有关的问题要问，有太多的用药错误需要纠正，各位药师、医师也竭尽所能地为大家解决用药中的问题。活动在群众的依依不舍中迟迟不能结束，直到天近傍晚我们才收拾东西，踏上回程。

自古医药不分家，在我国的传统医学中，医生都是从学药开始的，不管有多少种的检查手段，许多疾病最后都得通过药品来治疗，因此正确地用药才能有效地治疗疾病。同时常言道"是药三分毒"，所有药品都有两面性，用药合理了能治疗疾病，用药不合理反而能导致疾病的发生。随着人们整体素质的提高，人们对合理用药越来越重视，而临床药学和临床药师就直接负担了这个艰巨的任务。

人们对药师的认识，往往就是坐在窗口发药，事实上人们到医院药房取药时也确实很少和药师交流，这使得人们不了解药师在整个医疗过程中的作用。而实际上药师总是在默默无闻地在为人们的用药安全、合理用药做着自己的努力，每一张处方都要进行审查，每发一种药品都要精心核对，对医师的

医嘱用药进行监督与干预,对医师、护士进行临床合理用药教育,甚至参与到临床患者合理用药方案的制订。这一切都是现代药师必备的素质和每天的日常工作。

随着药师整体素质的提高,药师这个群体越来越在患者的合理用药领域发挥着自己的作用。有句话说得好:"让专业人做专业事。"药师就是药学领域的专业人才,随着人们对临床药学与临床药师的深入认识,药师这个群体在医疗过程中的作用会越来越大。

点 评

> 临床药师要实现自身的价值,就必须深入到临床实践中去,参与到医师的处方审核及患者的用药指导,才能真正掌握患者用药后的药物疗效与不良反应的第一手资料,通过实践把以上收集的药物信息按药效学、药动学、不良反应、老药新用、相互作用、禁忌证、药物价格、产品来源等信息进行分类、整理,才能为临床药师在临床用药方面提出合理化的用药方案提供科学的依据,也是临床药师自身成长的必经之路。
>
> (蒋玉凤)

2013 年 11 月 14 日　星期四,晴

每次咨询都是一次学习的机会

◎ 孙　园　新疆石河子人民医院

今天是世界糖尿病日,口号是"保护我们的未来",内分泌科组织了公开宣教活动,我跟随内分泌科医师一行来到游憩广场指定地点,桌上立起了"药物咨询"的牌子,内心自豪又激动。

简单的几个咨询后,来了一名青年女性,打扮时髦,她告诉我她的母亲是糖尿病患者,两周前才住过医院,在医院调整过血糖,现在使用的优泌林 30/70 笔芯,血糖控制很好,但是住院期间用的优泌林 R 注射液和优泌林 N 注射液,现在还有好些没用完,是不是只能扔了? 我根据专业知识,知道优泌林 30/70 笔芯实际是 30% 的优泌林 R 和 70% 优泌林 N 预先混合的制剂,我把成分原理解释给她听。但因为很少有人这样操作,为确保解释的正确,我留了她的电话号码,经过查询资料,可以自行预混胰岛素使用,但必须用注射器先抽取优泌林 R,然后再抽取优泌林 N。我打电话给了这位女性,详细地讲解了操作方法,开封后的胰岛素最长保存时间是 28 天,如果超过了期限就不能再使用了,而且最好不要让年龄较大的母亲自己操作,注射的量要计算准确。我根据了患者日常使用的剂量,计算了两种胰岛素的用量,并告知了咨询人,又把使用胰岛素的注意事项详细讲了一遍,咨询人非常满意,我也感受到作为一名临床药师的自豪。

解答患者的提问是自身知识的积累,也是专业知识运用到实践的最好契机,作为临床药师要把每一次提问当作一次学习的机会,不断地丰富知识,加强解决实际问题的能力。

点评

药师除了掌握药学知识,还需要有提供药学信息服务的能力,两支胰岛素在有的人看来不值什么钱,但是对于有的经济困难的患者来说,因为

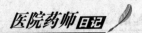

药师提供的药学信息服务,患者能省下两支胰岛素的费用,也是弥足珍贵的。能在需要的时候把实际工作中遇到的问题转化为需要检索的信息,并对检索到的信息进行分析评价,最后将有用的信息传达给患者和医疗团队中的其他成员,以解决实际问题,这是我们药师的自豪之处,更是我们药师的工作目标。

(付秀娟)

无论是在窗口还是在临床，我们都满怀着爱心，利用专业知识，直接服务于患者。我们要让患者知道如何正确滴眼药水、涂药膏、擦药粉；知道服用药物的正确方法、用量及注意事项；知道药物潜在的不良反应；知道药物间存在的诸多相互作用……

患者用药教育篇：

关注用药的细节

2013 年 7 月 17 日　星期三，晴

"刚才那个药师是卖药的吧？"

◎ **曹锦绣**　江西省德安县人民医院

今日上午像平日一样，跟随医师查完了房，了解到昨晚有个新入院患者病情复杂，可能跟长期使用激素类相关药物有关，医师说要开一种长效气雾剂需要药师指导，我迅速看了病历开始对其单独查房。

药师："大爷，我是这个科室的临床药师。"

患者："临床药师干啥的？"

药师："就是帮助患者了解药品，指导患者合理用药，解决患者一些用药方面的疑虑的。您的病情我已经了解啦：您是农医保，没有什么食物药物过敏，也知道您住院之前在外面治疗了半个月无效果。您先前都用了些什么药，能详细告诉我吗？"

患者很友善地、疑惑地告诉我说，喘病已得了十几年了，一直在吃从河南邮购的药——复方川铃定喘胶囊，这次发病是半个月前突然腰痛，在乡下治疗了很久，用的什么药也不清楚，开始有点效果，痛好一些，但现在还是痛，喘也加重了。

我告诉患者："以后不要听广告乱买药，药是一把双刃剑，用好了，它可祛病不留后遗症，可要是用不好，那就是会使你得病的。"

患者表情疑惑。我忙进一步告诉他，他所用的药可能含有激素，虽然能治喘，但长期口服副作用很大，会导致骨质疏松，容易发生骨折。老年人更要注意。因为该患者诊断是慢性阻塞性肺病（COPD）急性加重期及骨质疏松症。

患者："哦。"（冷淡）

药师："早上您的主治医生给您开的那种气雾剂，用起来方便能治您的病而且副作用小。拿来了吗？我先教您怎么用吧？"

患者拿出药物，我快速拿出平时宣教用气雾剂盒给患者演示一遍。

患者很勉强地用了一次，但是动作都不对，吸药时，老是吹药。药师在旁边指导，但总是学不会。

我耐心讲解,而且让患者以后有时间要多练习缓慢呼气、迅速吸气动作。"大爷这药是长效气雾剂。但是起效慢,大概要 5 到 7 天才见疗效,每天早晚各一次,坚持用啊!"怕老人忘记不遵守,像平时一样告诉他,下午来查房时会带好纸质版个体化用药指导单给他的。

　　患者口上答应,但表情淡漠地说:"你们医院怎么会让患者到药店买药?(医院暂时缺药,家属外买)有到餐馆点菜,让客人去旁边餐馆端菜的吗?"我又详细说明缺药出去买药的缘由,当时患者无语。

　　下午我带着已打印好的气雾剂个体化用药教育单,希望患者学会使用,且能用好此药。

　　药师:"今天打完针以后除气喘和腰痛之外,还有什么其他不舒服的吗?"

　　患者:"今天下午不知道用的什么药? 尿忒多,十几趟来来回回啊! 有时都感觉不想走了,直接尿裤子上了。"

　　我细看所有用药后说:"是这样的,你指的药品是多索茶碱,这个药物是平喘的,但它也有利尿作用,还有您打的屁股针,叫鲑鱼降钙素,也有尿频报道,个体差异大,不是每个人都有这种反应,也是一过性的,药性过了就没事了啊,您老放心。"

　　患者直点头,态度与上午相比,是 180 度大转弯啊,我有点疑惑但更多的是欣慰。感觉是学到的东西派上用场了,能与患者交流,药师工作有价值了!

　　接下来患者又说了:"你是某某医生的老婆? 某某医生是我好朋友啊,他人好。今天上午你跟我讲气雾剂用法,我一直以为你是药店卖药的,讲得那么详细,还跟主任一个口气,说要长期用。我没听出来好歹,误会了你,以为你是想挣我钱的啊! 你看我这喘好了,人倒活到狗身上去了,还故意气你,别生气啊。"

　　药师:"你看我胸牌(骄傲神情),医院临床药师,专为您解决用药疑惑,帮助你们把药用好,现在知道了?!"

　　患者:"这年头做广告卖药骗钱的太多了,日防夜防,把好人防到门外去了,嘿嘿。我已经知道了你是医院派来的啦,有什么对我的病有好处的都讲给我听,我全部照做,这是好事啊!"

　　药师:"我现在教你做缩唇式呼吸肌锻炼,提高慢阻肺患者肺功能的,这肺功能好了,喘也好了。尽快好起来。早日回家!"

　　患者:"那个弟媳妇啊,医院不是希望病人住院时间越长,赚得越多吗? 你让我尽快好起来早日出院,那你不是挖医院墙角吗? 医院还发你的工资吗?"

　　药师:"我们是公立医院,江西省公立医院改革试点单位药品是零差价,就是进价多少卖多少。医疗技术好,服务好,住院病人多,让患者尽快出院,提高床位使用率,合理使用医药资源。"

患者："那你们医院职工工资奖金是哪里给？"

药师："药品差价部分由国家补贴，我们药师下临床也是国家政策，让我们对患者面对面服务，提高患者用药依从性，也就是让患者按时用药，明白自己的病该用多久的药，该怎么用药，用药该注意什么。"

患者："这真是为老百姓做好事了啊。有医保了，老百姓都能看得起病了，吃药也讲究，社会真是进步了。"

药师："大爷，不要抽烟、喝酒，这些都会影响药效。"

患者高兴地说："讲得有道理，我一定照做。谢谢了。临床药师，我记住了，你们就像这大冬天的阳光一样暖人心啊！希望长久哦！"

看着患者能接受药师指导，就这么一点点成效，我亦深感欣慰，迈着轻盈的步伐，走出病房。这时护士长面带微笑跟我打招呼示意到她办公室坐坐，说上午我走后她去病房时，患者向她打听："刚才那个药师是卖药的吧？肯定是想多卖药从中拿回扣的吧！"

护士长告诉他："这个曹药师是本院职工，是某某医生的老婆，是医院专门监督合理用药的，她刚从省城大医院进修一年回来，药师关注您的病对您很有好处的，可不能冤枉了她。"患者当时很是不好意思。

我听完，恍然大悟，禁不住热泪盈眶，幸好呼吸科主任及护士长都对我很好，对我工作很是支持！一个简单的患者用药教育，患者都有这么多疑惑，临床药师下临床步履艰辛啊！当前临床药师不但要有丰富的专业知识，更需要患者了解接受药师，以及临床医生护士们大力支持啊！下临床之前临床药师宣传工作是重中之重。

点 评

患者听广告乱买药会耽误疾病的治疗，受片面宣传影响产生的误解也会导致药物治疗的依从性下降。临床药师耐心为患者服务，态度可嘉；更难能可贵的是不仅注意加强自我宣传，还通过与医护人员的良好沟通互动，为开展药学服务营造了良好的工作环境；借助临床医护人员的共同宣传，更好地祛除患者的心病，从而与患者建立互信的氛围，共同努力达到有效安全用药目的。

（郭代红）

2013 年 11 月 21 日　星期四，大风

冠心病患者膳食：每天 250g 主食 究竟吃得饱？吃不饱？

◎ **徐 雨**　北京市东城区第一人民医院

今天周四例行出药物咨询。上午 9 点刚开始，就看到上周四来咨询的孙爷爷已经在等我了。见到我就迫不及待地跟我说："我这一周都没吃饱，太饿了。"详细询问后才知道，孙爷爷上周四听了我推荐的冠心病膳食结构中每天 6g 盐、25g 油、50～75g 肉类、250～400g 主食、200～400g 水果、300～500g 蔬菜后，出了医院门就去超市买了个电子秤，回家后和保姆说以后盛饭得过秤，每天早上一两米饭、中午和晚上各二两米饭。结果孙爷爷每天米饭都不够吃。

这时我说："您是不是一直很忙，没做过饭啊？您想啊生米上锅蒸成熟米饭之后里面多了很多水，重量就不一样了。推荐的 200～400g 主食是生米，而不是加了水之后米饭。"这时孙爷爷也笑了："想不到我查这么多年注水肉，今天才知道咱吃的是注水饭啊。"

通过这件事我想到，因每个人的生活习惯、教育背景与工作经历都不同，对每件事的认知也不同。因此以后每一次药物咨询都应从患者的认识角度出发，以免今天的事情再次发生。

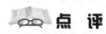 **点 评**

徐雨的故事说明了患者除与医生交流外，已逐渐养成了与药师交流的习惯，接受药师的建议。这给我们提供了开展药学服务的机会，也必然对我们提出更高的要求。实践就是课堂，在实践中一定会使我们的工作取得不断的进步。

（袁锁中）

2013年12月19日 星期四，晴

缓释片能这么用吗？

◎ 黄 桦　昆明医科大学第一附属医院

今天下午 16:30，一位复查丙戊酸血药浓度的患者如约来取检测报告。按照惯例，我依旧询问了她的用药情况。这是一位 34 岁的女性患者，一年前因车祸受脑外伤，为预防癫痫发作，服用丙戊酸缓释片（德巴金）已近一年，剂量为早 3/4 片（0.75g），晚 1/2 片（0.25g），至今从未发作过，此次丙戊酸血药浓度结果为 71.7μg/ml。

我立即对她的用药方式起了疑问，为了先确认这个用法用量是遵医嘱的，而不是她自己调整的，我马上问道："您一直遵医嘱服药吗？"

"是的，我每天早上七点，晚上七点按时吃药。"她一面说着，一面还给我翻看了病历本。

"您早上的 3/4 片是怎么分的呢？每次分的药量能保证一样吗？"既然这是一个依从性极好的患者，那么我得对她科普一下缓释片的用法了，我心里一边这么想着，一边接着问。

"我就把一片药片按照刻痕分成两半，再把其中一半大概掰一块下来，就凑成了 3/4 片。因为是自己分的，又没有衡量的标准，确实挺难保证每次的量一模一样。"她回答道。

"那您知道什么叫缓释片吗？知道它和普通片的区别吗？"我接着问。

"嗯，不是很清楚。"她疑惑地看着我。

"所谓缓释片就是通过包衣膜、高分子骨架等一些新技术来控制药物在体内的释放速度，从而减少服药次数，使药物在体内的浓度波动变得平和，最终达到提高依从性、减少药物可能引起的不良反应等目的。"我一边尽可能不那么专业地给她解释着缓释片的特点，一边在纸上比划着什么叫作稳态体内药物浓度。

"也就是说，缓释片比普通片服药次数少，还更安全？"她接着问。

看来她听懂了我的意思，于是我趁热打铁道："是的，但是缓释片要实现它的这些作用的前提是要正确使用。也就是说，在使用缓释片的时候，不能破坏让它

实现这些作用的缓释结构。丙戊酸钠缓释片,也就是您在服用的德巴金,按照刻痕分为两半不会破坏它的缓释结构,但是如果再继续分,那么您吃下去的就不是能起到缓释作用的缓释片,而就变成了普通的片剂了。也就是说,现在的服药方法不但不能保证每次的服用剂量一样,还不能起到缓释制剂该起到的作用。"

"我明白了,那我现在应该怎么办呢?"这真是一位好学的患者。

"我有两个建议:第一,根据您现在的剂量换算后,换为普通的丙戊酸钠片;第二,因为您服用丙戊酸是用于预防癫痫,而至今也从未发作过,根据此次的结果,可以适当降低现在的服药剂量为早晚各 0.25g,也就是早晚各半片。您觉得呢?"我希望我的回答能解答她心中的疑惑。

"好的,我明白了,我再回去跟家人和主治医生商量一下采取哪一种办法比较好,谢谢您!"她微笑着回去了。

缓释制剂是目前临床常用的一种剂型,它在体内缓慢而非恒速地释放,使血药浓度平稳,避免和减小了峰谷现象,提高疗效,降低药物不良反应,提高用药安全性,同时也因减少给药次数,方便使用,大大提高了患者用药的依从性。但是,目前普遍存在缓释制剂不正确使用的现象,包括研碎鼻饲、嚼烂服用、不合理的掰开服用等等,使得缓释制剂不但失去了缓释的功能,还可能由于药物释放性能改变导致的剂量突释等原因增加药物的毒副作用。

因此,为了减少医师和患者对缓释制剂的迷茫、误解,作为药师的我们,应尽可能多地告知他们该制剂能否嚼烂、研细服用,可否掰开服用,应怎样才算合理的掰开服用等等,从而使缓释制剂能够充分发挥其优越性,为患者提供更多的方便和安全。

点 评

缓、控释制剂由于其独特的制剂工艺,使得其服用方法也有特殊的要求,但在临床上常常有一些错误的使用方法:要么用药的次数过多,要么用药的次数过少,最常见的还是将药物分开或嚼碎后服用,缓释制剂和控释制剂一般不可以分开使用,如硝苯地平控释片是通过膜调控的推拉渗透泵原理制成的,必须整粒服用;氯化钾控释片采用膜控法制成,也不可以分开服用。只有基质控制法(骨架控制法)的少数品种,如丙戊酸、曲马多缓释片采用特殊缓释技术使其可使用半粒,其目的是方便患者及时调整用药剂量(此类药物一般在药品中间刻有划痕)。而大部分口服的缓释制剂和控释制剂都要求患者不能嚼碎后服用,以免因为破坏了剂型而失去其应有的缓释或控释作用。临床药师应该时刻不忘合理用药的宣传,对患者来说通俗易懂的语言往往能收到较好的效果。   (张　峻)

2013 年 12 月 17 日　　星期二，晴

口服药物难道就不能治病吗？

◎ **赵惊奇**　宁夏银川市第一人民医院

　　今天，我正在看医嘱时突然被一个医生叫住，让我看下他们组的一个患者下一步该如何用药。医生说："这个孩子是个男孩，12 岁，既往对青霉素类和头孢类抗菌药物都过敏。入院时发热、咳嗽，诊断为肺炎。今天入院第 4 天，入院时查肺炎支原体 IgM 阳性，一直在静滴阿奇霉素，但今天孩子静滴阿奇霉素时前胸出现了皮疹，因此阿奇也停用了。"我问："那孩子目前体温如何？感染指标呢？"医生说："从昨天晚上开始已不发烧了。血常规是门诊查的，白细胞、中性粒细胞、C 反应蛋白都稍高，其他的化验结果都正常。"我说："那我先过去看看孩子情况吧。"

　　到了病房，我看到了医生说的那个孩子正坐在病床上玩手机，精神看起来还不错。问了下家属这孩子既往用药过敏情况和现在的病情。男孩的妈妈说："我儿子之前对青霉素和头孢类的药都过敏，这次用那个阿奇霉素怎么也过敏了呢？我觉得是滴得太快了，明天不知还能不能用，要是不能用，你看还能静滴什么药？"我说："您孩子从昨晚到现在已经不发热了，现在精神状态也不错，看来治疗还是有效的。今天在用阿奇霉素时出现了不良反应，不过阿奇的疗程也到了，目前已经把这个药给停了，但您也不用太担心，阿奇霉素治疗后效应比较长，这几天都是有作用的。"男孩的妈妈有点急："如果阿奇停了，那现在就只在口服那个头孢克肟胶囊了。不用药怎么行呢？我孩子得的是肺炎，又不是气管炎，病这么重不静滴药怎么会好呢？病好得快点我儿子才能早点去上学啊！你再看看还能不能用其他药，要不明天再试试阿奇？"我说："您的意思是这孩子静滴青霉素类和头孢类抗菌药物过敏，但口服头孢克肟没事，是吗？口服药物是一种常用的有效的给药途径，而且比静滴给药更安全，可以继续口服头孢克肟胶囊治疗。"在我的再三解释下，男孩的妈妈才接受了只口服头孢克肟胶囊的治疗方案。

　　这个病例让我感受颇深：工作中我们常说某人对某某药物过敏时，却很少

关注是口服还是静脉用药导致过敏。特别是对于儿童，本来可选药物品种就比较少，若只笼统说对某类药物过敏，可能会导致无药可选。因此，在了解患者的过敏史时，应该更为详尽地询问药物情况，最好能精确到对某个药物口服还是静滴后出现过敏。这样，就可以排除一些情况，比如：患者静滴某个药物过敏，但口服却不会。毕竟口服比静滴多了消化吸收过程，避免了一些药物有关物质直接入血的风险。再就是很多患者及家属都觉得要静滴药物病才能好，仿佛口服药物根本不能称之为治疗。这一点估计需要我们药师、医生等医务工作者的耐心解释，更需要社会舆论的科学引导，不要过分追求疾病好转、治愈的速度。很多时候，就是为了追求这种速度，很多新的昂贵的药物被滥用。最后就是在临床与家属的交流中遇到某些家属的固执己见及不理解时，还是要耐心解释，将我的专业观点用比较通俗、易于理解的语言与患者及家属交流。在这一点上我还是需要锻炼和加强的。

点　评

序贯治疗指应用药物治疗疾病时，初期采用胃肠外给药，待临床症状基本稳定、病情改善后，改为作用相同的口服药物治疗，从而可以缩短患者的住院时间、降低医疗费用及减少不良反应的发生。本文作者通过有效沟通，患者家属接受了口服给药的建议。但需要指出的是，肺炎支原体 IgM 阳性的肺炎治疗阿奇霉素使用4天显然是不够的，单一口服头孢克肟不符合支原体肺炎的治疗原则，另外作者关于过敏反应发生的理解需要商榷。

（郭玉金）

2014 年 12 月 16 日　星期四，多云

为了即将出生的小宝宝

◎ **刘丛海**　达州市中心医院

2013 年 12 月 7 日，对我而言是个终生难忘的日子，因为有我的参与，挽救了一个即将诞生的小宝宝。当天，达州的天气寒意浓浓，微弱的阳光冲破层层云雾，散落在行人身上，让人们感到一丝寒中带着暖的气息。那天轮到我上药物咨询门诊，上午 11:30，当我准备锁门下班的时候，突然接到急诊科医生的电话："喂！喂！刘老师，我们科有一位孕妇支气管哮喘急性发作，请你马上下来会诊，谢谢！"容不得我多问一句，就挂断了电话。

我立马赶到急诊科，一看，一位青年孕妇，吸着氧气，闭着眼睛，一脸痛苦的表情，穿着粉红色羽绒服，手上挂着吊瓶，床旁凌乱地堆着自带的杂物。四周围着她的丈夫、父母及姐姐，个个表情凝重。

医生面向家属介绍："这是药学部的刘老师，专门请来会诊的，请他帮我们推荐比较安全的用药方案。"接着医生又转向我，粗略地介绍了患者的情况："患者结婚 5 年，怀孕比较困难，初次怀孕，怀孕 7^+ 月，诊断为：支气管哮喘、晚孕，肝功能损害。当地医院就诊，患者及家属不同意用药，目前未用任何药，产科医生会诊建议不要小孩，患者及家属要求保住胎儿。"瞬间，家属们把眼光投向了我，一双双祈盼的眼神，让我压力"山大"。

我首先给患者及家属详细地讲解用药对胎儿利弊，从患者及家属角度考虑尽量保胎儿，但需要他们承担一定风险，如果病情恶化，当然首先考虑孕妇，并签好知情同意书。同时动员家属一起做好患者心理疏导工作，让孕妇缓解焦虑情绪，可以减轻哮喘症状。然后，同医生一道讨论制定当前治疗方案，原则是用药安全，有效，用药尽量少，能口服绝不静滴。最后，医生采取了我的建议，第二天症状缓解，对患者每天的病情及用药情况，我都进行评估并同医生一道进行调整治疗方案，一周后患者康复出院。

出院那天，她们一家人围着我，双手紧紧地握着我的手，满含深情地道谢，还热情邀请我们去她家里做客。我和医生护士也感慨很多，为我们的付出换

来了收获而满足、自豪。能拯救一个来之不易的小宝宝，对于我而言将会对今后工作带来无穷的动力，同时也增加了我的工作经验。

📖 点 评

　　这是一个特殊患者用药的实例，这方面应该是临床药师的专长，因为药师对药物的毒副反应掌握得比较全面，这正是临床药师发挥作用的契机，我们应该抓住，从而在医生和患者及家属的心目中树立临床药师的形象，让更多的人看到且理解我们的工作。　　　　　　　　（吴玉波）

2013 年 11 月 20 日　星期三, 晴

与患者沟通被拒怎么办

◎ 田婷婷　南京军区福州总医院

在呼吸科轮转的时候, 一位 18 岁的女性患者入院, 主要表现为持续发热, 体温 38.5℃, 咳嗽、咳痰, 懒言少语。胸部 CT 提示: "双肺炎症, 右上肺实变", 诊断为: 社区获得性肺炎。她在入院之前已于当地医院予化痰、抗感染、退热等治疗, 没有明显好转, 仍反复发热。她的父母也一直陪在身边。当时, 我去与患者交流, 想了解下患者的情况, 刚简单交流一个问题, 她的父亲就直接拒绝说: "她是小孩子, 她要休息。"我当时很挫败, 不知该说点什么, 只是说: "那让她先休息吧, 等她好点儿我再来看她。"

回到办公室, 总结了下沟通失败的原因: 首先, 我在与患者沟通的时候没有自己介绍, 让家属对我缺乏认知和信任。另外患者及家属情绪差, 没有选择合适的时间, 应该选择在患者症状稍好时再次交流。

但是我并没有放弃, 相反每天查房的时间, 会对于该患者的病情更多关注。当患者的病情好转, 再次主动介绍自己是临床药师, 是关注患者用药的, 询问是否有出现输注药物不舒服的症状, 而患者和家属的接受度也随接触增多而增高, 也让家属了解临床药师的工作性质是指导患者用药, 是服务、帮助患者的。在患者出院的时候, 我指导患者标准桃金娘油胶囊以及莫西沙星片的用法和注意事项, 比如标准桃金娘油胶囊注意不可用温水送服, 应用温凉水于餐前半小时空腹服用以及药物潜在不良反应, 患者及家属给予了感谢及肯定。

临床药师不同于临床医师, 后者与患者接触更为密切, 患者也更信任医师。由于患者对于临床药师的工作性质和内容的陌生, 很多时候往往很茫然: 临床药师是做什么的? 因此, 我们患者交流也就更需要技巧。应正确地理解、接受并学会化解患者的不良情绪。对于患者家属的不理解, 需要换位思考, 他们不了解你的工作性质。另外, 家长都是护女心切, 烦躁孩子的病情、医疗的负担, 难免情绪较差。对于第一次沟通失败, 可能需要的是我们的耐心和坚持。

临床药师的宗旨就是服务患者，如果因为患者的拒绝就放弃，我们的工作是永远不可能真正开展起来的。我们是年轻的临床药师，临床经验还不足，更应该吸取经验，不断坚持和学习。

点 评

经验因经历而积累。良好的沟通能力是药师进入临床开展工作的基础。因为年轻，所以经验不足，面对与患者交流中遇到阻力，本文作者没有埋怨，而是选择了耐心和坚持，从自身找原因，换位思考，尝试去理解并化解患者的不良情绪，从细节入手，用自己的专业服务获得了患者家属的信任。

（郭玉金）

2013 年 11 月 13 日　星期三，晴

常回家看看

◎ 杨木英　福建医科大学附属协和医院

　　婆婆的阿尔茨海默病越来越厉害了，整天就呆呆地躺在床上，不愿意下床走动。今天我回到家中发现一件事，公公让婆婆躺在床上，药往她嘴里一放，婆婆头一抬，漱一小口水，又躺下了。我的妈呀，婆婆平时吃东西就经常噎着，这样吃药的姿势，水又喝得很少，很容易引起药物性食管炎。

　　虽然在一座城市生活，但倔强的公公一直都坚持自己照顾婆婆，不让我插手，我平时帮忙从医院开药回家，告诉他们吃法，还真没告诉他们要注意吃药的姿势。

　　如果不注意吃药的姿势，卧位、睡前服药、服后喝水少是药物损伤食管的重要原因，特别是一些刺激性强的药物容易黏附在食管上损伤黏膜，导致药物性食管炎。多发生在老人，表现为咽痛、咽部异物感、胸骨后灼热感、吞服食物困难、烧心、呕吐或新发的胃部灼热感等症状，病情重者不能进食，应该及时就医并通过胃镜检查即可确诊。所以服药时饮水量应不少于 300ml，并尽量避免立即躺卧，以保证药物确实被送达胃部。据观察，直立位吞水服药，药品于 15 秒通过食管到胃，而不饮水或饮水后仰卧位者，有 50% 的人 10 分钟后尚未排空到胃。

　　我告诉公公，婆婆服药时饮水不宜少，同时应取立位或坐位，一般的药物服药至少 5 分钟后再躺卧。这周医生开的阿仑膦酸钠要特别注意，建议婆婆每周固定一天的早晨，早起后空腹服用一次，服用时应喝一满杯的白开水，至少 30 分钟内应避免躺卧，到处走走，这样可避免引起食管炎，同时为提高其吸收率，服用该药前后至少 30 分钟，不可进食，也不可服用钙片等其他药品。

　　我顺便问公公最近血压如何，他说没感到难受，每天定时吃一粒降压药，已经三个月没测血压了，这就是我的公公！我早就告诉他要定期测测血压，血压高时，有时候患者本人不一定有特别的感觉。

　　中午吃过饭，我打开家里药盒顺便整理一下。呵呵，过期一年多的中成药

还视如宝贝放着呢！半年前用的眼药水还在呢！我要把眼药水扔了，公公急了，这药又没过期，哪天我眼睛痒了还可以用的。我跟公公说，眼睛是很娇嫩的，虽然眼药水没过期，但已经开封半年了，早就被污染了，用了还更伤眼睛，眼药水开封一个月就不能再用了。

我又问公公："婆婆甲状腺全切术后左旋甲状腺素替代服药几年了，但这半年没听说去测甲状腺功能，左旋甲状腺素你给她吃多少量，还是原来的一片半吗？"我公公说，有人跟他说这药是激素，不能多吃，他前两个月就把它减为半片了！我的妈呀，明天一定带婆婆测甲状腺三项，估计甲状腺功能都低下了，这可会加重婆婆的病情呀！这是哪个人乱宣传的，真是宁可听邻居家的，也不听专家的。

我是一名药师，家中就存在这么多的用药问题，我心有愧，老百姓的安全用药教育真是刻不容缓呀！从身边做起，常回家看看，不行，明天起就搬回公公家住，他们老了，需要我们照顾了。

📖 点 评

> 这位药师虽然讲的都是身边的小事，但反映出我们身边用药安全隐患实在太多了。百姓的用药指导以及安全用药常识的宣传，均是药师的用武之地。应充分发挥药师在这方面的作用，为患者的用药安全保驾护航。
>
> （吴玉波）

2013 年 10 月 20 日　星期日,晴

纯中药真的"纯"吗?

◎ 王 茜　昆明医科大学第一附属医院

　　对于刚来医院工作的我,每天的工作都充满了新鲜感,并且让我收获各种知识,比如今天遇到的事情就给我上了一课。早上我碰到一位带儿子来做血药浓度检测的阿姨,按照惯例,我边记录边问道:"请问患者是您的小孩吗? 丙戊酸和苯巴比妥分别是一天吃几次,一次吃多少?"这位阿姨回答我:"是我家小孩,丙戊酸是一直有吃的,但没吃过什么苯巴比妥呀!"我接着问:"那医生为什么要小孩检测这两项呢?"阿姨对我解释道:"我家小孩得了癫痫,以前吃的是医生开的丙戊酸,但是每个月还是会犯几次病。上个月一朋友告诉我她认识一个贵州的老中医,治癫痫特别厉害,说是使用纯中药,没有什么副作用,于是我朋友就把老中医开的中药寄来给我儿子试试。"

　　讲到这里她从包里掏出一袋中药给我瞧。我一看,中药已经被磨成粉末,不能辨别其中成分。

　　阿姨把中药放回包里,继续说道:"收到药后我按照那位中医说的,一天三次地熬中药给小孩吃,丙戊酸也还是继续服。吃了一段时间后小孩确实再也没犯过病了,但是小孩好像也变'乖'了很多。以前他可调皮了,在家跑来跑去的闹不停,现在安静了很多,也不爱说话了,还总想睡觉。还有老师说他最近在课堂上经常打盹,也跟不上学习进度,成绩下滑了。每天看见他那么安静,总觉得哪里不对劲儿,所以这次再来医院看看。医生听完我说的这些症状后,开了个单子让我们来检测血药浓度,可是我家小孩现在只是服用丙戊酸和纯中药,确实没吃苯巴比妥呀!"

　　虽然我也不明白其中的原因,但是我告诉阿姨下午一定亲自来取检测结果,我们有专业的临床药师做咨询服务。

　　下午检测结果出来了:丙戊酸为 30μg/ml,而参考范围是 50 ~ 100μg/ml,看来患儿的丙戊酸血药浓度偏低了;苯巴比妥 64μg/ml,而参考范围是 10 ~ 40μg/ml,显然患儿的苯巴比妥血药浓度又偏高了。可是他并没有吃苯巴比妥,怎么会

检测出苯巴比妥的血药浓度呢？而且这两个结果能说明什么呢？

带着疑问，下午我跟着临床药师小姚，一起等小孩的妈妈来取结果。不一会儿，那位阿姨就来了。小姚拿起检验报告单告诉阿姨："您小孩的检验结果出来了，丙戊酸和苯巴比妥都检测出来了，但是丙戊酸偏低，苯巴比妥偏高。"阿姨惊讶地问道："太奇怪了，小孩并没有吃苯巴比妥呀！"小姚接着解释道："既然有测出来苯巴比妥的浓度，说明那位老中医给你们开的并不是纯中药，而是掺了苯巴比妥的中药。他把中药和苯巴比妥都磨成粉拌在一起，让你们误以为是'纯中药'。我们经常碰到这样的患者，以为服用了什么纯中药治疗癫痫，但是一检测就发现里面混有抗癫痫的西药。"

"可苯巴比妥是干什么用的呢？"阿姨急切地问道。

"苯巴比妥也是治疗癫痫常用的西药。您所说的小孩最近太安静，爱睡觉，跟不上学习进度等现象，是医学上所谓的'镇静'现象，很可能就是由苯巴比妥引起的。高浓度的苯巴比妥容易导致镇静作用，并且这个作用在小孩子身上表现得更加明显。"

"血里面的苯巴比妥浓度这么高，肯定是因为那个中医生在中药里面掺了很多苯巴比妥了？"阿姨有点气愤地说。

"不一定。有可能是因为中药里真的掺了很多苯巴比妥，也有可能是因为小孩同时吃了丙戊酸和苯巴比妥，因为这两种药存在相互作用。苯巴比妥在人体内主要是靠肝脏代谢掉的，但是恰好丙戊酸可以抑制肝脏代谢苯巴比妥，由于不能被肝脏充分代谢掉，因此血液里面苯巴比妥的浓度就高了。"

"那丙戊酸的血药浓度偏低是为什么呢？"

"至于丙戊酸的血药浓度偏低的原因，也有两种解释。一种可能是因为丙戊酸的剂量不够。一种可能也是由于丙戊酸和苯巴比妥的相互作用，丙戊酸也是在肝脏里面被分解代谢掉的，但是苯巴比妥恰好又可以加快丙戊酸的代谢速度，所以血里面丙戊酸的浓度就偏低了。"

"原来不同的药还会相互影响，而且还这么复杂啊！"阿姨感叹道。

"没错，所以药品说明书里要求：'丙戊酸和苯巴比妥在联合用药的最初15天内要进行临床监测，如出现镇静情况，应及时减少苯巴比妥的剂量，必要时测定血浆苯巴比妥的水平。'您的小孩以前癫痫没有得到完全控制，是因为丙戊酸的剂量不够或者这种药物不适合您的小孩，您应该到正规医院让医生诊断，不应该轻易服用一些江湖游医的药。现在您去把这个检验报告给医生看，医生会根据结果和实际情况增加丙戊酸的剂量或者改用、加用其他抗癫痫的药的，相信您的小孩很快就会康复的。"阿姨感激地点点头。

站在一旁的我心里感叹："今天又学到了这么多的知识！对于现在一些随处可见的民间偏方、秘方，老百姓由于缺乏专业医学知识，对其真假难辨，很容易上当受骗。而我们作为药师的确有义务提醒身边的患者树立科学的用药意识,不能病急乱投医,不要盲目相信江湖游医,而应找专业的医生开药,并且遵从医嘱用药。"

点 评

有一首歌唱道:"借我借我一双慧眼吧,让我把这纷扰看得清清楚楚明明白白真真切切。"对于患者来说去哪里找这样的一双"慧眼"来识别骗子的伎俩呢?我想临床药师就应该利用自身的知识和技能,做患者的一双双"慧眼"。

(张 峻)

2013 年 12 月 19 日　星期四,晴

服用 ACEI 后咳嗽,就一定要使用 ARB 吗?

◎ 徐 雨　北京市东城区第一人民医院

中午午休出去买水果,正巧遇见张爷爷。张爷爷之前服用依那普利片降压治疗,总是剧烈干咳,最初误以为是感冒来我院就诊。经过我与医生的详细甄别认为是依那普利所引起的干咳,之后改为缬沙坦片继续治疗。这次偶遇我很高兴地主动上去攀谈,想了解后续治疗的效果。谁知老人见到我却很提不起精神。聊了之后才知道,老人家里经济条件不好。他对我说:"以前每月去医院一次两盒药(依那普利片)十几块钱。你给介绍的药,倒是不咳嗽了。可一次 4 盒(缬沙坦片)要一百多,还不是都能报销,吃不起,干脆我就不吃了。"老人说完叹了口气。这时的我很尴尬,本以为是一例成功的药学服务,却使老人家放弃了治疗。意识到问题的严重我马上带老人回到医院,联系医生,经过商讨,最后根据患者病情与老人的经济承受能力将药物换为硝苯地平缓释片(每月两盒价格不到 10 元)继续治疗。

经过这件事使我反思:我们每天都在学习各种指南与药物治疗学,使我们在一想到高血压伴左心室肥厚的患者服用 ACEI 引起咳嗽,就想到了服用 ARB 继续治疗,却忘记了患者的经济承受能力。对于此案例,虽然硝苯地平缓释片对于高血压伴左心室肥厚的治疗效果没有老人之前服用的依那普利与缬沙坦效果好,但价格老人可以接受,不至于放弃治疗。

因此在以后的药学服务中虽然不好直接询问患者的收入,但可以从患者的衣着装束来判断患者的经济能力,以免类似事件的再次发生。

点评

在以患者为中心的现代医疗模式中，特别强调患者的主动参与，在确定治疗方案时要充分了解患者的意愿，包括支付能力等因素，才能真正做到个体化治疗。在高血压的治疗中，降压是硬道理，能实现24小时平稳降压，又没有不良反应，又经济，才是体现出合理用药的精髓。 （袁锁中）

2014 年 1 月 14 日　　星期二，多云

感冒药可要小心吃

◎ 周　琼　昆明医科大学第一附属医院

　　今天在爸妈家见到侄女，说她最近血小板降低，已经两次了，现在正在治疗。我心想："真奇怪，以前没听她说过呀，一定是有什么原因！"所以问她情况，看有什么特别的。她说："没什么特别的呀。"我又再问她："那两次之间有没有什么共同之处？"她回答："嗯，两次都是感冒以后出现的。难道感冒还会让人血小板降低吗？"因为自己是一名药师，前段时间还在医院里碰到一个血小板减少性紫癜而住院治疗的患者，原因是刚换用了一种抗癫痫药。想到这，我赶紧问她："你感冒都吃了什么药？"她说自己平时感冒一般都是吃克感敏，这两次还去小诊所配了几种药，但不知道是什么。我告诉她："可能导致血小板减少的原因很多，病毒感染啊，甚至某些药物也会。"她惊讶地说："啊？真想不到！"我又继续说："是药三分毒。这句话你听说过吧？意思就是很多药物都可能有毒副作用。有些解热镇痛药就会导致血小板减少，比如阿司匹林、对乙酰氨基酚、布洛芬、消炎痛等。很多常用感冒药是复方的，里面可能含有解热镇痛药。比如克感敏里面含有对乙酰氨基酚、氨基比林两种解热镇痛成分；而克感敏、感冒清、感康、新康泰克红色装里面都含有对乙酰氨基酚。如果你不看药物成分，也许你同时服用了多种解热镇痛药，或者吃了含有相同解热镇痛药成分的药物都不知道。这样是很危险的，因为不合理的重复用药很容易导致药品不良反应的出现或加重。比如严重的血小板减少，如果未能及时发现并采取措施，可能会有生命危险。也许你的情况就是这个原因造成的。"她说自己以前根本就不知道这些知识。我叮嘱她，以后用药要注意了！再用这类药物一定要谨慎，看病时也要把这个情况告诉医生，能避免尽量避免，而且如果是病毒性感冒，多注意休息、多饮水、饮食清淡，不用药也会好的。

　　看来，大力宣传药品不良反应相关知识还是非常必要的，只有医、药、护及患者都对药品不良反应知识有所了解，做到大家都重视它，并且正确处置，才能真正保障患者用药的安全和有效。

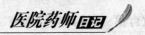

这可是我们共同的希望啊！

点 评

目前市场上非常多的感冒药是 OTC 药，同时也是复方制剂，所含类似成分较多，如含非甾体抗炎药对乙酰氨基酚、氨基比林等，含抗组胺药马来酸氯苯那敏、特非那定等，含呼吸道血管收缩药伪麻黄碱等，而且有些中成药中添加了西药不标注剂量甚至不标注添加了西药成分，所以有时患者在不注意的情况下可能就出现了重复用药，导致不良反应出现或加重，因此正如文中所说，我们应该加大药品不良反应知识的宣传，避免或减少药品不良反应的发生，国家也应该规范感冒药的生产和销售。　　（张　峻）

2013 年 3 月 16 日　星期三，晴

驾驶员的过敏性荨麻疹有药可治

◎ 张　兴　宁夏回族自治区中卫市医院

　　最近开出租车的驾驶员万师傅前来找我说："两个月前自己因患荨麻疹，皮肤瘙痒，医生让我服用苯海拉明，服了几顿该药，谁知用药后，就感到了头晕、乏力、口干、嗜睡，精力也集中不起来，手和脚的动作也不协调（运动失调）、恶心等症状，为图开车安全，故服药的这几天也没敢再出车，影响到了家庭的经济收入。最近荨麻疹病又犯了，不想再服用苯海拉明了，问有没有治疗荨麻疹病的其他药物呢？服用后不瞌睡，不影响我出车。"我告诉他："有啊！如氯雷他定、阿伐斯汀、阿司咪唑等等，这些药服用后不打瞌睡，较适合开车的司机及高空作业者服用。"

　　我们知道，常用的第一代抗组胺药物如苯海拉明、异丙嗪（非那根）、氯苯那敏（扑尔敏）等，属于 20 世纪 30 年代末研制成的药物，这些药物长期被人们应用于治疗过敏性疾病，也为患者最为熟悉。我们也常听老年人说，蚊虫叮咬后的皮肤瘙痒，吃点扑尔敏（氯苯那敏）就不痒了，可见该类抗过敏药物对过敏性疾病患者的极大影响。一旦有过敏性疾病，无论医生和患者首先就自然而然地想到选择这类药物。但是，就因该类药物对中枢活性抑制强、受体特异性差，故可导致明显的镇静和抗胆碱作用，表现出"（困）倦、耐（药）、（作用时间）短、（口鼻眼）干"、注意力分散、视力模糊等的缺点。其中以苯海拉明和异丙嗪最为明显，故药品说明书上也告诫驾驶员或高空作业者工作期间不宜使用这类药物。对此，过敏性疾病患者的目光也开始转向了其他新型的抗过敏性疾病的药物。

　　为克服第一代抗组胺药物的不良反应，医药学科的专家们研发出了第二代抗组胺药物如西替利嗪、美喹他嗪（甲喹酚嗪）、阿司咪唑（息斯敏）、阿伐斯汀（新敏乐）、左卡巴斯汀（立复汀）及咪唑斯汀等，这些药物的不良反应较第一代抗组胺药物小。具有：①大多长效，如西替利嗪可维持药效 12～24 小时，氯雷他定可维持药效 24 小时，咪唑斯汀可维持药效 24 小时以上等；②无嗜睡作

用,第二代抗组胺药物,多无中枢抑制作用,很少引起嗜睡、过度乏力、注意力分散等不良反应;③对喷嚏、清涕和鼻痒效果好。是驾驶员及高空作业等存在风险的职业者患过敏性疾病如荨麻疹、过敏性鼻炎、湿疹等可选择的药品。对此,我告诉万师傅,可服用氯雷他定片,该药服用后起效快,一般不引起瞌睡、乏力等症状。一日1次,每次1片即可,是治疗荨麻疹的长效制剂,效果不错。

大约三周后的一天,万师傅特地来到医院,带着微笑,感激地告诉我:"你推荐的药品很好,我患的荨麻疹也治好了,该药服用后确实不打瞌睡,没有苯海拉明的一些副作用,还不影响出车,谢谢你了。"

点 评

这位药师通过药物咨询为患者推荐了合适该患者的药物,并取得了好的临床效果,得到了患者的认可。药师能够利用自己掌握的药学知识直接为患者服务,提高了药师提供药学服务的含金量。　　　　　　（吴玉波）

2014 年 2 月 20 日　星期四，晴

谁说中药学问少？

◎ 周　瑜　吉林省九台市人民医院

　　今天中午在走廊碰见两个患者手里拿着一大包草药，从他们谈话的内容貌似他们在聊这中药是怎么煎法好？怎么喝？于是我赶紧上前去问有什么可以帮助的。大爷一脸焦急地问我："姑娘你知道这药是怎么煎最好？火候怎么掌握啊？该煎多长时间最好啊？"我是学习中药的，对这方面的知识还算比较扎实，赶紧对他说："大爷，这药一定要用不锈钢锅、搪瓷锅或砂锅煎，煎药时用自来水就可以了，不必用纯净水和蒸馏水。我看你这方子上的用量挺大的，已经超过 30g 了，需要先煎两小时，一般煎药时先用大火煎沸，再改用小火再煎 25 分钟就行了。煎药时要注意搅拌，别糊锅，也不要过于频繁打开锅盖，以尽量减少挥发性成分的丧失。将两次药液混匀，按照医生告诉的方法服用就可以了。"大爷说："中药汤剂特别苦，这次是给孙子买的药，他能不能喝进去啊，可不可以在喝的时候加点糖啊？"我说："其实加糖不对的，从中医观点来看，糖也是一味药。苦的药多用于清热方面的，苦是有一定目的的。有时加糖会影响药物有效成分的发挥和吸收，比如，在许多退热中药中加糖，有效成分就会发生降解。另外，有些药必须利用苦味来刺激消化腺的分泌，才能发挥出疗效。所以，中药里可不可以加糖，应咨询一下医生，不可自作主张。"大爷听后说："原来这中药的学问这么多啊，看来这真得注意啊。"我忽然又想起了前几天看书上面说喝中药的妙招是首先要注意服药的温度，有关专家研究证实，舌头对 37℃ 以上的温度尤为敏感，因此，苦味汤药的温度控制在 15～37℃ 最好。其次要注意含、咽药物的部位，最好迅速含于舌根部，自然咽下。然后注意服药速度，药汁在口中停留的时间越长，感觉味道越苦，因此，苦味中药服用时宜快不宜慢。最后服药后可立刻用凉水漱口，然后喝适量温开水，这样既有利于胃肠道对药物的吸收，又可在一定程度上缓解药液的苦味。我把这大概的意思跟大爷详说了一遍，大爷听我说完这些，非常满意并说回家一定要注意这些。

通过这件事让我明白了，平时一定要多看书多看资料，丰富自己的经验，争取能帮助更多的患者。

点评

> 祖国的传统医学博大精深，中草药汤剂的煎法、服法等都会影响药物的治疗效果。作为中药专业的临床药师，作者能够耐心仔细地指导患者正确的应用中草药，使其能发挥最佳的疗效，值得大家学习效仿。　（秦　侃）

以下供参考：

中药的煎煮加水量　第一次煎煮的以水超过饮片表面 3～5cm 为准，第二次煎煮的加水量以超过饮片表面 3cm 为准。这种加水方法，简便易行，又很容易掌握。将两次煎好的药汁混匀后分早晚或上下午两次服用。

中药的煎煮时间　主要根据药物和疾病的性质，以及药物的具体情况而定。没有特殊说明应放在一起煎煮。

服药的温度需根据病情和药性来定　如果治疗外感风寒、寒邪犯胃引起的胃溃疡、十二指肠溃疡等在中医属寒证的，就要热服药汁，趁热服下。如用寒凉药治热证，如肺炎、支气管炎、风热感冒等疾病宜凉服或冷服。对于一般的汤剂，如滋补类中药，温服即可。

服药的时间需根据病情和药性来定　一般补益药宜饭前服，驱虫药与泻下药宜在空腹时服，对胃肠刺激性的药物宜在饭后服，宁神安眠的药宜在睡前服。其他一般性的药物也宜在饭后服。

中药的苦味　可以在服完中药后用温开水漱口，也可以含或吃点甜味的食物来矫味。

2014 年 2 月 17 日　星期一，晴转阴

勿以善小而不为

◎ **彭红艳**　云南省曲靖市第一人民医院

在呼吸科做专职临床药师快两年了，每周为患者进行不少于 3 次的用药提示已经成为常态化的工作。

按往常一样，今天早上，7 点 40 分我到达科室，查阅呼吸科周六、周日新开具吸入剂患者基本情况，然后参与科室交班和治疗组临床查房，对治疗组患者及时跟踪反馈。今天的重点患者是何 ××，男，72 岁，因"发热、咳嗽、咳痰、呼吸困难"，从外院转至我院。患者昨晚解黑便，我协助医生调整其治疗方案并探寻黑便原因：追问病史，患者因咳嗽、气促，近两年来规律服用不明成分"治喘药"，每天两粒，每日两次。近 1 个月来解黑便，复查常规，血红蛋白无明显下降，考虑药物相关溃疡的可能。

10 时左右，对重点患者进行药学查房：①补充病史及院外用药情况；②分析疗效欠佳原因；③关注治疗过程中药物不良反应；④对科室开具吸入剂的患者进行用药教育和用药交代。患者周 ××，2-12 床，诉已经使用沙美特罗氟替卡松吸入剂（舒利迭）3 天，考虑患者为慢性阻塞性肺病（COPD）需长期使用，让其示范一下，发现药品星期五开具，使用 3 天，但患者仅把外壳打开就吸，而药粉未打开，数字显示仍 60 次。患者朱 ××，2-32 床，患者家属诉"不会使用，向药店人员请教，结果浪费了很多次，最后仍不会使用，患者用一根细铁丝仍未把药粉弄出"。我亲自示范让患者明白装置的正确使用方法：打开（平放听到两次咔哒声）→吐气→吸药→屏气→漱口。

今天的用药教育，几位患者的表现让我深刻认识到对患者的用药情况要亲自看其操作，才能了解患者真实的用药过程，才能明白是药物疗效不佳还是患者用药不正确，这样才能让患者做到合理用药，同时也更加让我明白履行职责的重要性，坚持从小事做起，对文化程度较低的患者不但要教其如何使用，且应对其多次跟踪，直到能正确使用以保证药物发挥最大药效。很多药师认为交待患者正确使用吸入剂是一件微不足道的小事，浪费药师的时间，不能体

现药师的价值,而我却认为:吸入剂用药虽然是小事,但因药师参与患者用药教育,提高了患者的依从性,急性加重患者重返医院住院次数减少,节省医疗资源,也间接加快病床使用率,让更多的患者受益。通过用药教育,让我能分析患者住院期间疗效好坏原因,不断提高自己的临床思维,协助医生对患者的治疗提出更好的方案,让更多的患者获益。

点 评

教给患者正确的使用药品,尤其是使用比较复杂的药品,是医务人员,尤其是药师的应尽义务。药师在处方(医嘱)调配中,掌握了患者的用药信息,因而有了接触患者的机会。药师应该在第一时间抓住切入点,在用药前,对患者进行培训和演示。用药错误完全可以避免,得到及时的治疗。我国的专业规范中也已有明确要求。 (袁锁中)

2008 年 11 月 10 日　星期一，晴

一场虚惊后的思考

◎ 郑重践　厦门中医院

今早一来病房就听说了一件"搞笑"的事。

1 床的老太太昨晚昏倒在地板上，把医生护士紧张得半死，赶紧抢救。结果你猜是怎么回事？老太太原来不是休克，而是睡着了！！！

老太太的女儿长期失眠，服用咪达唑仑片。老太太下午告诉医生自己晚上睡不着，也想吃女儿吃的咪达唑仑片。医生同意了。护士领回药，发给了老太太，因为平常科里少用，未做特殊交代。老太太睡前遵医嘱服了咪达唑仑片，然后到卫生间刷牙洗脸，还没走到床边，药物就起效了，立马倒地睡着了。所幸的是没有摔伤。

搞清楚原因，我感到又好笑又歉疚。好笑是因为虚惊一场，而更多的是深深的自责。如果药师能发药到患者手上，并认真交代患者如何正确服用，而不是由对药物不太了解的护士发药，也许这一切都不会发生。此事也让我见识了咪达唑仑的起效有多么的快速，真的是印象深刻，终身难忘。

回到药房，赶紧提醒药房的同事，发咪达唑仑片时，一定要向患者交代清楚：所有事情都干完了，包括洗漱完毕了，睡前临躺下的时候再服用咪达唑仑，以免发生意外。

点 评

这个案例告诉我们发药交代的重要性。在病区临床药师要做好一些特殊药物应用注意事项的一些小贴士，加以提醒以保障患者用药安全。同时也要培训好我们的护士在发药时加强用药交代的环节。这也是临床药师的职责之一。

（吴玉波）

2013年10月11日　星期五，多云

一次成功的"话疗"

◎ 潘 兴　云南省临沧市人民医院

心脏内科41床是一个诊断为心血管神经症的患者，今天就要出院了，可是她依然不愿接受医生说她心脏没什么问题，依然反复缠着医生问她的疾病情况，要求给她一些治疗药物。主管医生由于工作较忙而与该患者沟通较少，作为临床药师的我主动承担了这项任务，决定对患者进行一次"话疗"。

查完房后，我刚来到她床前，她马上问："潘药师，你实话告诉我，我到底得了什么病，为什么今天要出院了我还是感觉和入院时一样难受，觉得胸闷，可是医生却说我没什么问题。"我听后马上跟患者说："相关的检查都已经做了，你确实没有什么大问题，不要担心。""那为什么我这么难受啊？""你要放松一些，你本身没有大问题，可能是你心脏方面的神经较其他人敏感，所以就感觉异常，其实没有什么器质性的病变。"她似懂非懂地看着我。我耐心解释道："你这个病叫做心血管神经症，它跟心脏病是不一样的，心脏病是心脏发生了器质性的病变，治疗上需要用一些心血管方面的药物，甚至要手术，但是你得的心血管神经症，主要跟情绪有关，如果长期处于焦虑、紧张就会得这个病。"说到这里，患者马上打断我的话说："潘药师，你说得倒是很对，但我能不紧张吗，我儿子不争气，学习成绩一般，明年就要参加高考，我希望他能考上一个好大学，以后能有出息。"我耐心地答道："每个父母都是希望自己的孩子能考个好的大学，但是关键还是在于孩子自己，如果你自己都不调整好心态，会在无形中给孩子造成很大的压力，反而会影响到他的学习，总之，你要放轻松，你的身体没有什么毛病，平时要注意安排好作息时间，适量进行文娱或体育活动。"通过我不厌其烦地反复讲解疾病的性质，鼓励她放松心态，慢慢的患者也了解了自己的病情，也不像之前那么紧张了。出院时她来到医生办公室对我说："潘药师，谢谢你了，你以后一定能成大事。"听到这话，我很欣慰，不是因为我能成大事，至少我办成了一件小事，一次成功的"话疗"。

通过该例患者，我更加深刻认识到，要想成为一个好的临床药师，除了有

夯实的专业知识，还需有良好的交流沟通能力，而我现在所需要做的就是慢慢学习、快快成长。

点 评

> 人体的疾病分为生理性的疾病和心理性的疾病。如果承受长时间的紧张和压力，会导致多种疾病，如：应激性溃疡和血压升高、心率增快、加速血管硬化进程以及心血管事件发生等，因此及时进行心理干预，不论是对生理性还是心理性疾病都是非常有效的。看来，临床药师还真是要全能啊。
>
> （张　峻）

2014 年 1 月 7 日　　星期二，晴

用我们的真诚换取患者的理解

◎ 徐　雨　北京市东城区第一人民医院

中午我在二层就听一层大厅有近乎恼怒的声音喊道："我早上就来了，就为开个药，你们又要身份证又要证明，去哪还都要登记，你们烦不烦，现在都到中午了。"下楼之后才知道，这名女士是为其患癌症的母亲来开硫酸吗啡缓释片。因其是第一次取麻醉药品，误以为就像开感冒药一样简单，想早上开完药就去单位上班。结果因其不清楚麻醉药品的管理规定，没有携带身份证与患者的诊断证明，已经往返医院与家中数次，心情极度烦躁。

这时我只好跟患者耐心地解释："您看吗啡片说明书上写着麻醉药品是国家特殊管理的药品。"

患者仍不耐烦地说："你别说这些，我不懂。"

我看患者心情还是不好，转而为患者提供药学服务："硫酸吗啡缓释片必须整片吞服，不能掰开、不能嚼服，否则会导致吗啡的立即释放，有潜在性致死的危险。其次服用吗啡会导致便秘。"

这时患者惊奇地说："难怪当时手术住院就开始便秘，有什么好办法吗？"

我看患者情绪转好，就继续说："办法当然有，您可以给患者多吃一些高纤维的食物，也可以给患者腹部进行热敷与按摩，这些都可以缓解患者的便秘。"

这时患者心情平复了许多，并对我说："你们以后真得少讲点管理规定，多跟我们说说注意事项、怎么应对药物的副作用。这样对我们才有帮助。"

看着患者远去的背影，也使我想到："制度与管理规定是必须遵守的，以免麻醉药品流向不明。但我们在严格执行规定的同时也可以真诚地为患者提供药学服务。这样可以减少患者的抵触心理，换取患者的理解，减少医疗纠纷。"

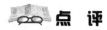 **点 评**

　　此案例可能涉及精细化管理和沟通技巧的两个问题。患者在医疗机构使用麻醉药品时，必须按国家的相关规定中办理一系列手续，缺一不可。因此处方医生除口头交代外，再给一份文字说明材料，详细告知需准备的证件和办理的手续，使患者或经办人做到心中有数，事先做好准备就会避免矛盾的产生。从沟通技巧上讲，当出现一些误解时，有时可以抓住机会，选择与患者有关的事情转移一下主题，缓解其情绪，便于继续沟通。

（袁锁中）

2014 年 12 月 13 日　星期五，晴

这么多东西我都不能吃吗

◎ 田婷婷　南京军区福州总医院

　　今天在呼吸科遇到的一个患者,男,62 岁,是因"反复咳痰喘二十余年,加重二十余天"入院的,入院诊断为:慢性阻塞性肺疾病急性发作。该患者有长期服用外地邮购药物的病史,并且在入院期间也未戒烟,在与患者沟通多次强调吸烟对于疾病的危害性,患者才同意戒烟,整体评估该患者的用药依从性较差。在入院第 15 天,患者突发胸痛,咯血,查 D- 二聚体升高,胸部 CT 结果高度怀疑肺栓塞,患者于 5 天前开始抗凝治疗,选用低分子肝素钠 0.4ml,皮下注射,每日 1 次,昨日加用华法林 2.5mg,口服,每日 1 次。

　　华法林的不良反应主要为出血,可表现为轻微的局部瘀斑至大出血,服用华法林期间,应该监测凝血酶原时间 - 国际标准化比率值(PT-INR)在 2 ~ 3 之间。另外由于华法林主要通过肝脏细胞色素 P450 代谢,与许多食物、药物或病理因素存在相互作用。

　　所以我针对患者的饮食和药物进行了指导,告知患者如食用下列食物就可能影响华法林的抗凝效果:菠菜、白菜、胡萝卜、西红柿、动物肝脏等可减弱华法林的抗凝效果;柚子、鱼油、芒果等可增强华法林的抗凝效果。另外在用药单上,还注明其他含有维生素 K 的食物:如牛奶、面粉、玉米、绿豆和菠菜等。患者看完华法林的用药指导单,突然就问:这么多东西我都不能吃吗?

　　我告诉患者,虽然华法林和许多食物、药物或病理因素存在相互作用,但并不意味着不能使用这些药物,特别是食物,而是需要在维持饮食相对平衡的前提下,注意适当减少摄入富含维生素 K 的食物,维持饮食的相对恒定。"那么,就是尽量控制这类饮食,影响大的就少吃?"我笑着说:"是的"。

　　通过这件事,我认为对患者的用药指导不能仅仅是拿着用药指导单,告知患者相互作用,也要用简单明了的语言解释食物对用药方面的影响。其实对于患者在饮食方面的指导,大多说的是清淡饮食,而不能是应该多吃某一类,或少吃某一种,这样容易对患者产生诱导而出现营养不良等问题。

点 评

　　患者的用药教育是临床药师的工作重点之一。在关注患者疾病本身的同时，日常生活、饮食的调理是同样应该注重的内容。临床药师对应用华法林的患者的药学监护及用药教育应该贯穿整个治疗过程，教育的内容不仅需要覆盖药物相互作用，还要包括药物与食物的相互作用，这样才能使患者的用药取得最大的安全保障和最佳的疗效收益。可以制作发放相关教育材料给患者，将药物和食物的影响相关性以简单明了的形式介绍，方便其查询及自我监测，同时嘱患者定期进行国际标准化比率(INR)监测，出现波动后能及时进行调整。　　　　　　　　　　（郭玉金）

2014 年 2 月 24 日　星期一，雾霾

被吃掉的噻托溴铵胶囊

◎ 姚　莉　新疆医科大学附属中医医院

又是连续的雾霾天，阴沉的天气让人感觉透不过气。结束了每天的药学查房，走出病区，回到办公室摘掉口罩，深深地吸了口气，坐到桌前随手将几个用药教育后留下的噻托溴铵空胶囊放进了抽屉的小盒子里。最近盒子里空胶囊数量明显增多了，已经快把盒子填满了，每次看到这些胶囊，我都会想起对一位老大爷的用药教育。

这是一个 76 岁的老大爷，有慢性支气管炎病史 30 余年，间断使用过沙美特罗氟替卡松（50/250）吸入剂。入院后进行肺功能检查，吸入支气管舒张剂后 FEV_1/FVC 为 36.4%，使用了沙美特罗氟替卡松与噻托溴铵胶囊联合吸入治疗。恰逢周五去呼吸科查房，我给老大爷做用药教育，详细向他介绍了两种药物舒张支气管的作用，用药时间安排为"紫色的舒利迭早晚吸，白色的噻托溴铵胶囊中午吸"，就如何打开吸入装置、如何装入胶囊、如何吸药进行了逐一分解动作演示，还反复叮嘱陪护老人的儿子，吸药后要打开胶囊看看是否吸干净，并要及时漱口，在认为老大爷和家属已完全理解并掌握用药方法后，我离开了病房。周六、周日按惯例没有查房安排。新的一周开始，当我再来到老大爷的病房，见他刚吸完舒利迭，便问道："大爷，昨天哪个白盒子的胶囊药用了吗？"爷爷想了一下说："用了、用了。""那吸完的空胶囊检查了吗？用后漱口没有？"我追问到。大爷不假思索地回应道："大夫，吸药太麻烦了，我直接吃了，这样保准不残留。"听到这，我一时无语。整理了一下情绪，我俯下身对老大爷慢语轻声说道："大爷，这个白色盒子里的胶囊如果直接吸入用药对您肺部疾病的治疗效果会更好，吃下进入胃肠道再到肺部的浓度会很低，要想控制好您的病，必须采取吸入用药。您在住院期间使用这个药物的目的就是为使您正确掌握用药的方法，回去后好坚持治疗。大爷，今天我再教您吸一次，来，您跟我学……"

老大爷是知道用药方法的，但隔了两天还是自作主张。事后我反思自己

的用药宣教，患者依从性不好，作为临床药师的我问题出在哪里？我忽视了药学查房的一个重要环节，就是对患者用药监护的连续性，受目前临床药师工作方法、工作机制等方方面面的影响和制约，我们与临床医生相比不能做到对患者及时有效地关注，缺乏对患者连续性的监护，特别是正确用药方法的监督，如果患者生性随意，就可能会出现不遵循用药方法的现象。在以后的用药教育中，对于首次使用吸入制剂的患者，我都会连续几天对其进行督导检查，确保正确用药。勿以善小而不为，小小的用药教育加深了我与患者的沟通，使我有效地发挥了临床药师的作用。

透过窗户向外看去，雾霾好像正渐渐散去，一缕阳光已洒向大地，好天气就要来了。

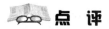 **点 评**

> 用药教育与患者的依从性密切相关，成功的用药教育可以使患者的药物治疗效果锦上添花，而一次失败的用药教育则可以使患者的药物治疗效果功亏一篑，甚至使患者对治疗方案、用药效果产生重重疑虑。临床药师必须及时关注患者，有针对性的耐心细致的讲解才能达到安全有效的用药目的，真正起到临床药师的作用。
>
> （郭代红）

2014 年 1 月 8 日　星期四，晴

为了孩子们的健康和欢笑

◎ 杨　宁　哈尔滨市儿童医院

初到临床药学，刚开始我只能做一些文案工作。适应一段时间后，我在同事们的帮助下不断地学习成长，慢慢接触到关于抗生素药物合理使用的工作。紧接着学习临床知识，为下临床做好了知识储备。很快，我和同事们都被送上临床学习去了。很庆幸我被分到了泌尿内科。

说起来，刚刚被分到临床的时候，我满怀忐忑之情。虽然如此，但我明白，无论书本上的理论知识掌握多少，不经历临床的临床药师只能是纸上谈兵。

不想当将军的士兵不是好士兵。而我，当然想做一名对临床药学有真正促进作用，使临床医生信任、患者能够依赖的临床药师。

来到临床之后，慢慢地与临床医师们互相熟悉，跟着她们查房，用笔记录病患们的病情和用药情况。有疑惑就利用零碎的时间与同事们讨论，或者自己找机会查找相关信息；用眼睛和耳朵去见证所有人的喜怒哀乐；通过不断的思考和实践解决问题。

因为在儿童医院工作，患者理所当然都是儿童。有的孩子特别懂事，还知道安慰父母；有些孩子看到白大褂就会因为害怕扎针哭起来。面对不同的孩子，不同的家庭，通过不同的方法和途径来处理可以得到令人满意的结果。

几天前，来了一个小患者，不哭不闹，全家人陪着一起来医院的。患者家在农村，家里人对疾病没有什么认识。这个孩子三岁，有两年肉眼血尿的症状都没去医院！这说明什么？说明患者家人之前根本就没有就医的意识！

经过尿液检查，患者红细胞高得离谱，尿变形红细胞达到 50%，因此可以认为是肾小球疾病。患者的父亲也有镜下血尿，因此需要注意可能是薄基底膜肾病及遗传性肾炎。

住院期间孩子进行了保护肾脏和消除感染的治疗。同时，终于认识到问题很严重的孩子母亲因为不了解用药情况也着起急来，我尽我所能用简单的语言告诉她用药情况：

注射用复合辅酶是以新鲜食用酵母为原料提取精制所得的多种辅酶和生物活性物质的复合物,这些辅酶的存在可以保证机体代谢全过程的顺利进行,维持或恢复细胞的正常功能;水溶性维生素注射液是静脉营养的一部分,用以使机体各有关生化反应能正常进行;环磷腺苷是在人体内广泛存在的一种具有生理活性的重要物质,能调节细胞的多种功能活动。这几种药物会保护孩子的肾脏。

喜炎平这个药物能够抗病毒,除此之外,还有解热消炎、增强机体免疫的效果。而氟氯西林钠是一种青霉素类注射剂,能够很好地抗菌并且安全有效。这两种药物是对症治疗。

孩子在注射药物的时候,家长一定要注意孩子有没有像身上起红点、呕吐、腹泻等这些情况。孩子要是感到不舒服一定要及时与医生沟通。

另外叮嘱患者父母,患者饮食上应该调整,以清淡易消化的食物为宜,不要吃辛辣刺激食物,并避免吃虾、螃蟹等发物;同时预防感冒,避免受凉,不要盲目吃保健食品、补药。最后告诉其父亲吸烟对病症的恶化有着直接的作用,让他注意到吸烟的危害。

住院期间孩子并没有不良反应发生,一天比一天精神。元旦这天,孩子在没有肉眼血尿症状之后顺利出院了。

出院前,我和主治医生一起告诉孩子的家属一定要继续治疗不能放松,定期在当地医院做尿常规并关注血尿指标,饮食上也要注意,一旦再出现状况要及时就医。

孩子出院的时候和来时判若两人,活泼开朗了许多。看到自己尽了绵薄之力,能够改善孩子的生活,让孩子重展笑颜,所有的辛苦瞬间都化为了一种莫名的甜蜜。

不错,也许临床药师的工作是辛苦的,甚至是繁重的;但是有一同工作的同事们一起承担这份责任,能够看到孩子们的健康和欢笑,于我而言,足矣!

点评

临床药师能够站在患者及其家属的角度,对患儿家属详细讲解药物治疗方案、药物的作用和不良反应情况,使患儿家属能够理解并很好配合医生的治疗,最终取得较好的治疗效果,展现了临床药师与临床医生在临床工作中的相互配合与支持的团队精神。

(吴玉波)

2013年5月10日　星期五,晴

做个有心人

◎ 杨 琳　福建省肿瘤医院

经过一周的阴雨绵绵,今天终于迎来了一片阳光明媚,正像我此刻的心情。来到上海华山医院肾内科参加卫生部临床药师培训已经两个多月了,从一开始的不自信、害怕和患者交流到今天成功地给一位患者进行了华法林的用药教育,一股强烈的成就感和自豪感油然而生。

这是一位膜性肾病患者,男性,22岁,表现为肾病综合征(高度浮肿,高脂血症,大量蛋白尿,低蛋白血症),一个多月前肾穿病理提示为膜性肾病,给予非免疫抑制治疗,同时华法林钠2.5mg po qd预防性抗凝治疗,出院后没有遵从医嘱每周监测INR,这周二入院检查示INR:5.91↑,PT:65.6秒↑,APTT:62.0秒↑,立即停用华法林,并给予维生素K_1,10mg im bid,周三上午检查示:INR:2.67↑,PT:29.7秒↑,APTT:54.2秒↑,今天检查示INR:1.07,PT:11.7秒,APTT:28.9秒,各指标恢复正常,遂停用维生素K_1,继续使用华法林1.25mg po qd。

肾小球疾病因免疫炎症损伤或代谢异常,常常导致内皮细胞损伤、活化,进而引起血小板活化和凝血-纤溶平衡紊乱,而肾病综合征会加重这种紊乱,不仅引发血栓、栓塞性疾病,加重肾脏组织缺血,而且凝血酶可直接促进肾脏细胞增殖,上调炎症因子的表达,参与肾脏生理病理变化。因此,抗凝治疗作为肾病综合征的重要辅助治疗,不但可以防治肾病综合征患者的血栓栓塞性疾病,而且更重要的是可以减轻肾脏病变,降低蛋白尿,保护肾脏。

华法林是临床上很常用的抗凝药,其有效性和安全性同其抗凝效应密切相关,而剂量-效应关系在不同个体有很大差异,遗传学因素、各种药物、食物以及合并的各种疾病都会干扰华法林的药效,因此必须密切监测INR来调整剂量,防止过量或剂量不足。

对于这个患者,我首先想到的是其华法林初始剂量并不大,除了患者没有定期检测INR,是否还有其他因素造成INR明显超出上限。因为华法林会受到很多药物和食物的影响，所以我先排查药物的影响。发现患者这一个多月来同时在使用奥美拉唑和辛伐他汀，而这两种药在说明书中都明确指出会增强华法林的效果，而食物方面需要向患者具体询问。

然后我分析该患者依从性不好的根本原因是他对华法林的认识不够，医生只是告知患者应该怎么做，并没有很详细地告知为什么需要这么做，而后者在我看来对于提高患者依从性是非常重要的。我意识到，体现我们药师价值的机会来了，于是我主动向主治医生提出要给该患者进行华法林的用药教育。

工欲善其事必先利其器，我立即查阅了相关文献并部署相关"作战方案"，打算从该患者为什么要使用华法林，为什么要监测 INR，这次为什么 INR 会显著升高，和用药过程中的注意事项这几个方面下手。

下午我怀揣着一颗跃跃欲试而又忐忑的心来到该患者的床边，首先告诉他我是一名临床药师，看到他疑惑的眼神，我意识到很多人还不知道临床药师是干什么的，所以我进一步告诉他我的职责是指导患者用药，确保用药的安全和有效。然后我指出因为他蛋白尿较多，白蛋白很低，体内处于高凝状态，容易引发血栓、栓塞性疾病，加重肾脏损伤，所以要使用华法林抗凝治疗。在使用过程中需要监测 INR 来调整剂量，以免出现血栓或出血的风险。

我又仔细地询问了该患者的饮食习惯，具体到正餐吃什么、点心吃什么，这样才会不放过任何蛛丝马迹。终于又让我发现一个"帮凶"——大蒜，原来该患者有吃大蒜的嗜好，每餐都会把大蒜当小菜，这大蒜也是"榜上有名"，说明书上明确指出会增强华法林疗效。

我把这次他会出现 INR 显著增高的原因一一列出，并告诉他没有必要特意改变目前的联合用药和饮食习惯，只要经过监测调整出适合他的华法林剂量，并注意定期监测，特别是在有用新的药物和改变饮食习惯的情况下，患者露出幡然大悟的表情，表示今后不该怕麻烦，一定会做到定期监测。

最后我提醒他在日常使用中要注意观察自己有无出血症状和体征，如牙龈出血、皮肤瘀斑、鼻腔出血、黑便、血尿等，同时还要观察有无血栓栓塞的症状和体征如胸痛、腹痛、头晕目眩、肢体麻木等。看着患者认真专注的眼神，我知道我的教育成功了！

通过这个事件，我感受到在工作中我们要做个有心人：关心患者，用心发现，耐心教育，在对患者的教育方面还需要注意用亲切、通俗的语言，不能像唐僧念经一样把专业内容枯燥地灌输给患者，而要注重通过沟通来发现患者不明白或者误解的问题，然后有的放矢地进行教育。

谨以此篇日记鼓励自己在临床药师的漫漫长征路上勇敢前行！

点 评

　　本文作者的确在用心做事,通过讲述亲身经历告诉读者华法林抗凝治疗的有关事宜。华法林抗凝疗效确切,为增加患者用药的安全性和依从性,患者一定要定期监测INR,特别是当用药者用新的治疗药物和改变饮食时,根据INR值作相应的剂量调整,如本文药师这样,临床药师应参与剂量调整,对所在治疗组使用华法林的患者进行用药教育和随访,把此项工作常规开展起来。

（付秀娟）

2013 年 1 月 24 日　星期五，多云

"蒙冤"的药品质量

◎ 黄　桦　昆明医科大学第一附属医院

今天早上刚上班，一位中年妇女一把拽住刚要进门的我，气冲冲地说："你们医院的德巴金有问题！"顿时，我迷糊了，赶忙说："您别着急，慢慢说。"她上气不接下气地说了大概有 5 分钟，我终于明白是怎么回事了。

原来，她有一个患癫痫的女儿，服用丙戊酸钠缓释片（德巴金）1 年多，目前癫痫发作基本得到控制。这周一的早上，她因为腹泻急于上厕所，还未来得及等到女儿冲厕就开始解决自己的问题。无意间，她看到了女儿的大便中有一个类似于丙戊酸钠缓释片（德巴金）"完整药片"的物体，顿时起了疑惑。刚开始，她认为是因为女儿服药时间为晚上，第二天早上排便，时间太短，药物没有被消化吸收，所以导致排出"完整药片"。于是，她当天就把女儿的服药时间改为中午，结果发现从周二到今天，连续四天都在大便时排出了"完整药片"。至此，她终于忍无可忍，认为是药品的质量问题导致了药片不能吸收，最终排出了"完整药片"，长此以往，不但会耽误孩子的治疗，还会对孩子造成伤害。

听完她的讲述，我心里也有了答案，于是，我耐心地给她解释道："您女儿服用的丙戊酸钠缓释片，也就是德巴金，是一种应用新技术和新材料而制成的新型制剂。它最大的特点就是，药物被装载在一些不溶于水或者是水溶性极小的高分子聚合物骨架中。当服用后的药片进入消化道内，胃肠液渗入骨架孔隙后，药物溶解并通过骨架中错综复杂的微小孔道缓慢向外扩散而释放，而那些装载药物的骨架因为不会被胃肠液所溶解，也不会被吸收，最终随粪便排出体外。您所看到的形似完整的药片，是因为释放出药物后的骨架孔隙又被粪便填满，所以看上去就像是'完整药片'。您可以回去尝试一下，把您女儿大便时排出的'完整药片'用清水冲洗干净，看看它是否会变成一个空的网状物。"

在听我解释的过程中，我看着这位妈妈的情绪慢慢地恢复平静，但是脸上仍然挂着将信将疑的表情，我赶忙接着解释："您女儿服用德巴金这一年多，发

作已经基本被控制住了。如果真如您所说,是德巴金的质量有问题而导致药片不能被吸收,那么,您女儿的病情怎么能好转得那么快呢?"

说到这里,她终于笑了:"那我女儿可以继续吃这个药了?"

"当然,要记得定期复查喔!"看着这位妈妈满意而放心地走了,我心里长舒了一口气。

临床上常用的不溶性骨架片除了丙戊酸钠缓释片(德巴金)外,还有单硝酸异山梨酯缓释片(依姆多)等等,而这些药品的说明书上并未注明相关制剂信息,也不会注明不溶性骨架片在体内释放完药物后其骨架会随粪便排出体外,形似"完整药片"的现象。为了避免给患者及其家属带来不必要的担心和误解,作为药师的我们有义务用通俗易懂的语言提前告知患者,让他们能够安全放心地接受药物治疗。

点 评

> 某些缓释制剂的部分结构在胃肠道中不被破坏,最后会随粪便排出体外,例如微孔膜包衣片的包衣膜(如倍他乐克、氯化钾缓释片);不溶性骨架片的骨架(如本文所提到的药物)和渗透泵片的生物学惰性组分(如瑞易宁、可多华、拜新同),而后两者形似完整的药片。因此药师应该在发药时提前告知患者,以免引起误解。 (张 峻)

2013 年 10 月 29 日　　星期二，晴

患者用药依从性会因此提高吗？

◎ **舒文琳** 厦门市中医院药剂科

今天很开心，又一个患者康复准备出院了！早上和医生查完房，我就按照昨天的约定来到患者床前，今天我要给他做出院宣教。

"哈哈，舒医生你来了，我一直在等你，没敢走哟！"这是一个 71 岁的老年男性患者，诊断 2 型糖尿病已 9 年，目前已并发糖尿病周围血管病变、糖尿病周围神经病变、糖尿病视网膜病变，除此还伴有冠状动脉粥样硬化性心脏病、脂肪肝、脑萎缩、高脂血症。不过这位老人头脑还清楚、很乐观，就是怕麻烦，用药依从性欠佳。

"让您久等了，真不好意思！护士把出院带药都给您了吗？""在这呢！"老人家从床头柜拿出一大包药，"这么多，怎么吃？看了头疼！"我一看，确实不少，大大小小的药有二三十盒。老年人往往并发症多，吃的药也多，吃错、吃漏、吃重复是常有的事。"别急，我帮您整理一下！"安慰着老人，我开始把所有的药分类好。

总共有八种药，分别是：磷酸西格列汀片 100mg qd、阿卡波糖片 50mg tid、二甲双胍缓释片 1g qd 三种降糖药；阿托伐他汀钙片 20mg qd 降脂；单硝酸异山梨酯片 20mg bid 长期治疗冠心病；盐酸曲美他嗪片 20mg tid 营养心肌；阿司匹林肠溶片 100mg qd 抗血小板聚集；赛庚啶片 4mg qd 治疗糖尿病黎明现象。

这么多药，不少药还要一天吃几次，怎么吃才能保证不吃漏、吃重呢？我也有些犯愁了！是否可以在一天内选几个最合适的时间点服药，减少服药次数的同时，既保证药物疗效最佳化，又保证食物影响最小化？我努力思考着。考虑到阿卡波糖片最好用餐前即刻整片吞服或与前几口食物一起咀嚼服用，二甲双胍缓释片通常随晚餐单次服药，单硝酸异山梨酯片服用当日最后一剂时不应迟于晚饭时间，盐酸曲美他嗪片宜三餐时服用，阿司匹林肠溶片宜饭前服用，其他药物几乎不受食物影响。故为方便记忆服药，我将药物按最佳服用时间顺序整理好，并写在纸上交给老人。方案如下：

早餐时:磷酸西格列汀片 1 片、阿卡波糖片 1 片(咀嚼)、单硝酸异山梨酯片 1 片、盐酸曲美他嗪片 1 片

午餐时:阿卡波糖片 1 片(咀嚼)、盐酸曲美他嗪片 1 片

晚餐时:阿卡波糖片 1 片(咀嚼)、二甲双胍缓释片 2 片、单硝酸异山梨酯片 1 片、盐酸曲美他嗪片 1 片

睡前 10 点:阿司匹林肠溶片 1 片、阿托伐他汀钙片 1 片、赛庚啶片 2 片

"哈,这样方便记多了,回去后我把你给我的纸条贴在墙上,这样就不会忘记啦! 谢谢你呀,舒医生!"看着老人家开心的笑,我感觉心里暖融融的! 确实,老年人记忆逐渐衰退,并发症多,服药就多,如何帮助老年人方便记忆服药是我们临床药师的职责! 真心希望能够帮助更多的老年人提高用药依从性。

点 评

> 很好的一个出院用药指导的案例,临床药师在临床工作期间帮助医生提高患者用药的依从性,从而提高药物治疗效果,这是一项实实在在的工作,容易上手、见效快,应该运用好它;这也是临床药师与患者保持良好沟通关系的一项媒介,从而扩大临床药师的影响力。 (吴玉波)

2013 年 12 月 30 日　　星期一,晴

美多芭的"美丽"功效

◎ 冯朴琼　昆明医科大学第一附属医院

今天查房的时候我看到来自香格里拉的王妈妈走路步履平稳,手也不再抖得那么厉害了,看着她自信的样子,我突然觉得她变美了。记得 5 天前,王妈妈在她儿子的陪伴下来就诊,当时见到王妈妈的第一印象是她走路很奇怪,步幅很小,但速度越来越快,而且她身体向前倾,眼看就要摔倒了,最奇怪的是她的手一直都在抖动,不动的时候抖动更严重。后来我了解到王妈妈是一个帕金森病患者,已经有两年的病史。通过对王妈妈既往用药史的询问,才知道她之前吃过美多芭,但服药并不规律,手抖动得厉害的时候才吃。

我把王妈妈不规律服用美多芭的情况跟医生说了,医生就跟王妈妈和她儿子说美多芭还得继续吃,王妈妈当时就着急地说:"我吃完美多芭抖动更严重了,这次来看病就是要看看能不能换其他的药。"王妈妈的儿子也说美多芭刚用的时候效果好,后来效果不好了,加量也不管用了。听完他们的顾虑,我跟临床医生主动要求去跟家属解释他们的顾虑。见到王妈妈时我表明来意,然后问:"您诊断帕金森几年了？ 美多芭服用了多久？"王妈妈答道:"两年前诊断的,美多芭只是间断服用过。"我告诉王妈妈:"美多芭是个个体差异比较大的药物,要起效十个人可能有十个不同的服用剂量,您的不规律用药可能影响美多芭药效的发挥,而且你的服药时间也会影响它的吸收,除此之外,饮食也会影响它的作用。"听完我的话,他们都很茫然,我又说:"根据您的诊断情况,美多芭很适合您,但是每个人服用美多芭需要不同的剂量,我们会根据您服用后的疗效找到最适合您的剂量,这样才有利于您的病情,而且您之前服用美多芭效果不好可能跟您的服药时间有关。美多芭的吸收会受食物的影响,因此我们要求服药时间应至少在餐前 30 分钟或餐后 1 小时,而且高蛋白的饮食也会影响美多芭的效果,所以服用美多芭期间应尽量避免食用海鲜、豆制品、鸡蛋等高蛋白的食物。"听完我的话,他们若有所思,问道:"那要是效果不好怎么办？"我说:"我们会从小剂量给您使用美多芭,然后根据您的情况调整您的用

药量及频次,然后再根据您的症状改善情况看是否需要增加其他药物。"说完这些之后王妈妈没有再反对,她表示愿意按照医嘱服用美多芭。在接下来的几天我们根据王妈妈的临床症状对她的美多芭剂量及给药频次作了调整,而且我们还根据她的情况给她加用了普拉克索,于是今天王妈妈的症状看上去好多了。

当患者出现顾虑时,我们应该多与其沟通、交流,整个医疗团队互相配合,用我们的真心换取他们的信任,世界将变得更美好。

点 评

患者依从性不好会直接影响药物疗效的发挥,改善患者的依从性要从三方面入手:①与患者建立良好的医患关系,赢得患者的信任和合作;②优化药物治疗方案;③以通俗易懂的语言向患者提供充分的用药指导。做到了这三点,我们就会看到一个个变"美"的王妈妈。 （张　峻）

2012 年 7 月 26 日　星期四，阵雨转晴

巧借力，沟壑变通途

◎ 闫佳佳　中山大学附属第一医院

　　早上查房时，2 床患者依旧痛苦面容，偶尔发出一两声低沉的呻吟，不用问就知道她肯定还没服吗啡缓释片止痛，果然药盒里药片一粒都没少。患者是一位 62 岁谨慎又固执的阿婆，确诊左肺腺癌 8 月余，全身广泛骨转移，伴腰背部疼痛。最初服用塞来昔布胶囊，后疼痛进展，加用曲马多缓释片，近几日疼痛加重，评分达 7~8 分，医生前日开了吗啡缓释片给她，但她见到"吗啡"两字，特别排斥，认为这药一旦吃了就戒不掉了，现在吃了疼痛暂时好了，万一再痛药还要再加量，岂不是更"上瘾"了？所以坚持只要疼痛能忍住就不用这药。

　　作为无痛药师，我了解到她的想法后，详细给她讲了癌痛三阶梯止痛原则与镇痛目标，告知只要按时按量正确服药，镇痛是很少成瘾的，如果疼痛病因得到控制或疼痛缓解了，随时能安全停用。但如果不能正确止痛，发展为难治性疼痛，既影响日常生活，又妨碍原发病治疗。一番解释后，阿婆仍满脸怀疑，我就拿出纸质宣教资料给她自己读，希望加强我的说服力。但昨日查房时她还没用药，我便告知了医生，请他帮我一起做思想工作，强调按时服用吗啡镇痛的重要性来消除误区，最终阿婆还是半信半疑的表情，仿佛我们在联手骗她。今日查房时患者仍在忍痛拒服吗啡，再次宣告失败，我有种黔驴技穷的感觉，到底怎样才能取得她的信任呢？

　　查到 7 床时，我灵光一闪，该患者是一名退休教师，直肠癌右骶前淋巴结转移，术后化疗，曾经右髋部疼痛放射至右下肢，影响行走，严重时服用过吗啡缓释片，后肿瘤综合治疗后病情好转，现只服用塞来昔布胶囊便能有效控制疼痛，已能自由行走，之前做癌痛教育时很容易沟通。我跟她说明情况，请她帮我去劝解 2 床阿婆。这位老师很热情周到，同阿婆讲了自己发病治病的过程，特别是疼痛情况以及如何用过药，还找出她既往病历给阿婆看，证明她曾服过吗啡缓释片，缓解了疼痛，保证了良好休息，调整好身体状况来接受治疗，现在病因控制了也停药了。或许因同病相怜，或许是证据确凿，阿婆终于肯相信服

用吗啡止痛并不意味着成瘾,而且她试着服用了第一颗。那一瞬间,我满心欢喜,超有成就感!

通过这件事情,我意识到药师用药教育时,因患者心理情绪、文化背景、家庭状况等不同,方式应灵活多变。有时专业化的语言文字再有道理,在患者面前也是苍白无力的,反而让病友现身说法,借助患者间良好的沟通为我们药师与患者的沟通搭建一座通畅的桥梁,也未尝不是一种可行的尝试。

点 评

在这个小故事中,临床药师与患者沟通要有技巧,对不同的患者也要采取"个体化"的沟通方式,也反映出做患者用药教育的方式方法要因人而异,不可只是药学专业知识的罗列,千篇一律是行不通的。临床药师要学习的太多了,要努力哦。

(吴玉波)

2012 年 5 月 22 日　星期二，晴

因噎废食要不得

◎ 何　瑾　昆明医科大学第一附属医院

今天早上，随呼吸内科医生查完房后，我独自来到 19 床前，床上躺着正在输液的这个老年男性患者是前两天收住入院的，主要症状是咳嗽、咳痰、痰中带血，诊断为支气管扩张并感染。

当与患者交流后，了解到经过入院后的积极治疗，咳嗽症状减轻了，痰量也减少了，痰里面还是有点血丝。当我问到患者有没有按时吃药、这几天用药过程中有没有感觉到不适时，只听他回答道："我吃药倒是没什么不舒服的情况，就是吃云南白药胶囊的时候太痛苦了。""为什么呢?"我紧接着问，"因为每次我吃药的时候都要把胶囊打开，把药粉抖出来，可是药粉不好下咽。"我不解地问，"为什么要把药粉抖出来?"只见这位患者诧异地看着我，"你还不知道啊，前不久电视上都报道毒胶囊的事，这些胶囊的壳都是用皮鞋、皮带的废料做成的，都是有毒的，我可不敢吃。"我听了哭笑不得，确实前段时间电视及网络报道了部分明胶厂商用皮革下脚料制造药用胶囊，造成药用胶囊中重金属铬含量超标，铬具有致癌性并可能诱发基因突变，救人的药品变成了害人的"毒药"，但那毕竟是少数，不能一概而论。

思索了片刻后，我对患者说："您说得很对，确实有毒胶囊的事件存在，但那毕竟是少数几家药厂存在这个问题，不是所有药厂的胶囊都是有毒的。一方面，自毒胶囊事件曝光后，卫生部已经采取措施责令有关企业整改，只有检验合格后才能购入和使用，您现在服的云南白药胶囊是检验合格的，所以才能在我们医院使用；另一方面，胶囊内的药物有严格规定的剂量，剥开胶囊后极易将药粉撒落，导致服用剂量不准确，不利于治疗，有的药物对食道、胃有较强的刺激，打开服用会引起上消化道的不适，甚至造成损伤。"患者听后点点头，我接着又说："你服云南白药胶囊时，最好用温开水送服，可先喝一口水，润润喉咙，然后把胶囊与水一同咽下，如果感到喉内有异物，说明胶囊还没有服下，只需再加量连续喝水就可，要确保将胶囊冲进胃内。"患者听后，感激地说"谢

谢啊，何药师，原来吃药还有那么多学问，我一定按照你交待的吃药，我老伴有高血压、糖尿病，每天都要吃很多药，明天我把药带来，你能不能帮我看看要注意什么问题啊。"我毫不犹豫地回答道："当然可以，为你们提供用药指导是我们药师应该做的。"听着患者嘴里不断重复的"谢谢"，我心里感到无比的欣慰。

点 评

胶囊剂是指将药物或辅料充填于空心硬质胶囊或弹性软质囊材中而制成的制剂。其有能掩盖药物不良气味或提高药物稳定性、避免某些药物在胃中被破坏或对胃较强的刺激性、能被制成缓释制剂等特点，当"毒胶囊"事件曝光后，确实导致了一部分患者的恐慌，逢胶囊必剥开，殊不知这样的做法对一些胶囊剂来说是不可取的，如缓释胶囊剂、肠溶胶囊等。本文中的临床药师能够利用掌握的知识及时解除患者的心理负担，起到了专业人员该起的作用。   （张　峻）

2013 年 11 月 25 日　星期一,晴

中药养生,"肝败"下风

◎ 卢珊珊　昆明医科大学第一附属医院

今天一早,我查阅 31 床的电子病历,发现肝炎病毒学和自身免疫性肝病相关抗体的检查结果出来了。结合之前该患者的一些检查结果,我对其进行了 RUCAM 量表评分,结果为 9 分,判断该患者此次的肝损伤与何首乌的应用极有可能相关。我不敢耽搁,立刻把评分结果告诉主管医生,他结合患者的临床情况,明确了该患者药物性肝损伤的诊断,并打算立即和患者沟通。但此时,如何与患者进行有效的沟通却让主管医生犯了难:因该患者十分注重养生,对中药很是依赖,也自认为很懂,何首乌就是患者自行服用的。如何让患者接受何首乌致病的事实及正确对待中药养生就成了沟通的重点和难点。了解到主管医师的疑虑,作为临床药师,由于在药源性疾病方面具有一定的专业优势,我就主动地承担了这一任务。

怎么让患者改变他的错误观念呢? 俗话说:"知己知彼,百战不殆"。通过之前与患者的接触,我了解到他虽然对中药有一定的了解,但仅处于一知半解的程度。要想说服他,必须在专业知识上占领制高点,再结合他的病情进行循循善诱,应该会取得不错的效果。在做足了功课之后,我来到了患者的床旁,经过简单询问他的一般情况后,我问道:"您知道您此次肝功能不好是什么原因造成的吗?"他很不在乎地说:"知道,医生说可能是我吃何首乌引起的。怎么可能? 我身边多少人吃都没事!"他的回答完全在我的预料之中。于是,我接着问:"您知道中药何首乌有生首乌与制首乌之分吗?"他想了想,摇了摇头。看着他一脸的茫然,我微笑着说:"简单来讲,生首乌就是没有经过处理的,制首乌是经过处理的。经过处理的话在一定程度上会减少药物的毒性。所以,目前报道的伤肝的何首乌也是生首乌更多些。而您服用的就是生首乌,并且每日服用超过常用量,这就会增加药物发生肝损伤的可能性。另外,一个药物是否引起肝损伤是有个体差异的。比如饮酒,同样是喝二两白酒,有的人就醉,有的就不醉,这个就叫个体差异。所以别人用药的经验用在您身上有时不一

定合适。您看,您这次发病是在用药期间,停药后病情就逐渐好转,在时间上是吻合的,说明与用药相关。"他疑惑地说:"可是传统的中药不是无任何毒副作用吗?"我说:"古人也说过'是药三分毒'。有报道中药所致的肝损伤占临床药物性肝损伤总病例的 4.8%~32.6%。中药不等于保健食品,有的若长期、超量服用,出现毒副作用是必然的,比如您服的生首乌,还有古代皇帝们爱服的丹砂等。我这有几篇文章都是报道何首乌引起的肝损伤的,您感兴趣的话可以看看。"我把随身带的资料递过去。他一边点头一边接了过去,又追问道:"那我以后还能吃中药养生吗,该怎么吃啊?"我说:"轻信民间的'偏方',不按照医嘱随便自行服用中药,这是发生药物性肝损伤的重要原因。中医治疗的关键环节是辨证论治,所以,最好在医生的指导下服用中药,以避免不良反应的发生。其实,像您这样体质好的年轻人,只需要坚持锻炼,注意饮食,养成良好的生活习惯,身体自然就会健康的。为什么一定要花钱买药吃呢,是吧?"他听了我的话,不好意思地笑了,并表示以后如果需要服用中药的话,一定会在医生的指导下,看来我的功夫没有白费。

随着人们物质生活水平的提高,我国的老百姓已逐渐开始关注自身的保健,并且很多人都会倾向于选择中药,这与中药"无任何毒副作用"的错误观念密切相关。宣传合理用药知识,防患药物损害,这不也正是我们临床药师需要做的吗?

点 评

祖国医学博大精深,《神农本草经》就根据药物有无毒性将药物分为上、中、下三品。上品为延年益寿药,无毒;中品为防疾补虚药,有毒无毒根据药量而定;下品为治病预疾的药物,多有毒性,不可久服,某些药物使用不当会致人中毒甚至死亡。因此不加区分地认为中药一概无毒副作用是一种错误观念,看来祖国医学的传承也离不开我们临床药师。 (张 峻)

2013 年 12 月 10 日　星期二，小雨

"话疗"是非常重要的！

◎ 陈小红　第三军医大学大坪医院

11 月 25 日早上，我如往常一样来到内分泌科病房。完成出院带药指导和工作药历的更新后，我开始对我负责的患者进行"话疗"。当来到 21 病床时，患者比较焦虑。这是一个 30 岁的青年女性，因为甲亢入院，同时伴有肝功能异常和粒细胞减少；目前使用的药物包括抗甲亢药物甲巯咪唑片 15mg qd，以及控制心率的药物、保肝药和升白药。首先，我对患者入院前的情况进行了问诊，谈了一会后，患者问我甲巯咪唑是不是真的需要吃一年多甚至两年的时间，难道不是症状好了就可以不吃了？针对患者的问题，我告诉患者甲亢的药物治疗疗程确实是一年多到两年，如果中途自行停药或者在症状好转后就停药会导致甲亢复发，甚至病情加重。整个治疗过程可以分为三个阶段，症状控制阶段、减量阶段、维持治疗阶段。最开始剂量较大，等症状消失，血中甲状腺激素水平接近正常后开始减量，每 2～4 周减量一次，甲巯咪唑每次减 5～10mg，减至最低有效剂量维持，一般甲巯咪唑是 5～10mg/d。另外，还告知患者出院后应定期到门诊复查相关指标，如肝功、血常规、甲功等，根据医生的指导进行剂量的调整。患者表示理解。

11 月 28 日，我得知另外一组有 1 例甲亢患者因服药依从性差，病情反复复发，此次甚至出现昏迷。查房时我将这个情况告知了患者，让其对自行停药的后果有了比较直观的认识，患者表示一定会坚持用药，不想发生这样的结果。通过这样一个真实的案例，成功的提高患者用药的依从性，为其今后的治疗减少了许多不必要的弯路。

12 月 3 日，我去病房询问其情况时，患者诉膝盖不适，怕冷，不痛，无活动受限。她自己看了甲巯咪唑说明书后发现这个药是可以引起关节的不良反应的，因为这个药需要吃较长的时间，患者询问该药引起的关节损害可以治好吗？针对患者的问题和担忧，我立即查询了国内外关于甲巯咪唑引起关节损害的相关报道并向患者做出了解答。首先，患者有关节病病史，所以目前不能

确定是否为药物引起的关节不适;其次,根据我查询的结果,甲巯咪唑引起的关节炎发生率非常低,常累及多个关节,较严重。但停药后几周内均可好转,严重者可加用解热镇痛药对症处理,不会造成永久性的损害。所以,根据患者目前的情况,我建议她可以暂时观察,若情况加重可停用药物,患者接受了我的建议。第 2 日询问患者膝关节情况,无明显变化;第 3 天患者诉有所好转,之后逐渐好转,至出院时已没有不适的症状。

内分泌科以慢性病患者居多。在这段时间里,我体会非常深刻的一点就是,"话疗"在慢性病管理中是非常有用的方法。例如这个甲亢的患者,我在患者住院期间告诉她整个甲亢治疗的过程,让其对疾病的治疗有大概的了解,同时告诉她自行停药的危害,并用实际例子进行"威胁",使患者对治疗方案的依从性更高;另外,对于患者的疑问认真的解答,消除患者用药的顾虑;出院时对患者进行用药指导,告知其出院后应该监测的指标以及哪些情况需就诊,避免患者在院外出现严重的不良反应。所以,"话疗"应是贯穿患者整个的治疗过程的,多与患者唠叨唠叨,可能会达到意想不到的效果!

点 评

临床药师通过自己成功的药患沟通,增强了患者的用药依从性。作者通过记录自身的工作体会,提示广大临床药师,沟通交流看似简单平常,却是临床药师必备的工作技能。 (苏乐群)

2013 年 7 月 19 日　　星期五，晴

"假药"风波

◎ 罗小丽　第三军医大学大坪医院

今天上午，我和临床医师们一起正在查房，突然一位老人挡住我们的去路，又急又气："医生，你们给我发的是假药！一点效果都没有！哎哟～痛死我了～"。我赶紧找了个椅子让他坐下来，并与主管医师一起询问具体发生了什么。原来，他是一位肺癌晚期患者，伴全身多处转移，现胸部、背部疼痛剧烈，正使用芬太尼透皮贴剂（8.4mg/ 贴）镇痛。护士给他发药的时候，他要求洗澡后自己贴，于是，护士口述芬太尼透皮贴的使用方法后，将药交予了他。后来，是他老伴帮他贴的药，由于没有用药经验，居然给贴反了！没有撕掉那层塑料薄膜，直接贴在胸前，借助汗液的黏力，透皮贴勉强黏附在皮肤上，也就是说，药物完全没法起作用，当然是无效了。我立即按正确的方法为患者贴上了透皮贴，并建议主管医生先为其开具 10mg 速效吗啡口服，因为初次使用芬太尼透皮贴剂，血清芬太尼的浓度逐渐增加，在 12～24 小时内才达到稳定，并在此后保持相对稳定直至 72 小时。在完全起效之前的一段时间，可暂时合用短效阿片类药物，减少患者的痛苦。医师采纳了我的建议。随后，我给患者进行了用药教育，主要关于吗啡、芬太尼的用法用量、阿片类药物的不良反应及注意事项等。

第二天，患者疼痛缓解了许多，查房时我开玩笑地说："老大爷，这药还假不假?"，老爷爷不好意思地说："不假不假，压根儿就没有假药这回事儿！哈哈……"。

我的教训：在日常工作中，临床药师要认真仔细，多长个心眼儿。在药物的用法用量方面，虽然护士已对患者有所交代，但作为临床药师，应该主动关注患者是否正确使用药物，这是临床药师的职责之一，不能觉得它无足轻重，要知道，药物的正确使用是治疗成功的关键，所以，一定要引起足够的重视。特别是对老年患者，临床药师应加强监护，多交代两遍，甚至多遍，并让患者或者陪伴家属复述，非口服型药物的使用最好做好示范，让患者一目了然，避免

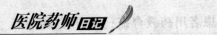

未正确使用药物出现"假药"这种哭笑不得的情况。

点评

罗小丽药师遇到的事情虽然简单，但是有代表性，体现临床药师工作的意义。小细节，大学问。关注细节，不以事小而不为。　　　（苏乐群）

还记得我们曾经的誓言么？"健康所系，性命相托"！这是何等光荣而神圣的使命啊！还记得一路走来我们曾有的委屈和困惑么？这曾让我们多么迷茫和失望。还记得经过努力之后得到的肯定和尊重，赢得的掌声和微笑么？这些又让我们多么的自豪和骄傲。

药师心路感悟篇：

我骄傲，我是一名药师

2014 年 1 月 5 日　星期四，晴

初入临床有感

◎ **赵志超**　哈尔滨市儿童医院

　　自从进入临床，我学习到了很多东西。而如今已经在临床待了一个月了，不但了解了医生每天干的工作，而且还接触了许多的患儿家长，使我的生活变得丰富多彩。

　　我进入临床的第一站是小儿心血管内科。不像在大的综合医院，在我们这样的专科医院里，每天都能听到小孩的哭声，而家长和医生则不停地哄着孩子，所以要在儿童医院干好工作，不但要有高超的医术和扎实的专业知识，还要用心地与孩子沟通，而与患儿家长的沟通更是必不可少的。

　　经过这一个多月的查房、对病历的学习和对专科药物的熟悉了解，我知道了小儿对于药物的毒副作用较之成年人更为敏感，所以选择药物须慎重、确切，更要求剂量恰当，因此必须了解小儿药物治疗的特殊性，掌握药物性能、作用机制、毒副作用、适应证和禁忌证，以及精确的剂量计算和适当的用药方法。

　　比如说小儿心血管内科比较常见的专科病——川崎病，这是一种以全身血管病变为主要病理的急性发热性出疹性小儿疾病，最严重的并发症就是引起严重的心血管病变，所以应该及时治疗，避免留下后患。如今川崎病已经成为我国小儿后天性心脏病的主要原因之一了。

　　在临床中，我就曾经看到过非常典型的川崎病患儿。这个患儿体温常常39℃以上，双侧结膜充血，口唇潮红并皲裂，有杨梅舌，手指、脚趾端大面积脱皮，颈部淋巴结Ⅱ度肿大，身体前胸有少量的皮疹。除了这些一般症状之外，我们比较担心的是，该患儿会发生肝肾等多脏器的损害，尤其是心脏的损害会尤为严重，需要进行血清学、心脏超声、心电图等多方面的检查。像这种已经确诊为川崎病的情况，使用抗生素是无效的，临床上一般使用丙种球蛋白和阿司匹林。阿司匹林有消炎及抑制血栓形成的作用。在急性期，阿司匹林的用量是口服 80～100mg/(kg·d)，4 次 / 日。当热度消退或起病 14 天后，阿司匹林剂量为 3～5mg/(kg·d)，1 次 / 日，能减少血栓的形成。大剂量的人血丙种球蛋

白应在起病后 10 天内使用，2g/kg，每 12 小时给药 1 次。除了药物治疗，心脏、肝肾功能的监测也是必不可少的。

作为一名临床药师，我们其实肩负着连接临床与药学的重任，需要把专业的药学知识和在临床中所学习到的东西相结合，经过长期的临床实践积累和学习，去改善临床中药物的不合理使用，并给医生正确的用药指导。对患者，我们需要正确评估患者用药依从性，关注患者的治疗需求，及时为患者提供适宜的用药指导。但这是一个长期而艰巨的过程，我还需要慢慢地完善我自己。首先我要将基础打牢，将小儿心血管内科的常见病用的药物掌握牢固，做好药学查房的工作，认真的注意患儿用药的情况，成为让医生和患者信任的临床药师。我们临床药师是一个前途光明的职业，而想要做好临床药师却不是件容易的事，而我尤其在与人沟通的方面还很不足，需要再多加锻炼和学习，但我相信在不久的将来，我会成为一个优秀的临床药师，为医生，为患者，为儿童医院带来更大的帮助！

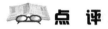 点　评

这是临床药师队伍中的一名新兵，在他一个多月的临床实践工作中初步理出了一些头绪。作为临床药师要掌握丰富的药学知识、了解临床医学知识，还要有与医生、护士和患者及其家属的沟通技巧，尤其作为儿童医院的临床药师面对的是特殊人群用药，用药的选择和剂量的确定显得更为重要。

（吴玉波）

2014 年 1 月 2 日　　星期四，小雨

回首来时路

◎ 彭贵琴　重庆市肿瘤医院

今天是新年上班的第一天，也是我在临床药师的岗位上整整干满一年的最后一天。看着记了满满一本的工作记录，回想着这一年来的工作历程，感触颇多，不禁想记录下来。

我院临床药师是应医院三甲复评的要求应运而生的。我们临床药师都没有受过卫生部临床药师基地的专业培训，甚至不是临床药学专业毕业。刚组建时我们不知道该以何种工作模式开展工作，试着制定工作制度及工作操作规程。每天的工作内容是：早晨跟着医师查房，因为我在外科科室，查房时医师谈论的基本上都是手术时的注意事项及关注术后患者的切口恢复情况，很少谈及药品治疗的问题。查房时间短，医师查完房后就忙着开医嘱、写病历、办入院、出院，处理患者切口等。我感觉我的存在没有一点价值。我开始怀疑临床药师设置的意义及该项工作开展的前景。但选择了这个岗位就得坚持下来，更何况对于我们这个不创造任何经济效益的部门，接受着领导及其他部门的监督考核，我多么希望我的工作能够体现价值，受到尊重，我努力想办法怎么和医师配合，工作怎么开展到患者身上去。

要想和医师配合工作不是一件容易的事，因我院处方点评工作开展由来已久，且医师都知道处方点评工作由药师完成。因此医师对药师存在戒备心理，认为我们到临床工作是去监督他们合理用药的。还有一个原因是我们药师临床知识不足，临床经验匮乏，和医师沟通也存在很大的障碍。所以我选择了该科室一个虽然工作能力不算出众，资历也不深，但很有责任心并积极上进的老师作为我临床的带教老师。刚到临床时，没有临床医师、护士问我问题，倒是我每天问他们很多问题，因为临床很陌生呀，感觉什么都不懂。每天带个小本子，问了就记下来。医师忙时就帮着开开检查单，给患者换药时帮着推推治疗车，慢慢地甚至帮着办理出入院，在和医师的长期相处和配合下，和医师的沟通变得容易起来。然后再主动询问医师是否有需要查询的药学问题。我

记得医师问的第一个问题是止痛治疗滴定的问题，当时我特别谨慎，仔细查看了相关文献，研究了癌痛规范化治疗病房的相关病历，因为没有临床经验，所以还请教了癌痛规范化治疗病房的医师，所以回答的第一个问题让医师很满意，并同他一起完成了整个制定过程。后来在治疗一个怀疑锁穿感染入血的高热患者时，医师选用了亚胺培南，我建议使用万古霉素，医师认为亚胺培南是抗菌谱最广的抗菌药物，选用它肯定没问题，但事实上亚胺培南恰好就对耐药性金黄色葡萄球菌无效，在我的坚持下医师仔细看了药品说明书后使用了万古霉素。在后来的药敏结果和治疗效果印证了我的选择是正确的。有了一次次愉快的合作，渐渐地医师对临床药师的参与开始接纳了，特别是在抗感染治疗方面，经常主动要求参与制定抗感染治疗方案。真正参与进临床工作了，就感觉自己知识的严重缺乏，不断地遇到问题，然后查阅文献，阅读相关书籍解决问题，在不断的自我学习中提升自己。

经过一年的探索，现在的我对于临床药师的工作不再迷茫。我知道我可以干些什么，我应该怎样来做。每天早晨查房，重点关注危重及特殊患者的用药情况，审核我临床带教医师的运行医嘱，成功干预过甘露聚糖肽用于有哮喘病史的患者，纠正过重组人粒细胞集落刺激因子在化疗后24小时内给药，建议过吉西他滨于30分钟内输注来减轻不良反应，协助医师计算肝肾功能不良患者的用药剂量。对患者进行用药教育，特别是缓控释制剂，有癌痛患者在疼痛控制不理想时，擅自缩短缓释制剂的服用时间，还有患者服用的骨架型控释片因整粒排泄出体外怀疑是假药，我耐心地应用药学的专业知识给患者讲解清楚，得到了患者的理解和配合。我利用比医师更多的时间去询问患者的食物药物过敏史，患者正在服用的其他药物，收集患者使用药物所出现的不良反应，告诉他们能够减轻和避免不良反应的方法。临床药师虽没有直接创造经济效益，但对于减少患者药物性伤害、减少医疗纠纷、增进医患和谐是不可或缺的。

我喜欢临床药师这份工作，每天都充满了挑战，每天都可能出现新的临床问题，在自己的努力下问题得到解决总会有一份成就感和收获感。我把自己定位为医师的小帮手，在临床方面努力地向医师学习，在药物方面我竭尽全力向医师提供信息。我坚信通过不懈的努力，在新的一年里，临床药师的价值可以得到更多的体现。

点 评

本文作者写出了自己去临床一年的心理成长过程及实践技能的提高过程。作者喜欢临床药师的工作，比较准确定位自己，从开始的迷茫到后来知道可以干什么,应该怎么做。这恰恰是许多药师做不到的!希望作者能够认识到一年的临床工作只是职业生涯的开始,临床药师的工作是平凡的,有很多形式上是重复的,但实际内容上可能是有所不同的,这些工作需要临床药师去常规地完成;很多时候工作是艰辛的,如遇到的问题一时解决不了,需要临床药师去研究探索;取得成绩时不要沾沾自喜,遇到困难时不要垂头丧气!

(付秀娟)

2013 年 5 月 15 日　星期三，晴

临床药师任重而道远

◎ **隋洪飞**　天津市中医药大学第二附属医院

　　来天津市第一中心医院已经有一个多月了，在这一个多月的进修学习中我学习到了很多实践理论知识，真正地从课本中的知识联系到了实践的真实案例，真正地将自己的知识运用到了实践中。

　　每天和大夫一起查房，通过自己的努力查阅相关专业书籍，合理审查医嘱，保障患者用药安全，保障患者用药的最大权益。不仅如此，最大的收益是我看到通过自己的努力收获了患者的认可，认识到了自己的重要性。大夫查房后我们都要对患者进行今日用药相关的用药教育，包括药物的服用时间、用药疗程、注意事项，以及生活方式的教育等等，所做的一切都是从患者角度出发，发自内心地想去做好这件事情，患者也对我们的工作给予肯定和认可。

　　有一次一位社区获得性肺炎患者使用抗生素进行治疗，多次痰培养正常菌群。没有药敏试验，大夫不能很好地更换最有效合理的抗生素，患者症状忽好忽坏。我们临床药师指导患者痰培养标本的正确留取：晨起后用清水漱口，用力咳出深部痰液，并立即送交护士送检标本。转天患者正确留取痰标本，经过几天后结果回报是白色念珠菌，临床大夫根据药敏试验结果更换为抗真菌药物氟康唑治疗。经过系统正规的治疗一个疗程后患者好转出院。

　　还有一位同时使用华法林和阿托伐他汀的患者，国际标准化比值（INR）总是不达标，一直困扰着临床大夫。我们查阅相关文献发现，华法林在体内活性形式主要为 S- 华法林，经肝药酶 CYP3A4 代谢，阿托伐他汀同样经该酶系代谢，而阿托伐他汀可抑制肝药酶活性，使华法林代谢受抑制而增强了抗凝的活性，增加了出血的风险，因此建议医生改用不经 CYP 代谢的普伐他汀治疗，医生斟酌后认为目前抗凝治疗是主要矛盾，决定暂停他汀类药物治疗。

　　我们临床药师在临床中的作用是不容忽视的。我们不仅仅要用专业的知识去武装自己，而且要有丰富的临床经验来挽救患者于水深火热之中，而这一点恰恰是我们临床药师所欠缺的，也正是我们目前临床药师发展方向的一个目标。

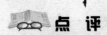 **点 评**

　　通过临床上参与的两个病例的点滴工作，将药师在临床参与药物治疗、协助医生做好药疗工作的意义和临床药师作用显现出来，说明药师参与临床用药、对药物治疗负责、成为治疗团队一员的必要性。临床药师的确能够发挥作用，尤其在药物相互作用方面能给医师提供一定的帮助，在指导患者正确遵从医嘱方面也是有所作为的。　　　　　（吴玉波）

2013 年 12 月 20 日   星期五,阴

书本上学不到的知识

◎ 张　静　第三军医大学新桥医院

　　转眼从事临床药学已经 3 年了,在这 3 年里收获了许多,也学到了很多书本上学不到的知识,对临床药师的认识也有了自己的看法。

　　作为一名临床药师需要了解临床知识,会基本操作。相信目前国内大多数的临床药师学习阶段对临床知识的学习相对较少,多数时候都在与各种化学做斗争,而对临床的了解一片空白。记得第一天上临床的时候,刚好遇到我跟的医疗组在抢救患者,由于不能马上得到呼吸机,立刻对患者进行了简易球囊辅助呼吸。住院总不知道我是个药师,就安排我捏气囊。虽然这一切在岗前培训的时候学习过,但由于第一次面对这种大场面,还是被吓到了,实际操作的时候很胆怯。紧张的场面让自己慢慢冷静下来,通过和其他医护人员的沟通,掌握了捏球囊的频率和力度。经过大家的一番努力,患者的生命体征逐渐平稳。这次抢救对我的影响很大,临床药师想要在临床站住脚,必须得融入他们,那就得知道他们在说什么,他们在做什么,基本的临床知识是必备的。

　　临床药师不能脱离临床。10 月份的时候,肝胆外科发了一个会诊:患者输入氨基酸后出现左上肢疼痛伴活动障碍。此时神经内科的会诊意见为:患者左侧肢体肌力Ⅳ级,感觉正常。考虑周围神经损伤? 看到这个会诊后,有 3 个疑问:复方氨基酸输注部位是否与疼痛为同一侧? 患者的受限方式为完全不能动还是活动痛? 表面是否肿? 带着这几个问题,去到病房同患者进行交流,发现患者疼痛与输液部位为同一侧,患者的受限方式比较倾向于活动痛。查体发现,虽然患者的手臂未出现肿胀,但左侧手臂沿血管走向出现条索状组织,先前并未出现此症状。此时考虑静脉炎可能性大。追问病史,患者曾经有过焦虑症,也许正是因为患者将疼痛的影响放大,导致手臂受限。与大家讨论后,建议:继续硫酸镁湿敷,使用多磺酸黏多糖乳膏,一日 1～2 次。两日后患者情况好转。

　　临床药师需要掌握药物特点,打牢基本功。在日常的工作中,总会碰上一

些特殊的患者,比如儿童、孕妇、肝肾功能减退的患者。面对这些患者的时候,哪些药物不能使用、药物剂量是否需要调整都是需要经常面对的问题。只有打牢基本功,才能在处理这些问题的时候游刃有余。

临床药师现在仍没被外界广泛认识,但是我们也不能自暴自弃,做好自己平时的工作,用自己的实力让临床医生信服,让患者信服,在临床药学这条艰辛的道路上贡献出自己微弱的力量。

点 评

临床药师在临床中处置的问题多为"细小"问题,但这正是临床药师的重要作用所在,作者使用两个实例说明了这个作用,正所谓:细小之处见重要。

(杨 勇)

2013 年 9 月 2 日 星期一，多云

书山有路勤为径，学海无涯苦作舟

◎ 郭 品 昆明市儿童医院

今天是云大医院临床药师规范化培训基地秋季招生开班的日子。在开学典礼之前，我们有幸观摩了上一届学员病例考核和答辩会。这一别开生面的答辩会与其说是辞旧迎新，倒不如说是激励我们向前辈学习，开启未来。

一起参加培训班的学员都带上精心准备的笔记本，认认真真地坐在一排，一丝不苟地观摩答辩会。初来乍到的我们十分钦佩上一届学员扎实的基本功和较高的医学素养。至今我还记得考评专家的那几个典型问题：作为一名临床药师，针对该病例，选用抗生素时，你如何考虑用药？其半衰期、药物相互作用怎么样？上一届的学员疏而不漏、有条不紊地把病例中的抗生素相关药学知识讲解给在场的每一位评委和听众，分析、讲解得让我们佩服得五体投地。

在云大医院临床药师培训基地学习、进修的日子里，每天都过得充实而有意义。在考核床旁问诊，让我真正见识了作为一名专职临床药师，怎么在临床上"实战"。是不是很轻松、自然地融入到临床？患者在输什么液体，是在进行哪些药物治疗？如何随机应变应对临床中各类病患和出现的各种问题、情况……每天需要整理当天学习的笔记、心得；需要不断掌握相关疾病的临床诊治指南、查阅文献、掌握药物信息和药学知识；完成老师布置的各项作业；小组学习讨论，案例分析；定期阶段性的理论考试……我觉得自己像一块海绵，在优秀的临床药师的指导、教育下不断地充实、完善着自己。这过程充满了压力和挑战，熬夜、加班已是家常便饭的事，但我始终相信，通过勤奋好学，刻苦努力，我终会学有所成！

点 评

从临床药师初期时的迷茫，以及面对医生、护士、患者时的不知所措，到向着合格的临床药师进行不懈的努力，相信笔者在从事临床药师工作中的每一滴汗水，都会得到应有的收获。希望推动工作前行。　　（蒋玉凤）

2013年12月24日 星期二,晴

我的新起点

◎ 孙显亮　哈尔滨市儿童医院

　　正式从事儿童药学工作已经三个多月了,每天看到往来匆匆的患儿和家属,我都会随着他们的面部表情或喜或悲。看着那些年轻的爸爸妈妈因自己宝贝的病情而手忙脚乱,看着那些已经头发花白、步履蹒跚的患儿的爷爷奶奶或姥姥姥爷他们满含期待和信任的目光,看着那些我们最爱的临床医生和护士穿梭于病房和患儿之间,都会觉得自己责任重大,虽然谈不上什么伟大,但也承受着生命之重。

　　一名合格的临床药师,担负着对患者用药教育的宣传、参与医嘱的制定、报告药物不良反应、制定个体化药物治疗方案、普及药学知识、监督指导临床用药等工作,目的是为患者和医护人员提供良好的药学服务。

　　带着这份职业的使命感,我怀着期待和忐忑的心情来到了我院呼吸科病房。

　　大抵所有的临床工作都是这样,查房、写医嘱、病情讨论,我随着临床医生,观察每个患儿的状态,询问和检查他们病情的改变。病房的哭闹声一片,有些患儿不配合查体"手舞足蹈",但是临床医生总是有办法克服困难。看着他们熟练地查房、耐心地与患者家属沟通病情、细心地为患儿听诊查体,我觉得我要达到有效的药学查房还真是有好多东西要学习。

　　来到临床,不仅是来学习,我也是来找存在感的。今天查房时就遇到一位患儿在雾化吸入地塞米松后,颜面部出现了皮疹。仔细询问了患儿过敏史、既往用药史及现阶段使用药物前后的情况,发现剂量、给药方式等都没有错误。最后发现是患儿采用氧驱动雾化器吸入激素后虽然反复漱口但未给患儿洗脸,引起皮疹。对于这个事情,我有自己的看法。虽然医生对患者家属做过用药交代,但是一方面由于医生工作繁忙,管理的患者众多,特别是我们儿童医院,一个患儿多时要有三四个家属陪伴,所以临床医生要与数不清的家属打交道,故医生没有更多的时间反复进行用药交代;另一方面患儿家属的受教育和

理解能力参差不齐，有时候会不理解医生的交代事宜。因此，我觉得一名临床药师在临床是被需要的。被需要是一种价值的体现。一名临床药师要达到被需要被认可，就需要有丰富的药学知识，良好的语言表达能力，不仅做到能对患者做用药教育，还得注重对患者的人文关怀及心理安抚。

　　我，一名儿科临床药师，刚刚成长。临床药学工作，刚刚起步。但我坚信勤能补拙、积水成渊，我会为成为一名临床药学专家而努力奋斗的。

点　评

　　只是一名刚刚踏入临床的药师，虽然如此，这名药师在临床发现了自己在临床的工作价值。临床药师对临床医生的工作是一个互补，我们通过指导患者正确用药就可减少药物不良反应对患儿的侵扰，只要我们从一点一滴做起，将来必大有作为。

　　　　　　　　　　　　　　　　　　　　　　　　　　（吴玉波）

2014 年 2 月 8 日　星期六, 阴

一个临床药师的无奈

◎ 佚　名

记得是在 2011 年 10 月 1 日晚上, 本是一个普天同庆的日子, 可怜的我还坐在从老家回医院的车上。雨, 还在下。

"这该死的天气, 还有这该死的会诊!"坐在车里的我咒骂着。虽然心情不佳, 但工作还是得做。在接近两小时的颠簸中, 我来到了医院, 在披上了一身洁白的褂子后, 感觉心情稍微好了一些, 来到了请会诊的科室。

"这是一位老年女性,"接诊医师向我汇报中, "病理诊断为食管癌, 我们进行了……目前患者情况……考虑……"我根本没有心思听进去, 我心里还想着那一桌子香喷喷的饭菜和那暖暖的被窝。"那么还是看看病人吧。"接诊医师建议道。他看我不置可否, 于是带我进行消毒穿戴后, 进入了监护病房。

映入我眼帘的是一位白发苍苍的老奶奶, 干瘪的嘴唇、枯燥的双手、浑浊的眼球, 但眼神中充满了对生的渴望; 双肺随着呼吸机的频率起伏着, 全身上下插满了各种各样的管子, 血透仪在无声地哀鸣着, 仿佛在诉说着床上躺着的老奶奶的不幸。一时之间, 我突然感觉晴天霹雳般。"天啊! 我都做了些什么? 我穿了这一身神圣洁白的衣服又是为了什么?"我不停地问自己。"对了, 我是一名临床药师, 我应该和医师一起担负救死扶伤的职责, 而我却为了自己情绪, 影响到了工作的客观, 甚至有可能影响到一位慈祥的老奶奶的生命!"

我转过身对接诊医师说了句抱歉, 走出了监护病房, 来到厕所用冷水洗了个脸。接诊医师以为我身体不适, 也赶了上来。我转过头对他说: "对不起, 刚才不在状态, 我想再看看那位老奶奶的病史以及诊疗经过。"接诊医师满脸兴奋地说: "好! 咱们去办公室边看边讨论!"

患者病史简单描述如下: 这是一位 78 岁的老年女性, 一年前因发现声音嘶哑, 吞咽困难入院。入院后通过喉镜发现食管新生物, 取出活检诊断食管癌, 诊断明确。为求进一步治疗, 遂入我院行手术治疗, 术后一直呼吸机辅助通气, SIMV 模式, 吸氧浓度 40%。术后第 5 天, 出现咳嗽、咳痰, 痰液黏稠, 进

而当天晚上出现发热体温高达 39℃，心率 112 次/分，呼吸频率 30 次/分。血白细胞（WBC）13×10^9/L，中性粒细胞（N）94.5%，C 反应蛋白 125mg/L，降钙素原 1.43pg/ml。血气如下：PO_2：67mmHg，PCO_2：52mmHg，SaO_2：85%。肺部听诊，双肺散在湿啰音。胸部床旁 X 线片显示，双肺下野有斑片状渗出影。诊断：肺部感染、肺炎、二型呼衰。调整呼吸机模式为 PSV 模式，吸氧浓度上升至 60%，维持 SaO_2 至 90% 以上。抗生素选择头孢噻利进行抗感染治疗。双肺湿啰音稍有改善，但高热仍旧不退。与此同时，在术后第 2 天，肌酐立即上升至 258μmol/L，尿素氮：8.6mmol/L，且有上升趋势。肾内科会诊后，考虑术后引发急性肾损伤。抗感染效果不佳，且由于肾功能异常药物剂量需要调整，遂请临床药师进行现场指导。

看完病例后，分析如下：老年女性，术后一直呼吸机通气，通气 5 天左右出现发热、咳嗽、咳痰等症状，胸部 X 片、体征、血象、C 反应蛋白、降钙素原等符合肺部感染诊断，认为诊断明确，考虑肺炎。由于为院内感染，考虑院内获得性肺炎；由于为呼吸机辅助通气，再次定义为呼吸机相关性肺炎；通气时间为 5 天左右，考虑晚发型 VAP；呼吸频率 >30 次/分，PaO_2/FiO_2=167.5<250，尿素氮 >7mmol/L，满足重症肺炎诊断标准，故综合考虑为晚发型重症 VAP。根据流行病学结果提示：常见致病菌为非发酵菌为主，建议停用头孢噻利，改为头孢哌酮舒巴坦钠，由于肌酐为 258μmmol/L，根据 Cockcroft-Gault 公式计算出肌酐清除率为 10.784ml/min。根据上述肾脏参数，粗略地估算出头孢哌酮舒巴坦钠剂量为 1.5g，每 12 小时一次，静脉滴注，建议透析后给药，强烈建议积极送检，明确病原菌。

10 月 2 日，查房：刘奶奶体温高峰有所下降，38.4℃左右，肺部体征稍改善。

10 月 3 日，查房：体温 38.2℃、呼吸 26 次/分、WBC：14×10^9/L，C 反应蛋白：160mg/L，降钙素原：1.59pg/ml。痰培养示：鲍曼不动杆菌，广泛耐药。查体，肺部体征继续减少，抗感染有效，继续治疗。

10 月 6 日，查房：行抗感染治疗 5 天，刘奶奶低热，体温 37.8℃，WBC：12.3×10^9/L。痰培养结果示：鲍曼不动杆菌，XDR。目前病情变化不大，仍需呼吸机辅助通气治疗，吸氧浓度 FiO_2，仍为 60%。继续抗感染治疗，加做头孢哌酮舒巴坦钠药敏。

10 月 10 日，查房：行抗感染治疗 9 天，刘奶奶仍旧低热，37.6℃，WBC：13.4×10^9/L。痰培养结果示：鲍曼不动杆菌，半定量 $\geq 10^5$cfu/ml。考虑为致病菌，药敏结果示：头孢哌酮舒巴坦钠，MIC=32μg/ml，中介，为目标菌，建议目标治疗。舒巴坦剂量建议上升至 4g/d，但超过肾功能损害推荐剂量，需进行医患沟通。于当天下午主任医师、药师、家属进行了充分沟通，同意将舒巴坦的量加至 4g，但需密切监测肾功能变化。

10月11日,查房:目标治疗后1天,刘奶奶低热37.5℃,肌酐215μmol/L。病情变化不大。

10月12日,查房:目标治疗后两天,刘奶奶今未发热,WBC:8.7×10^9/L。C反应蛋白:46mg/L,降钙素原:0.43pg/ml。听诊,呼吸音减轻,仍然可听见少许湿啰音。血气分析:PaO_2:89mmHg,PCO_2:41mmHg。呼吸机模式调整为CPAP,FiO_2调整到45%,SaO_2>90%。认为抗感染有效。

10月14日,查房:目标治疗后4天,刘奶奶未发热,痰培养:鲍曼不动杆菌。肌酐176μmol/L,继续治疗。

10月17日,查房:目标治疗后7天,刘奶奶一直未发热,WBC:7.3×10^9/L,C反应蛋白:20mg/L,降钙素原:0.15pg/ml。听诊,未见湿啰音。血气分析:PaO_2:89mmHg,PCO_2:41mmHg。呼吸机模式调整为CPAP,FiO_2调整到45%,SaO_2>90%。认为抗感染有效。痰培养:鲍曼不动杆菌。

10月21日,查房:刘奶奶突发高热伴意识障碍,咳嗽、咳痰且伴随腹泻、腹痛。血气分析:PaO_2:53mmHg,PCO_2:65mmHg,吸氧浓度再次升高,上升至80%,病情再次转危。请临床药师急会诊,考虑假膜性肠炎,建议加用口服万古霉素125mg,一日4次;复查血钾,明确意识障碍的原因;复查胸部X线片;选择对乙酰氨基酚退热,减少对肾脏、胃肠道损害。

10月22日,查房:胸部X线片提示,右下肺中量胸腔积液。主任医师分析:考虑食管气管瘘,伴发食管胸膜瘘。胸腔积液量不多,不建议穿刺引流,瘘道较大,需进行二次封堵术,但年龄较大不建议二次手术,建议保守治疗。需加大抗生素力度,停用头孢哌酮舒巴坦钠,改为美洛培南。我不建议升级抗生素,但遭到主任医师拒绝。

10月23日,刘奶奶病情继续恶化,血钾示2.6μmol/L。我查房后,建议立即静脉补钾。不建议升级抗生素,且再次建议胸腔闭式引流。建议仍旧遭主任医师拒绝。

10月24日,主任医师邀请药师进行了会谈。主任医师认为,患者老年女性,食管癌术后引发食管气管瘘以及食管胸膜瘘,瘘道不封堵,感染以及胸腔积液仍旧会发生,但奶奶由于年龄以及基础疾病的关系,不建议二次手术。建议奶奶出院治疗。不过家属治疗意愿强烈,需听临床药师的意见,所以先和我沟通一下。我仍认为奶奶有可治愈的概率,所以我愿意遵循家属的意愿,积极治疗。主任医师语气强硬:"这是我的科室,如果你愿意治疗,那么你收走吧!"

10月25日,在主任医师的组织下,举行了三方会谈。我全程处于游离状态,只是不断地点头。很快在家属签署了自动离院同意书后,结束了会谈。我离开了临床,仍旧懵懵懂懂。

10月26日,刘淑贞奶奶办理了出院手续。

10月27日，在离院的车上，一位慈祥的奶奶与世长辞。

现在已经是2014年2月了，但每每想起此事，心里感觉都像被抽空了一样。我还在问自己：临床药师就仅仅是医师的附属品吗？理想中的临床药学世界与现实中医生独大的局面究竟该如何面对呢？如果你是我，你会怎么办？尽管这件事一直萦绕在我心头挥之不去，但我并没有因为这次挫折而放弃我的追求，几年来我一直坚持努力着，希望有一天，能改变这种让我无奈的现实。

📖 点 评

全文情真意切，专业与情感相结合，好！突出了临床药师的仁爱之心和扎实的专业功底。作为一个小药师，在临床科室立足并不是很容易，需要体制的建立和自身的努力，后者，我们见到了。虽然结果没有达到临床药师的目的，但是药师是作出了最大的努力，也成为药师今后成长过程的宝贵经历。

（杨　勇）

2013 年 12 月 4 日　　星期三，晴

态度与沟通是临床药师融入临床的关键

◎ 王 一　　四川省人民医院崇州分院·崇州市人民医院

　　我是一个刚从窗口一线工作岗位转入临床药师团队 4 个月的新人，像往常一样，早上 8 点半到了消化内科。今天上来的时候刘老师正和其他管床医生交流患者病情，看到我的出现他会心地笑了一下，算是打了个招呼。刘老师是消化内科的副主任医师，有二十几年的临床经验，是一个作风严谨的人，我现在主要是跟着他查房。

　　在查房的过程中刘老师突然问我说："王老师，我一直有个不清楚的问题想请教你，异烟肼快乙酰化患者和慢乙酰化患者哪个的肝毒性大？"

　　对于这件事情我内心有一点点的开心，临床医生这样诚恳地问我问题说明他对我应该是比较认可的，这可能与我平时的工作态度和为人处事密不可分吧。记得我刚到消化内科的时候，刘老师都没怎么在意我，甚至不是很清楚我到他们科室主要做什么，查房时我就跟着刘老师，他到哪我就到哪儿，混个脸熟。一天、两天、一个星期过去了，在查房的时候他偶尔会问我一些问题，有些是他故意考我的，有些是他不清楚的。因为知识积累有限，有时候他问的问题我不能立刻回答，他就会疑惑地笑着对我说："你是学药学的，这个应该是清楚的才对哦？"我就实事求是地告诉他说因为药学的知识太多，自己一下记不住，回去查了资料给他打电话。不管哪种情况我都很认真地对待，因为要取得别人的信任首先就要端正自己的态度，让别人感到你是在用心地做每一件事。对于临床药师来说最重要的还是要给临床医生一个准确的答案，千万不能在回答问题的时候不懂装懂，那样会让人对你说的话感到疑惑，对你这个人不信任。我经常对刘老师说有问题就尽管问，我可能不能立刻给出回答，但是我一定会通过查资料及时给他一个满意的答案，这样也会加深我对相关知识的记忆。对于我的回答，刘老师是很满意的。每次其他管床医生听到我的答案后说"原来是这样"的时候我就感觉到了自己的价值所在。

　　在稍微空闲的时候我会试着和他多沟通。他对临床药师的工作感到很好

奇，不知道我们具体要干些什么。我就对他说："我们主要给临床医生、护士和患者提供药学服务，临床医生可能对自己本专业的用药很熟悉，但当患者合并多种疾病的时候，虽然会请相关专业的医生会诊，但药物间的相互作用对临床医生来说还是会显得有一点棘手……"刘老师表示很赞同我的观点，也承认了确实有些时候需要临床药师的帮助，这样就对我以后更好地开展临床药学工作奠定了基础。

点　评

　　这位药师讲的是临床药师如何融入临床，并取得临床医生的信任的一些自己的体会。他告诉我们正确的态度和沟通的技巧是非常重要的，所以作为临床药师不仅要有扎实的药学专业知识，还要学习沟通，掌握技巧，去临床工作的态度要端正，只有这样才能逐渐成为临床治疗团队的一员。

（吴玉波）

2014年1月8日　星期三,晴

我的临床药师工作感悟

◎ **任丹阳**　昆明市儿童医院

来昆明市儿童医院工作已经一年多了,而真正独自到临床也有1年了,这一年中,在老师的教导及自己的不断努力下,我学习到了很多理论实践知识,真正经历了从课本中的知识联系到实践的真实案例,真正地将自己的知识运用到了实践中。

每天和医生一起查房,当医生咨询相关问题,而自己不能回答的情况下,我会查阅国内外文献及相关专业书籍,以尽快地给医生满意的答复;合理审查医嘱,遇到有争议的问题心平气和地和医生进行沟通,以融洽的方式解决问题。我国临床药师是从2005年开始才有专业培训基地,较国外比起步较晚,而真正能得到医生的认可,还需临床药师从点滴做起、从基础做起,让医生发自内心地认可临床药师,这样我们前面的路才会更加光明。因此,在平时工作中,我们应该时刻保障患者用药安全,保障患者用药的最大权益,合理有效地为医生服务。不仅如此最大的收益是我看到了通过自己的努力我收获到了患者的认可,认识到了自己的重要性。每天交班后,我都会和吴澄清主任查房,吴主任一般情况下是先从病情较重患儿查起,查房时,对相应的疾病及在治疗时应该注意的问题都会进行详细的讲解。在这一过程中,在旁边的我都会了解很多临床知识。俗话说医药不分家,而在遇到药学方面的问题,吴主任也会咨询我,有时我不能立刻给予正确的答案,但查完房后,我会回到办公室查阅相关资料,给予医生一个答复。查完房后的时间我都要对患者进行相关的用药教育,对药物的服用时间、用药疗程、注意事项,以及生活方式等等再次给予叮嘱。

有一次我在查房过程中,发现患儿颈部出现类红色皮疹,但由于自己临床经验还不足,无法辨认是药物皮疹还是疾病引起的皮疹,所以我立即叫来医生和护士,确定其是因为输注单磷酸阿糖腺苷引起后,随护士拿来地塞米松,肌内注射2mg,异丙嗪5mg,大概3小时后,我去临床查看患儿情况,患儿皮疹已大部分消失。

虽然这是一件小事，但自己能够及时发现药物不良反应，并能帮助患儿，增加了自己临床经历的同时，也让患儿家属对我们增加了一分肯定，这为我们临床药师日后开展工作添砖加瓦。

点 评

作为一名年轻药师，能通过自己的专业知识给临床医师、护士及患者越来越多的帮助，这正是药师的价值体现，也是临床药师逐渐进步提高的衡量标准。临床药师能认识到自己的价值，并为之努力奋斗，锲而不舍，这个很难能可贵。同时，我们也还要认识到任务的艰巨性和长期性，临床药学知识需要大量的实践积累，要做好打持久战的准备。　　　　　　（秦　侃）

2014 年 1 月 6 日　星期一，晴

我在儿科 ICU 做临床药师

◎ 韩慧韵　昆明市儿童医院

今天是我到 ICU 满一年的日子，回想起 1 年前初到儿童医院做临床药师，那时的我还有些忐忑，习惯了综合性医院的临床药师工作，转而当儿科的临床药师，还是一个新的挑战。由于同一批来工作的同事中，我是唯一有临床药学工作经验的，所以主任把我分配到了 PICU。对于 PICU，我是陌生的，也是担心的，是新的机遇，也是新的挑战。

第一天到 PICU，看到各种精密的仪器，病床上处于生死边缘的孩子，我很茫然，我希望自己能为他们做点什么，让他们尽快地康复，但是又不知从何做起。看着医生们忙来忙去，为孩子做各种诊疗，而我却不知从何下手。最后，我决定先从我的专业开始入手，于是我在了解了孩子的基本情况后，仔细地看了医嘱单，但悲剧的是：我的药学知识和现行的临床实践对接不上。虽然在综合性医院做过临床药学工作，但是儿童和成人又具有很大的不同，又是重病的孩子，在不是很确定的情况下，我也不敢随便开口给予建议。只能暗自下决心回去后多努力，对儿童的生理病理特点、对药品、对 PICU 的各种疾病指南再作进一步的了解。

1 年后的今天，回想去年一年的努力，从一开始的茫然，到现在，临床工作开展越来越顺利，查房时出现疑问，也能与临床医生更好地沟通。遇到临床医生提出的问题，基本上也能进行解答，遇到不懂的，我就回来查资料、查文献，争取能和医生更好地交流。由于 PICU 是无陪护病房，都是由护士在进行护理，相对于患儿家长，她们有更好的专业素养，更容易进行沟通。例如在 PICU，医生在长时间使用静脉输注抗菌药物后，就会给予患儿活菌制剂（鼻饲管注药），防止长期使用抗菌药物导致患儿胃肠道菌群紊乱，但是原来为了方便，护士总是定时在早上 10 点逐一给患儿服用口服药（鼻饲管给药），此时一般患儿都正在输液，而对于时间依赖性的抗菌药物，早晨必定会给药，因此这样给药方式，给予的活菌制剂刚好在抗菌药物发挥作用时给予，就没有起到相应的作用。

我和护士进行沟通,和他们讲述了这两个药物可以合用,但是要有给药间隔,并讲明原因,于是他们现在给予使用抗菌药物的患儿活菌制剂时,都会选择与抗菌药物给药间隔4个小时。

工作总是从最基础的点点滴滴做起,做好这些基础的点滴,慢慢地累积,我相信最后这些点滴就成了我们与临床越来越紧密的联系,成为职业生涯中最美好的回忆。

点 评

ICU对临床药师来说就是一个挑战,患者病情危重、复杂,而且瞬息万变,临床药师要想发挥作用确实不容易,不仅需要有深厚的医学和药学储备,还必须有担当,能根据患者病情迅速做出判断。PICU更是如此,儿童生理及对药物的敏感特殊性,更需要临床药师能了然于心。作者能在PICU顺利开展工作,说明作者的专业技能是非常扎实的。但需要指出的是,文中微生态制剂的应用交代得不是很清楚,比如微生态制剂的种类、用法以及抗菌药物种类等问题。某些微生态(活菌)制剂与一些口服抗菌药物同时使用可降低疗效,应间隔两小时以上,但与静脉用抗菌药物联用是否有影响或是否需要间隔4小时呢?特别是在ICU常用的β-内酰胺类抗生素,一般是每天2~4次给药,还经常采用静脉泵入的方式,这种状况下,给予微生态制剂很难避开抗菌药物的作用时间。因此通过静脉应用抗菌药物对微生态制剂影响及用药间隔的时间等,希望作者能查找更多的文献来支撑其观点。

(秦 侃)

2013 年 2 月 9 日　星期六,阴

2013年,临床药学发展的关键一年

◎ 杨 勇　四川省人民医院

忙碌了一年,今天是大年三十,终于可以很清静地坐在电脑旁写点东西,与大家分享。前些天看到网上很多药师情绪悲观,特别是针对药品加价取消,医院药师队伍中很多人为了生计,违背自己的专业底线加入到药品销售利益链中等等,让我这样一位相对资深的临床药师颇受触动——我们要怎么做?怎样在现在这种烦躁、混杂的局面中杀出一条"血路",让我们医院药师有尊严地活着?

1. 不要停步,将临床药学工作不断向前推进　2013 年 1 月,在充分准备及前期试运行的基础上,我院临床药师团队又在全国率先开设"妊娠期用药专科门诊",初期主要由我本人承担。我们都知道妊娠期是女性一生中最为重要的阶段之一,面对妊娠期的常见疾病,大多数患者选择"忍",但很多时候"忍"不能解决问题,反而增加自身和胎儿的风险。比如说妊娠期合并哮喘,若哮喘不能有效控制,会导致胎儿缺氧影响发育。但同样的疾病,孕妇用药和普通人用药是不一样的,比如常用药甲硝唑,普通人在牙龈发炎时可用,但孕妇在怀孕的任何阶段都是不能服用的,此药会对胎儿的神经系统发育造成影响。正因为用药选择关系到妊妇和胎儿的安全,也关系到全家的幸福,患者的很多用药问题在临床医生那里不一定都能得到满意的回答,那我们临床药师在这方面是不是应该做些什么? 于是 1 月 16 日,在原来付费药物咨询门诊的基础上,我院开设了孕期用药咨询门诊,并设定咨询范围:备孕阶段用药对胎儿的影响和风险评估;妊早期(可能不知道自己已经怀孕)用药风险;妊娠不同时期误服药品的风险;妊娠期合并常见疾病(感冒、肺炎、哮喘、结核等)的用药选择。此门诊运行第一天就有 6 位孕妇挂号,微博咨询 20 余人;同时,通过医院网站宣传,全院的医生都知道遇到妊娠期用药问题可以找临床药师。看到一张张会诊邀请单、挂号单,看到患者疑惑消除后满意的神情,专业被认同所带来的快乐已经超出医院年终奖打到卡上时的愉悦。

2. 让临床药学影响全科，营造出学习型团队　为适应新形势下药剂科职能的转变，我院药剂科分设 8 个组：呼吸、重症监护、内分泌、心血管、感染、肿瘤、治疗药物监测、药物基因组；每个组再分设若干亚组，比如呼吸专业组下面再分哮喘、COPD、肺结核等亚组，药剂科全科人员被分配到相应的治疗亚组，学习亚组最新指南、最新治疗进展，当组员对本亚组知识掌握到一定程度后，可以申请到其他亚组，当其完成所有亚组学习，并通过考核，可以申请成为专业组组长，从而形成了以临床药学为核心，全科参与的医院药学发展模式。这样运行最大的好处就是每个人都有自己的学习内容和目标，1～2 年后，药剂科这支队伍将具有很好的专业背景，即使以后医院药品加价取消后，我们仍然可以通过提供专业服务、建立专科化药房等方式获取报酬。

3. 不要抱怨、不要悲观，改革既是挑战也是机遇　如果国家改革让百万药师没有出路，让医院药学荒废，让患者无法得到药学服务，那么我敢断定，改革必将失败；改革是应该让制约这个专业发展的顽疾得到清除，让专业向着更加良性、更加健康的方向发展。

2013 年是国家新的领导团体开始新政的第一年，也是我国临床药学发展的关键一年，希望各位同行相信中央、努力夯实基础、满怀信心迎接挑战。相信未来我们的专业将成为临床团队中不可替代的部分！祝大家新年快乐！

点　评

变革过程中出现各方利益的诉求、调整和追逐是不可避免的，但坚持以人为本的方针不会动摇。只要药疗事件存在一天，药师就有存在的必然，低估药师的价值就将受到惩罚。是金子总会发光，药师要自强。（袁锁中）

2013 年 11 月 18 日 星期二,晴

拨开云雾见月明

◎ **罗 军** 崇州市人民医院

  2013 年 10 月 21 日,怀着对临床药学的热爱与憧憬,同时内心夹杂着些许迷茫与无措,第一次以临床药师身份独立走进 ICU。谈到为什么要选择 ICU 临床药师的工作,我觉得 ICU 的病情重危且复杂,做好这份工作需要更全面的医药学知识,对自身的要求会更高,会更快更好地加速自己的成长。虽说读研时也在医院临床药学待过两年,清楚临床药学工作开展的模式,但当自己真正独立走进临床科室,独立去面对医生、护士、患者时,心中不免感到有些无所适从。其实我觉得这是大多数临床药师第一次走进临床都会有的感觉吧,因为我们的专业知识与临床医生脱了节。有些人会因此而选择逃避,甚至放弃临床药师这一职业。还清晰地记得实习时带教老师对我说过的一句话:"人们在面对新鲜事物时,总是本能地选择退缩与逃避,不敢去面对、不敢去接受。但这时你千万要记得,你要做的是努力调整自己去接受去适应,一切困难都能克服的。"就这样,我鼓舞自己一边补充相关专业知识,一边坚持走进临床。查房过程中,有很多不懂之处,我都虚心向医生们请教。同时,也时刻注意和医生们处理好人际关系。久而久之,他们也开始接受我了。不久前在参加 ICU 专业培训班的晚宴上,ICU 医疗组长对我说了一句话:"罗老师,我们没把你当成外人,已把你当成我们 ICU 的一员了。"就这样一句朴实的话,更加坚定了我做好 ICU 临床药学工作的信心与决心。

  突然想起曾看过的一部电影《激战》里经典台词:"怕,你就输了一辈子!"。这句话一直激励着我不断前进。

📖 点 评

  该药师讲述了自己初到临床时的感受。的确,临床药师与过去传统的医院药师相比确实要付很多的努力和坚持,这其中也有很多的挑战,从管

理药品到使用药品的转型中，临床药师的身份不一样了，在药物治疗中发挥的作用更大了，药师的地位也应随之有一定程度的提高，这都需要药师们的坚持和不断地学习，尤其是要注重临床实践能力的提高，希望大家为之而努力。

（吴玉波）

2013 年 10 月 14 日　星期一，阴

临床药师培训心得

◎ 张　琳　首都医科大学附属北京安贞医院

一年前，我有幸参加了卫生部临床药师学员培训，并顺利通过考核。记得当时我对临床药师这个职业并不十分了解，即使在马上出发去培训的时候，我的心里还在打鼓：通过这次培训，我能收获什么？将来临床药师这个职业真的有发展空间吗？

带着心里的种种疑问，我来到了某临床药师培训基地——一个传说中是卫生部临床药师培训示范单位的地方，开始了为期一年的培训。每天，我们都会在带教老师的带领下，参加临床早交班，跟随医生进行医疗查房，近距离地观察各种疾病的临床症状、并发症，了解各种疾病的诊断标准、治疗方法，学习各种药物的治疗剂量、减量时机及维持剂量，牢记药物的不良反应、用药禁忌及注意事项。每周，我们都会进行学习汇报，把自己在临床遇到的问题跟带教老师、学员一起进行学习和交流，从中锻炼和提高自己。在一年的培训时间里，我除了完成卫生部要求的相关作业外，还参与了已出版的"药学服务案例解析丛书"的编写。

参加临床药师培训，对于我来说需要克服专业和心理的双重困难。我的本专业是中药学，并不是药学专业，所以参加这个培训之前，我的内心十分忐忑，很担心自己不能通过考核，担心辜负了领导的期望。但我始终相信，无论任何时候，学习知识对自身的发展都是有利的，因为知识的学习会让人受益终生。而人生总是需要一些变化、一些挑战来证明自我的价值，所以我毅然决然地选择了这次培训。

对于临床药师这个职业的发展空间，我并没有把握。但通过这一年的学习，我发现临床药师是一个被患者和临床真正需要的职业。这种需要并不简单地局限于临床对药物药理作用的需求，而更多的是非常细化的知识，比如一种药物每次 10mg 或 20mg，如果选择 20mg 的剂量，在疗效增加的同时，不良反应会不会随之增加？这种需要也不只是要求临床药师只对本专业的药物熟悉

即可，而是跨专业的要求，即 A 专业的临床药师要在本专业的基础上，对 B 专业、C 专业甚至是其他所有专业的药物都要了解。这就要求临床药师要全面掌握各种药物的相关知识，阅读大量的实验资料和文献，掌握各种药物的前沿研究，涉及范围之广、工作量之大是可想而知的。另外，临床药师的医学知识相对不足和传统的脱离临床的工作模式及思维阻碍了临床药师的发展，增加了临床药师的工作压力；过于繁杂的工作使临床药师无法完全专注于临床工作等等。所有因素的共同作用使得临床药师在工作中不自觉地把自己培养成了"全能选手"。当我们这些"全能选手"在临床上摸爬滚打一段时间之后，当我们在为患者的用药咨询送上满意答案的时候，当我们在为临床医生解惑答疑的时候，那种被需要的感觉和自我价值实现后的满足感会油然而生，而且这种满足感也会随着临床工作的不断深入变得越来越强烈。

"路漫漫其修远兮，吾将上下而求索。"临床药师的发展道路也许并不平坦，其发展的模式也许有待完善，但只要我们对自己从事的这一职业抱有高度的责任感，那么我们就应该不断地去努力，为自己和后来者撑起一片天空！

点 评

　　提高临床药学服务水平，人才是关键。我国高等院校中的临床药师培养起步较晚，抓紧在职药师的培养十分重要。政府相关管理部门为此制订了相关规定，在全国开展卓有成效的临床药师培训计划。期盼已接受培训的药师积极开展工作，在实践中提高才干，带领和推动我国临床药学的发展。

　　　　　　　　　　　　　　　　　　　　　　　　　　　　　（袁锁中）

2013 年 10 月 19 日　星期六，晴

让"忠诚"在平凡的岗位闪耀

◎ 张　喆　第三军医大学新桥医院

2008 年，中央军委主席胡锦涛提出要大力培育当代革命军人核心价值观，"忠诚于党、热爱人民、报效国家、献身使命、崇尚荣誉"这二十个字有力地揭示了当代军人的核心价值观的内涵。其中，"忠诚于党"处于首要地位，凸显了其对于每个军人而言不可替代的重要性，是当代革命军人核心价值观的灵魂。

我们是一支年轻的队伍，我们怀揣着梦想，忠诚于党和人民，忠诚于我们挚爱的临床药学事业，在当代军人核心价值观的引领下，为药物治疗的安全、有效、合理、经济提供了有力的保障。今天，我想用自己朴实的情怀、感慨的话语，抒发我对这个团队、对和我一起战斗的同志心中无限的爱。

大家或许会问，临床药师是做什么的？的确，临床药师是一种新兴的职业。它产生于 20 世纪 60 年代后期，我国有真正意义上的临床药师也是近几年的事。随着医疗事业的发展，医院药学的职能也在发生着转变，已经由传统的药品供应转变到药学服务上来，临床药师以丰富而扎实的药学知识服务于医护人员、服务于患者。相对于一线的医生和护士，临床药师在医院里是平凡和普通的，这支全部由 80 后的年轻人组成的团队，在我们这所有着雄厚医疗和科研实力的三等甲级的军队医院里，也就更加平凡和普通。平凡的似路边的一棵无名的小草，普通的似大海里的一滴水。但是执着的我们，既然选择了临床药学这条路，就会勇敢地走下去！因为这条路，蕴藏的是热情、是爱心、是责任。

是的，我们这个职业头顶上没有耀眼的光环，但我们自从进了这个门，就一门心思扑在上面。

药物是把双刃剑。俗话说"是药三分毒"，大多数药物都或多或少有一些不良反应。由于性别、年龄、疾病的不同，患者对药物疗效和不良反应的表现都不同。因此，特殊人群，如老年人、孕妇和哺乳期妇女、婴幼儿的用药特别受到我们关注。在妇产科，曾有这样一个孕妇，她患有多囊卵巢综合征，患有这

种疾病的女性,怀孕概率低,一旦怀孕后,必须进行保胎治疗。这位患者刚一入院,即被我们临床药师列为特殊人群重点药学监护对象。患者入院后,接受HCG和黄体酮保胎,但长期的臀部肌内注射黄体酮导致软组织感染,此时的抗感染治疗成为一件棘手的事。患者可是孕妇啊,肚里的宝宝正健康地成长着,如果抗菌药物选择不当,不但有可能无法控制感染,更有可能对肚里的宝宝产生影响,这影响可是终身的啊。我们的临床药师查阅了药物对妊娠期影响等一系列的文献,主动和孕妇的主治医生进行沟通,共同为孕妇制订了最安全的抗感染方案。很快,孕妇的感染治愈了。现在,一个健康活泼的小宝宝已经诞生了,孩子的妈妈还时常电话咨询我们什么药物在哺乳期不可以用,什么药物会对小宝宝的发育有影响。宝宝的健康成长让我们感到欣慰,得到患者的认可,我们更加有动力了,但这只是我们临床药学工作的一个缩影。

记得心内科住过这样一位老爷爷,他患有肠球菌感染性心内膜炎,药敏报告显示细菌只对万古霉素敏感,可是这个药物有很强的肾脏毒性,老爷爷的肾功能本来就不好,前期使用万古霉素已经表现出肾功能的恶化,如果继续用这个药物可能导致严重的后果。查房时,我们临床药师注意到医生也在为选择合适的抗感染药物犯愁。查房结束后,我们临床药师仔细查看老爷爷的病历资料,认为可以在调整给药间隔的情况下继续使用万古霉素。当我们将这样的想法告诉医师的时候,医师很怀疑:"能行吗?"的确,继续使用万古霉素是有风险的。而当时,另一种治疗方案就是更换更高级的抗菌药物,但那样,将使每天的治疗费用增加2~3倍,这对于本不富裕的老爷爷而言可是一笔不小的开支啊。作为一名临床药师,我们谨记的职责是要协助医生为患者制订安全、有效、合理、经济的用药方案。凭着扎实的专业知识,我们认为在监测老爷爷的肾功能情况下,将万古霉素的给药间隔由1天1次调整为4天1次是安全、有效的。经主治医师同意,老爷爷接受了这样的治疗方案,很快,各项体征恢复正常,肾功能不但没有继续恶化,还有所改善。

还有一次,在我院心外科完成一对连体女婴的分离后,年轻的临床药师参与到术后的药物治疗中。女婴术后有严重的感染,只能使用利奈唑胺,但同时女婴肾衰竭,必须血液透析,而在透析中出现了堵管的现象,严重影响了透析效果。是女婴使用的药物导致这一现象的吗?会和利奈唑胺有关吗?如果有关,利奈唑胺又该怎么调整呢?这是一个特殊情况下的特殊人群用药问题,这可是我们年轻的临床药师从未遇到的难题。要知道现在的药品说明书对药物的不良反应记录得并不详细,对于婴儿用药的安全性、用法用量几乎很少提及。怎么办?一面是临床紧急需要,一面是我们在现有的资料里找不到更多的用药证据。既然没有现成的证据,那我们自己找。我们有的临床药师查找外国文献,有的临床药师准备试验,在密切的配合下,很快我们设计出严密的试验方案,加班完成试验。第二天,在例行的会诊中,我们临床药师提供了可靠的试验结论,医生通过参考我们的试验结论,制定出新的给药方案。看到我们能够给医生、患者以帮助,我们感到幸福。

这就是我们药师的爱,它被写在一个个平凡的故事里,是我们的骄傲。作为药师,我们不求什么,不为在工作上立不了头功而苦恼,不为患者耗去我们的心神、耗去我们休息的时间而埋怨。只为保障患者用药安全、有效、经济,只因我们对于党、对于人民、对于我们挚爱的医院药学事业的忠诚。

点 评

作为一个军队临床药师,肩负的责任会更重,更有责任感和使命感,在文章的前半部分作者进行了充分的说明,题目响亮,很好。文章后面的实例也很具有代表性,语言生活化,叙述合理流畅。 （杨 勇）

2014 年 1 月 11 日　星期六，小雪

尘肺科临床药师工作实践后的
感悟与思考

◎ 马佳慧　黑龙江省第二医院

　　初到尘肺科时,总是有些迷惘,虽然药学界已经提倡药学服务多年,并且肯定临床药师岗位的必要性和药师下临床的重要性,但是医生们对此了解得并不多,因此快速和医生彼此熟悉、找到工作的切入点成了我首要的工作目标。通过一段时间的工作和观察,我发觉常常是年轻的医生在诊疗过程中有用药问题,而上级医师在没有闲暇的时候他们才想起向药师咨询。因此我着手从为初级医师尽可能多地提供药品信息和技术支持开始,我将医院现有药物品种分门别类地进行总结,从注射剂的溶媒、滴速,到口服药品的常见用法用量等信息逐一加以总结,形成简表,一目了然,方便医生随时查阅。另外还收集全院抗菌药物说明书做成说明书集,得到了医生们的普遍欢迎。

　　其次要培养自己的临床思维。以前自己的关注点总是在药品上,面对处方看看用药是否合理,处方是否书写规范,医生是否有错别字等等。下临床后发觉医生更多的是一种临床思维,他们更关注的是患者这个中心,了解患者的病情、职业史、病史、既往用药史、药物过敏史等等。我们医院是一所职业病专科医院,患者群体大多为职业病患者,因职业病存在隐匿性和迟发性的特点,危害往往被忽视,因此患者就诊时常常病情已经处在一个比较重的阶段。我所在的尘肺科患者常常因为气候变化而导致犯病,所以他们常常住院频率较高,住院周期相对较长;而患者群体年龄也相对偏大,并同时伴随着其他疾病。因此在药物选择上就更有难度。例如矽肺合并慢性阻塞性肺疾病急性发作的患者,因为职业病造成的肺器官损伤致炎症反复发作,有的呼吸系统已经存在一定的细菌定植,他们在抗菌药物的遴选上就需要反复斟酌。要考虑三个月内的抗菌药用药史,结合患者自身病情、年龄、肝肾功能及其他特点,同时依

据药敏结果和医生的临床经验,最好配以使用院内的医保基本药物品种,从有效、安全、经济多角度出发进行用药。

作为一名职业病医院尘肺科的临床药师,我主要是与职业病患者打交道,他们中老年男性患者比较多,有一些人因为长期的疾病折磨脾气有些暴躁,老年人听力视力也有所下降,而且其中大多数都是一线工人,知识文化水平不是很高,因此和他们沟通起来存在一定的困难。

刘师傅是一位 78 岁的矽肺三期患者,在慢阻肺稳定期使用沙美特罗替卡松粉吸入剂(舒利迭),其中包含丙酸氟替卡松 500μg(吸入皮质类固醇,ICS)与沙美特罗 50μg(长效 β 激动剂,LABA)。因装置含有长效 β- 受体激动剂,起效慢,半衰期长,故可减少激素用量。应按时使用,减少短效 β- 受体激动剂的使用,提高生活质量。患者使用该药品时出现了两个问题:第一,不能正确地操作吸入器;第二,不能规范地连续按时使用。于是我每天上班和临下班两个时段定时到病房"监督"他用药,首先用模型锻炼他的吸力,其次我把操作分为几个步骤,做成图画形式的提示卡贴在他的病床周围,依据每个步骤的提示进行操作,并且在一旁提示他相关的注意事项(如吐气的时机,吸气的力度和使用后需要深漱口,减少口腔及咽部溃疡、声音嘶哑等不良反应等)。同时要将操作详细地讲解给其陪护人员,让他们在一旁监督其使用,而且一周后还要对这种特殊操作的药物做一个用药指导调查,确保患者依照医嘱能够正确持续地使用药物,对他们的操作给予评价。老爷子从刚开始的没有耐心、厌烦,到后来能主动用药,并且很信任地咨询我用药的相关问题,让我受到很大的鼓舞。

张师傅是一位合并多种疾病的患者,临床诊断为:矽肺二期、慢性阻塞性肺疾病、肺心病、高血压、高脂血症,同时有胃区不适。医师根据其病情给他使用了多种口服药品,为了能更安全有效地治疗,同时提高患者的依从性,我特别为患者制作了一个用药提示表方便他参照。张师傅觉得我的工作做得很贴心,我也深感欣慰。

通过工作的逐步开展,我深深地感到和患者的沟通交流是一把开启大门的钥匙,只有真正地从患者的角度考虑问题,用通俗的语言传播药学知识,耐心、细心、贴心地向他们提供服务,才会逐渐地被患者接受和认可,得到他们的信任,我想这也是能更好地避免医患矛盾的一把利器。

附：

张师傅的用药提示表

药品名称	用法用量	注意事项
复方甲氧那明（阿斯美）	2粒，一日三次	口服期间偶有困倦感，不宜操作机械
桉柠蒎肠溶胶囊	0.3g，一日三次	胶囊宜于餐前半小时服用，凉开水送服，禁用热开水，不可打开或嚼碎后服用
多潘立酮（吗丁啉）	10mg，餐前15分钟	多潘立酮片与洛赛克合用时宜在饭后服用，二者不宜同时服用
奥美拉唑（洛赛克）	20mg，一日一次	奥美拉唑肠溶胶囊口服时宜整片吞服，不可咀嚼或压碎，可饭前服用，避免与多潘立酮同时服用
孟鲁司特钠（顺尔宁）	10mg，每晚口服	服药时间
沙美特罗氟替卡松吸入剂（舒利迭）	250μg吸入，早晚各一次	操作方法，用后深漱口
复方丹参滴丸	270mg，一日三次，含服	复方丹参滴丸为中药制剂，偶有胃肠道刺激，建议饭后服用，避免辛辣等刺激性食物
非洛地平缓释片（波依定）	5mg，qd，po	服用降压药时，应注意血压的观测变化，勤量血压，随时调整用药
辛伐他汀	20mg，每晚	在睡前服用，可以与食物同服，以利吸收，可能有肌肉酸痛、无力发生，若发生应与医生联系及时停用。监测肝功，治疗期间如氨基转移酶超出正常高限3倍以上或持续升高，应停药
阿司匹林肠溶片（拜阿司匹灵）	0.1g，每晚	服药时间；是否有出血倾向

 点 评

　　该临床药师非常细心，能对患者用药中的小问题给予指导和监督，增加了患者对药师的信任感；同时也非常专业，能对患者所用药物进行总结和指导，让患者记忆深刻。做有心的、业务水平高的药师，用心和患者交流，对用药过程中的细节问题给予更多关注，一定能成为一个优秀的、受患者欢迎的临床药师。

（秦　侃）

2013 年 10 月 12 日 星期六,晴

为生命喝彩

◎ 孙建明 昆明市儿童医院

作为一名儿童血液病医疗团队中的药师,我越来越感觉到生命的可贵,越来越感觉到生命的脆弱! 这一路的工作中,每到一站我都有对生命的重新感悟。

参与会诊,发挥临床药师专业作用

PICU 邀请我会诊一名 4 岁的重症感染患儿,该患儿于 6 月余前确诊为急性淋巴细胞白血病(中危),行 CCLG-2008 方案予按序化疗,现已完成:PVDL-CAM*2-MDMTX*4-VDLD*2,此次为化疗入院,在化疗期间骨髓抑制并感染,从血液肿瘤科转入 PICU 治疗。今日患儿持续机械通气中,热峰 39.6℃,无寒战及抽搐,给予退热处理体温降至正常,双侧鼻腔填塞中,无明显活性出血。血常规示:WBC 0.14×10^9/L,NAC 0.01×10^9/L,NC 28.6%,RBC 2.77×10^{12}/L,Hb69g,PLT 2×10^9/L,CRP>200mg/L,胸部 CT:左肺下叶、右肺中叶少许渗出性病变,目前抗感染治疗为美罗培南联合万古霉治疗 14 天,疗效不佳。药师查阅相关资及治疗方案后建议:长时间应用抗细菌药物治疗者,同时中性粒细胞减少总时间预期 >7 天者,应考虑经验性抗真菌治疗及进行侵袭性真菌感染的调查(A-Ⅰ),故加用伏立康唑注射液 7mg/kg ivgtt q12h,给予复方磺胺甲噁唑防治卡氏肺孢子感染,给药前做静脉血培养。调整治疗方案第 2 天患儿仍有低热,热峰 38.1℃,同时,也说明调整治疗方案有效,3 天后体温逐渐恢复正常。可见,接受密集细胞毒性化疗的高危患者有侵袭性真菌的感染风险,对于高危中性粒细胞减少的患者,可先发性应用抗真菌治疗来替代经验性抗真菌治疗。

仔细观察患儿,甄别不良反应

一患儿在 PICU 治疗 20 余天转入血液肿瘤科,一般情况差,嗜睡状态,

视物不清，精神烦躁，全身皮肤散在出血点，查体：T36.5℃，R20 次 / 分，P90 次 / 分，诊断：①急性淋巴细胞白血病，骨髓抑制；②肺部感染；③视力障碍。患儿初转入血液肿瘤科时，出现视物不清、精神烦躁，医师考虑为在 PICU 治疗期间使用地西泮、吗啡等药物引起的戒断症状，转入血液肿瘤科后未再使用该类药物已经 5 天，视物不清、精神烦躁等情况一直持续，药师对患儿的使用药物一一筛查，发现抗真菌药物伏立康唑注射液使用 20 余天一直未停，其不良反应为视觉障碍，占 18.7%，药师考虑患儿的视物不清为伏立康唑不良反应，医师听取药师建议停用该药，2 天后患视物不清症状逐渐好转。

白血病患儿更需要心理疏导

白血病常常带给患儿痛苦、恐惧和不安，有些孩子就会产生孤独情绪，这就需要我们付出更多的爱心、耐心和安慰，才能打开孩子们封闭的心灵，并且赢得他们的信任。此外，由于需要长时间在医院接受治疗，很多孩子失去了上学及与外界沟通交流的机会和平台。

白血病患儿需要长期进行化疗药物治疗，患儿治疗过程中需要反复静脉穿刺输液、抽血，在第一年的反复治疗中静脉穿刺甚至达千次，此外还有十多次的骨髓穿刺、腰椎穿刺及鞘内注药，这些有创操作给患儿造成极大的身心伤害，有时甚至因为不能承受痛苦而终止治疗。

因此，我们更需要关爱这些不幸的孩子，因为这些孩子在成长的过程中比同龄人经受了更多的痛苦和考验。

生命是一个永恒的话题。或长久短暂、或壮丽辉煌、或平静安宁，但它们都闪烁着奇特的光芒。当微风轻拂，送来温馨与美好；当秋叶轻旋，在弥留的梦境中演绎最后的美丽；当流星闪烁，在漆黑的夜幕中一闪而逝，划过生命的永恒与短暂，那是生命的壮丽与凄美；每每看到病房里一个个痛苦的面容，我就不由得替他们惋惜，尤其是白血病患儿，他们是多么盼望我们能给他们带来希望，给他们生存的机会。而对于我们血液肿瘤科的临床药师来说，提供有效治疗白血病的方案和关爱是我们给患儿所能够带来的生命希望，只有我们的不断努力，他们才会得到真正的缓解……

"爱在左，同情在右，走在生命的两旁，随时开花，随时播种，将这一长径点缀的香花弥漫，使穿枝拂叶的行人，踏着荆棘，不觉得痛苦；有泪可落，却不觉悲凉。"让我们共同为每个与众不同的生命喝彩，因为每个生命中都潜藏着不一般的精彩。让小战士及其家长们感受到社会的温暖，坚定抗击病魔的信心，一同为生命喝彩！

点 评

　　白血病患儿们是一个特殊群体,疾病本身、化疗及其副作用使他们承受肉体上的折磨,同时在精神上,孩子幼小的心灵也过早地承受了与年龄不相符的痛苦。作为血液肿瘤科的临床药师,作者对这一特殊群体不仅从药物治疗的合理性角度着手,参与患儿的药物治疗方案和给药剂量的调整,及时发现和规避药物的不良反应,还从人文关怀的角度给予了患儿更多的关爱,让他们对未来的生活充满希望。结合本文提出两点建议:①患儿转回病房后,临床药师应该对其感染的情况进行评估,伏立康唑是否仍需继续使用,而不是等出现不良反应再去分析可能的原因和药物,应防患于未然;②可总结通过哪些方式和途径对患儿进行关爱和心理疏导。根据日记中患儿的血象,更确切的说法应为粒细胞缺乏,IV度骨髓抑制。关于伏立康唑的给药剂量有无负荷剂量,维持剂量是否偏大? 　　　　（秦　侃）

2014 年 1 月 14 日　星期二，晴

赢得信任，完成使命

◎ 张惠玲　福建省福州儿童医院

作为一名入职不久、资历尚浅的临床药师，我记得在临床药师培训基地培训时，查看一个过敏性紫癜（腹型）患儿的医嘱，发现有一条记录为 5% 碳酸氢钠注射液 40ml 静脉滴注。碳酸氢钠注射液说明书中提到可用于急性溶血时碱化尿液以防止血红蛋白在肾小管内沉积，该患儿只是消化道出血，并无溶血情况。我又查看了患儿肌酐、胱抑素 C 等肾功能指标正常，尿常规也未见明显异常，个人认为用碳酸氢钠碱化尿液指征不强，怎么也想不明白用药目的，于是请教了管床医师。医生解释为患儿家属见临床症状未缓解，强烈要求予以一定处理，医生认为碱化尿液对患者无大碍，也可防止血红蛋白在肾小管内沉积，于是予静滴碳酸氢钠。医患关系紧张不断被肆意夸大，我能充分理解医师面对家长的压力，但是与用药的安全性相比，后者分量更重，毕竟"是药三分毒"。

如果给治疗方案做个比喻，理论方案像是真空包装的肉，而临床方案就如同暴露在空气中一样，风、雨、氧气等都可能使这块肉质量下降。药师临床经验不足，考虑的因素没有临床医生全面。但是医生的理由有时也不一定充分，这种情况下就有三种情况发生。一是临床药师积极与医生进行辩论，争取医生认同；二是临床药师认为自己发现问题并告知医生任务已完成，医生采不采纳建议与己无关；三是临床药师认为自己资质低，不敢与医生据理力争。第一种情况自然最理想，后两种情况反映的是责任心问题。

临床药师的使命是保证患者用药安全，能不能完成这使命，责任心相当重要。资历浅不怕，有责任心一定会带着疑问努力学习。资历浅又没有责任心才是最可怕的，没有责任心等于亵渎了这份职业的意义。

然而，很多医生都还没有临床药师的概念，临床药师想要立足，除了要有责任心，得到医生的信任更是关键，这对年轻药师则是巨大的挑战。只有获得医生的信任，才有可能让医生听取建议。如何获得医生的信任又是一堂很重要的课程,而我认为沟通最为重要。沟通就是思想的交流,良好的沟通交流,良好的治疗效果不正是我们所乐见的吗?

参加临床药师工作不久,这是我目前最深的体会,我想带着这份冲劲,带着这份热情继续在临床中发挥自己的微薄之力。

点 评

随着临床药学事业的开展,临床药学"全程全员化",药师的技术服务也由原来的"柜台服务"向"床边服务"转变,临床药师与患者的沟通问题很可能影响到日益紧张的医患关系,因此药师的沟通能力不应成为药师"能力木桶"的短板。日记反映了广大新入行临床药师对于如何处理好医药、药患关系时的迷茫,引人深思。

(苏乐群)